Praktische huisartsgeneeskunde

Reeds verschenen
Gynaecologie
Kindergeneeskunde
Klinische genetica
Longziekten
Maag-, darm- en leverziekten
Neurologie
Ouderengeneeskunde
Psychiatrie
Reizen en ziekte
Reumatologie
Sportgeneeskunde
Urologie
Vasculaire aandoeningen
Cardiologie
Oogheelkunde
Oncologie
Somatisch Onvoldoende verklaarde Lichamelijke Klachten

Onder redactie van
A. De Sutter
I. Dhooge
J.W. van Ree

Keel-neus-oor-aandoeningen

Tweede, herziene druk

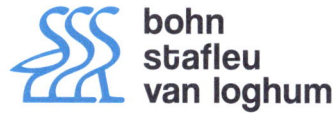

Houten 2019

ISSN 1567-7672 ISSN 2542-4998 (electronic)
Praktische huisartsgeneeskunde
ISBN 978-90-368-2004-2 ISBN 978-90-368-2005-9 (eBook)
https://doi.org/10.1007/978-90-368-2005-9

© Bohn Stafleu van Loghum is een imprint van Springer Media B.V., onderdeel van Springer Nature 2009, 2019
Alle rechten voorbehouden. Niets uit deze uitgave mag worden verveelvoudigd, opgeslagen in een geautomatiseerd gegevensbestand, of openbaar gemaakt, in enige vorm of op enige wijze, hetzij elektronisch, mechanisch, door fotokopieën of opnamen, hetzij op enige andere manier, zonder voorafgaande schriftelijke toestemming van de uitgever.

Voor zover het maken van kopieën uit deze uitgave is toegestaan op grond van artikel 16b Auteurswet j° het Besluit van 20 juni 1974, Stb. 351, zoals gewijzigd bij het Besluit van 23 augustus 1985, Stb. 471 en artikel 17 Auteurswet, dient men de daarvoor wettelijk verschuldigde vergoedingen te voldoen aan de Stichting Reprorecht (Postbus 3060, 2130 KB Hoofddorp). Voor het overnemen van (een) gedeelte(n) uit deze uitgave in bloemlezingen, readers en andere compilatiewerken (artikel 16 Auteurswet) dient men zich tot de uitgever te wenden.

Samensteller(s) en uitgever zijn zich volledig bewust van hun taak een betrouwbare uitgave te verzorgen. Niettemin kunnen zij geen aansprakelijkheid aanvaarden voor drukfouten en andere onjuistheden die eventueel in deze uitgave voorkomen. De uitgever blijft onpartijdig met betrekking tot juridische aanspraken op geografische aanwijzingen en gebiedsbeschrijvingen in de gepubliceerde landkaarten en institutionele adressen.

NUR 870
Basisontwerp omslag: Studio Bassa Culemborg
Automatische opmaak: Scientific Publishing Services (P) Ltd., Chennai, India

Bohn Stafleu van Loghum
Walmolen 1
Postbus 246
3990 GA Houten

www.bsl.nl

Woord vooraf

In het huidige basisartscurriculum van de meeste universiteiten is keel-neus-oorheelkunde (kno) een summiere plaats toebedeeld. Nochtans is voor de huisartsen in de dagelijkse praktijk kno geenszins een 'klein vak'. Immers, patiënten van alle leeftijdsgroepen bieden zich aan met klachten in dit gebied. Van zuigelingen met een ongeruste ouder die zich afvraagt of het kind goed hoort of misschien achterblijft in spraakontwikkeling door doofheid, tot peuters met recidiverende oorpijnklachten en slechthorendheid door een verstopte gehoorgang. Van kinderen met hardnekkige purulente neusloop tot volwassenen met heesheid door verkeerd stemgebruik. Van 'jeuk in het oor' door een otitis externa tot hevige, bijna onhoudbare pijn door een gehoorgangsfurunkel. Van acute keelpijn tot kaakpijn door rinosinusitis. Van oorsuizen door geluidsschade tot vertigo-aanvallen door 'benigne paroxysmale positie'-duizeligheid. Steeds vaker zal de huisarts te maken krijgen met doofheidsklachten bij jongeren door muzieklawaai, maar ook met oudere patiënten met ernstige sociale beperkingen door verlies van gehoorvermogen als gevolg van veroudering.

Kortom, kno is voor de huisarts een 'groot vak': hij krijgt er heel veel mee te maken en speelt een belangrijke rol in het verstrekken van preventieve adviezen, het stellen van de juiste diagnose en het uitvoeren van een adequate behandeling, en het correct en tijdig verwijzen naar de kno-arts. Een goede theoretische en praktische opleiding op kno-gebied is dus van groot belang voor het kwalitatief goed functioneren van de huisarts. Deze aflevering in de boekenreeks *Praktische Huisartsgeneeskunde* kan zowel de huisarts-in-opleiding als de reeds praktiserende huisarts veel steun geven, zowel wat betreft de theorie als de praktijk van kno-heelkunde.

Hoewel in het Nederlandse taalgebied er reeds sprake is van een 'Leerboek kno' heeft de redactie van deze reeks besloten deze, juist voor de praktiserende huisarts (in opleiding) bestemde, reeks uit te breiden met een specifiek boek over kno. Doel in dit boek was daarbij aan te sluiten bij de voor huisartsgeneeskunde reeds bestaande regels en richtlijnen op dit gebied. In deze tweede uitgave werden alle hoofdstukken grondig herlezen en aangepast aan de meest recente richtlijnen rond diagnostiek en behandeling voor de huisarts.

Inhoud

Deel I Het oor

1 Anatomie en fysiologie van het oor 3
 J.H.M. Frijns en J.A.H. Eekhof
 1.1 Indeling van het oor 5
 1.2 Embryologie 5
 1.3 Het buitenoor 6
 1.4 Anatomie van het middenoor 7
 1.5 Fysiologie van het middenoor 11
 1.6 Anatomie van het binnenoor (cochlea) 12
 1.7 Fysiologie van het binnenoor 14
 1.8 Centraal auditief systeem 17
 1.9 Klinisch onderzoek van het oor 18

2 Aandoeningen van het uitwendige oor 23
 I. Dhooge en A. De Sutter
 2.1 Het klinisch onderzoek 24
 2.2 Cerumen 24
 2.3 Corpora aliena 27
 2.4 Ontstekingen van de gehoorgang 28

3 Aandoeningen van het middenoor 35
 J.J.S. Mulder en H.C.P. van Hoecke
 3.1 Ontstekingen 36
 3.2 Traumatische trommelvliesperforaties 46
 3.3 Gehoordaling 48

4 Aandoeningen van het binnenoor 51
 R.J. Stokroos, C.W.R.J. Cremers en H.E. Fokke
 4.1 Inleiding 52
 4.2 Perceptief gehoorverlies 52
 4.3 Brughoektumor (schwannoom van de n.vestibularis) 62
 4.4 Plotseling perceptief gehoorverlies 65
 4.5 Oorsuizen tinnitus 68

5 Hoortoestellen en implantologie 71
 J.H.M. Frijns en J.A.H. Eekhof
 5.1 Hoortoestellen 72
 5.2 Chirurgische mogelijkheden tot gehoorverbetering 75

Deel II Het evenwichtssysteem

6 Anatomie en fysiologie van het evenwichtssysteem 85
L. Maes, C. Dhondt, L. Leyssens en I. Dhooge
6.1 Anatomie en fysiologie van het evenwichtssysteem 86
6.2 Onderzoek bij patiënten met duizeligheid of evenwichtsstoornissen 90

7 Aandoeningen van het evenwicht 97
F. Gordts en D. Devroey
7.1 Benigne paroxysmale positieduizeligheid (BPPD) 99
7.2 Neuritis vestibularis 101
7.3 Ziekte van Ménière 102
7.4 Duizeligheid bij ouderen 104
7.5 Whiplash 105
7.6 Zeldzame aandoeningen 108
     Leesadvies 109

8 Ziektebeelden van de nervus facialis 111
H.A.M. Marres
8.1 Definitie 112
8.2 Epidemiologie 112
8.3 Klachten 113
8.4 Diagnostiek (door de huisarts) 114
8.5 Onderzoek van de functie van de nervus facialis 114
8.6 Aanvullend onderzoek (tweede lijn) 117
8.7 Oorzaken 118

Deel III De neus

9 Anatomie en fysiologie van de neus 125
M. Jorissen
9.1 Anatomie en fysiologie van de neus en neusbijholten 126
9.2 Onderzoek van de neus en de neusbijholten 129

10 Neus en neusbijholten 137
Ph. Gevaert en A. De Sutter
10.1 Vestibulitis 138
10.2 Rinitis 138
10.3 Rinosinusitis 146
10.4 Reukstoornissen/anosmie 152
     Leesadvies 153

11	**Reconstructieve chirurgie van neus en aangezicht**	155
	N. van Heerbeek en K.J.A.O. Ingels	
11.1	Inleiding	156
11.2	Diagnose: huidtumoren in het aangezicht	156
11.3	Behandeling	158
11.4	Indeling reconstructievormen	162
11.5	Littekencorrectie	166

Deel IV Keel en hals

12	**Mond en tong**	169
	E.H. van der Meij, A.J.P. Boeke en I. van der Waal	
12.1	Inleiding	170
12.2	Aandoeningen van het tandvlees	170
12.3	Afwijkingen van het mondslijmvlies	172
12.4	Tongaandoeningen	181
13	**Speekselklieren**	185
	I. van der Waal, G.B. Snow, A.J.P. Boeke en K. Bonte	
13.1	Anatomie	186
13.2	Fysiologie	186
13.3	Onderzoeksmethoden	189
13.4	Aandoeningen	191
	Leesadvies	199
14	**Farynx**	201
	B. Kremer, A.G.M. Schilder, J. Matthys en A. De Sutter	
14.1	Anatomie en fysiologie	202
14.2	Onderzoeksmethoden	204
14.3	Aandoeningen van de nasofarynx	206
14.4	Aandoeningen van de orofarynx	208
14.5	Hypofarynx	215
	Leesadvies	217
15	**Larynx**	219
	P.H. Dejonckere en L.J. Hoeve	
15.1	Anatomie en fysiologie	220
15.2	Larynxaandoeningen op kinderleeftijd	220
15.3	Larynxaandoeningen op volwassen leeftijd	222
16	**Schildklier en bijschildklieren**	227
	P. Delaere en B. Aertgeerts	
16.1	Anatomie en functie	228
16.2	Onderzoeksmethoden van de schildklier en bijschildklieren	228
16.3	Aandoeningen van de schildklier	231
16.4	Aandoeningen van de bijschildklieren	236

17	**Hals**	239
	R.P. Takes en P.W. Dielissen	
17.1	Inleiding	240
17.2	Ontstekingen en infecties	242
17.3	Congenitale afwijkingen	245
17.4	Goedaardige tumoren	246
17.5	Kwaadaardige tumoren	247
18	**Snurken en slaapapneu**	251
	A. Boudewyns en S. Claeys	
18.1	Definities	252
18.2	Pathofysiologie	252
18.3	Epidemiologie	253
18.4	Klinische presentatie/diagnostisch onderzoek	253
18.5	Behandelingsopties	256
18.6	SAHS en verkeersdeelname	261
18.7	Snurken en slaapapneu bij kinderen	262
	Leesadvies	266
19	**Spraak- en taalstoornissen en logopedie**	267
	K. van Lierde en H. van den Abbeele	
19.1	Inleiding	268
19.2	Stemstoornissen	268
19.3	Resonantiestoornissen	271
19.4	Articulatiestoornissen	274
19.5	Taalstoornissen	277
19.6	Vloeiendheidsstoornissen	281
19.7	Afwijkende mondgewoonten	284
	Bijlage	287
	Register	288

Lijst van redacteuren en auteurs

Redacteuren
Prof. dr. A. De Sutter
Huisarts, vakgroep Volksgezondheid en eerstelijnszorg, Universiteit Gent, België

Prof. dr. I. Dhooge
Neus-keel-oorarts, Hoogleraar Neus-, keel- en oorheelkunde, Universiteit Gent, België

Prof. dr. J.W. van Ree
Emeritus hoogleraar Huisartsgeneeskunde, Universiteit Maastricht, Maastricht

Auteurs
Drs. H. van den Abbeele
Docent Skillslab, faculteit Geneeskunde en Gezondheidswetenschappen, Universiteit Gent, België

Prof. dr. B. Aertgeerts
Diensthoofd Academisch Centrum voor Huisartsgeneeskunde, Katholieke Universiteit Leuven, België

Dr. A.J.P. Boeke
Huisarts, eigen praktijk te Amsterdam, Amsterdam

Dr. K. Bonte
Adjunct kliniekhoofd, afdeling Hoofd-, hals- en maxillofaciale heelkunde, Universitair Ziekenhuis Gent, België

Prof. dr. A. Boudewyns
Senior staflid, vakgroep Neus-keel-oorziekten en Hoofd- en halschirurgie, Universiteit Antwerpen, België

Prof. dr. S. Claeys
Kliniekhoofd, afdeling Neus-, keel- en oorheelkunde, Universiteit Gent, België

Prof. dr. C.W.R.J. Cremers
Emeritus hoogleraar KNO-Otologie, Nijmegen

Prof. dr. P.H. Dejonckere
Afdeling Keel-, neus- en oorheelkunde, UMC Utrecht, locatie AZU, Utrecht

Prof. dr. P. Delaere
Afdeling Neus-, keel- en oorheelkunde en hoofd- en halschirurgie, Universitair ziekenhuis Leuven, België

Prof. dr. D. Devroey
Vakgroep Huisartsgeneeskunde en chronische zorg, Vrije Universiteit Brussel, België

Drs. C. Dhondt
Doctoraatstudent, vakgroep Neus-, keel- en oorheelkunde, Universitair ziekenhuis Gent, België

Prof. dr. I. Dhooge
Neus-keel-oorarts, Hoogleraar Neus-, keel- en oorheelkunde, Universiteit Gent, België

Drs. P.W. Dielissen
Huisarts, afdeling Eerstelijnsgeneeskunde, UMC St Radboud, Nijmegen

Dr. J.A.H. Eekhof
Senior staflid, huisarts-onderzoeker-docent, afdeling Public health & eerstelijnsgeneeskunde, LUMC, Leiden

Drs. H.E. Fokke
Wetenschappelijk docent, Vrije Universiteit medisch centrum, afdeling Huisartsgeneeskunde, Amsterdam

Prof. dr. ir. J.H.M. Frijns
Hoogleraar Otologie en Fysica van het gehoor, afdeling Keel-, neus- en oorheelkunde, LUMC, Leiden

Prof. dr. P. Gevaert
Gewoon hoogleraar, vakgroep Neus-, keel- en oorheelkunde, Universiteit Gent, België

Lijst van redacteuren en auteurs

Prof. dr. F. Gordts
Diensthoofd Neus-, keel- en oorheelkunde en Hoofd- en halsheelkunde, Universitair Ziekenhuis Brussel, België

Dr. N. van Heerbeek
Kno-arts, afdeling Keel-, neus- en oorheelkunde, UMC St Radboud, Nijmegen

Prof. dr. H.C.P. van Hoecke
Staflid Neus-, keel- en oorheelkunde, Universitair ziekenhuis Gent, België

Dr. L.J. Hoeve
KNO-arts n.p., afdeling Keel-, neus- en oorheelkunde, Erasmus MC, Rotterdam

Dr. K.J.A.O. Ingels
Kno-arts/Plastische Aangezichtschirurgie, afdeling Keel-, neus- en oorheelkunde, Centrum voor aangezichtschirurgie UMC St Radboud, Nijmegen

Prof. dr. M. Jorissen
Diensthoofd, dienst Neus-, keel- en oorziekten en gelaats- en halschirurgie, Universitair ziekenhuis Leuven, België

Prof. dr. B. Kremer
Afdelingshoofd, Keel-, neus- en oorheelkunde, MUMC, Maastricht

Prof. dr. C.R. Leemans
Afdeling Keel-, neus- en oorheelkunde en hoofd-halschirurgie, VU medisch centrum, Amsterdam

Drs. L. Leyssens
Doctoraatsstudent, vakgroep Revalidatiewetenschappen, Universitair ziekenhuis Gent, België

Prof. dr. K. van Lierde
Vakgroep Spraak-, Taal- en Gehoorwetenschappen, Universiteit Gent, België

Drs. L. Maes
Audiologie, vakgroep Spraak-, taal- en gehoorwetenschappen, Universiteit Gent en Universitair ziekenhuis Gent, België

Prof. dr. H.A.M. Marres
Hoogleraar/afdelingshoofd, afdeling Keel-, neus- en oorheelkunde, UMC St Radboud, Nijmegen

Dr. J. Matthys
Huisartsopleider, vakgroep Huisartsgeneeskunde, Universiteit Gent, België

Dr. E.H. van der Meij
MKA-chirurg-oncoloog, afdeling Mondziekten, kaak- en aangezichtschirurgie, Medisch Centrum Leeuwarden, Leeuwarden

Dr. J.J.S. Mulder
Kno-arts, afdeling Keel-, neus- en oorheelkunde, UMC St Radboud, Nijmegen

Prof. dr. J.W. van Ree
Emeritus Hoogleraar Huisartsgeneeskunde, Universiteit Maastricht, Maastricht

Dr. A.G.M. Schilder
Afdeling Keel-, neus- en oorheelkunde, UMC Utrecht, Wilhelmina Kinderziekenhuis, Utrecht

Prof. dr. R.J. Stokroos
Afdeling Keel-, neus- en oorheelkunde en hoofd-halschirurgie, UMC Utrecht, Utrecht

Prof. dr. G.B. Snow
Em. Hoogleraar, Keel-, neus- en oorheelkunde en hoofd-halschirurgie, VU medisch centrum, Amsterdam

Prof. dr. A. De Sutter
Huisarts, vakgroep Volksgezondheid en eerstelijnsgezondheidszorg, Universiteit Gent, België

Dr. R. P. Takes
Afdeling Keel-, neus- en oorheelkunde en hoofd-halschirurgie, UMC St Radboud, Nijmegen

Prof. dr. I. van der Waal
Emeritus hoogleraar Orale pathologie en voormalig afdelingshoofd, afdeling Mondziekten en kaak- en aangezichtschirurgie en Orale pathologie, VU medisch centrum, Amsterdam

Deel I Het oor

Hoofdstuk 1   Anatomie en fysiologie van het oor – 3
               J.H.M. Frijns en J.A.H. Eekhof

Hoofdstuk 2   Aandoeningen van het uitwendige oor – 23
               I. Dhooge en A. De Sutter

Hoofdstuk 3   Aandoeningen van het middenoor – 35
               J.J.S. Mulder en H.C.P. van Hoecke

Hoofdstuk 4   Aandoeningen van het binnenoor – 51
               R.J. Stokroos, C.W.R.J. Cremers en H.E. Fokke

Hoofdstuk 5   Hoortoestellen en implantologie – 71
               J.H.M. Frijns en J.A.H. Eekhof

Anatomie en fysiologie van het oor

J.H.M. Frijns en J.A.H. Eekhof

1.1 Indeling van het oor – 5

1.2 Embryologie – 5

1.3 Het buitenoor – 6
De oorschelp – 6
De uitwendige gehoorgang – 7

1.4 Anatomie van het middenoor – 7
Trommelholte – 7
Trommelvlies – 8
Gehoorbeentjesketen – 9
Middenoorspiertjes – 9
Buis van Eustachius (tuba auditiva) – 10
Mastoïd – 10
Nervus facialis, chorda tympani – 11

1.5 Fysiologie van het middenoor – 11
Transformatorfunctie – 11
Beluchting – 12
Drainage en afweer – 12

1.6 Anatomie van het binnenoor (cochlea) – 12
Endolymfe-/perilymfecompartimenten – 12
Basilaire membraan – 13
Haarcellen – 14

© Bohn Stafleu van Loghum is een imprint van Springer Media B.V., onderdeel van Springer Nature 2019
A. De Sutter, I. Dhooge en J. W. van Ree (Red.), *Keel-neus-ooraandoeningen*, Praktische huisartsgeneeskunde,
https://doi.org/10.1007/978-90-368-2005-9_1

1.7 Fysiologie van het binnenoor – 14
De cochlea als transducent – 14
De cochlea als geluidsbron – 17
Cochleaire pathofysiologie – 17

1.8 Centraal auditief systeem – 17

1.9 Klinisch onderzoek van het oor – 18
Testen van het gehoor met de stemvorkproeven – 19
Audiometrische testen van het gehoor – 20

Het gehoor en het evenwichtsorgaan vormen één anatomisch geheel. Dit hoofdstuk gaat over de bouw en functie van het gehoororgaan.

1.1 Indeling van het oor

Het gehoororgaan wordt op anatomische, embryologische en fysiologische gronden als volgt ingedeeld (fig. 1.1):

uitwendig oor	oorschelp, uitwendige gehoorgang
middenoor	– trommelvlies – trommelholte (cavum tympani) – gehoorbeentjes (hamer aambeeld, stijgbeugel) – middenoorspiertjes (m.tensor tympani en m.stapedius) – buis van Eustachius
binnenoor (cochlea)	onderdeel van het labyrint

Daarnaast wordt onderscheid gemaakt in:

n.cochlearis	onderdeel van de n.vestibulocochlearis
centraal auditief systeem	– nucleus cochlearis – olivacomplex – colliculi inferiores – lemniscus lateralis – corpus geniculatum mediale – temporale hersenschors

1.2 Embryologie

De oorschelp ontstaat uit de eerste en tweede kieuwboog, de gehoorgang uit de eerste kieuwspleet (vanaf de vijfde week). Bij een zwangerschapsduur van circa twintig weken heeft de oorschelp zijn gebruikelijke vorm (fig. 1.2).

De middenoorholte en de buis van Eustachius zijn afkomstig uit een faryngeale uitstulping van het entoderm (eerste kieuwzak). De gehoorbeentjes hebben een mesodermale origine. Hamer en aambeeld stammen van de eerste kieuwboog (kraakbeentje van Meckel), de stijgbeugel van de tweede kieuwboog (kraakbeentje van Reichert). Congenitale anomalieën van dit gebied bestaan daarom meestal uit gecombineerde afwijkingen van oorschelp, gehoorgang en middenoor, soms in combinatie met aangezichtsmisvormingen.

Het vestibulaire zintuig en het slakkenhuis (cochlea) ontwikkelen zich na de derde week uit een aparte ectodermale aanleg, de oorplacode. De ontwikkeling is aan het eind van de derde maand voltooid. Teratogene beschadigingen zijn daarna niet meer mogelijk (wel exogene beschadigingen, zoals door infecties en intoxicaties).

Doordat gehoorgang en middenoor enerzijds en labyrint anderzijds een verschillende embryonale origine hebben, komen gecombineerde congenitale anomalieën van uitwendig oor en middenoor met binnenoordysplasie zelden voor.

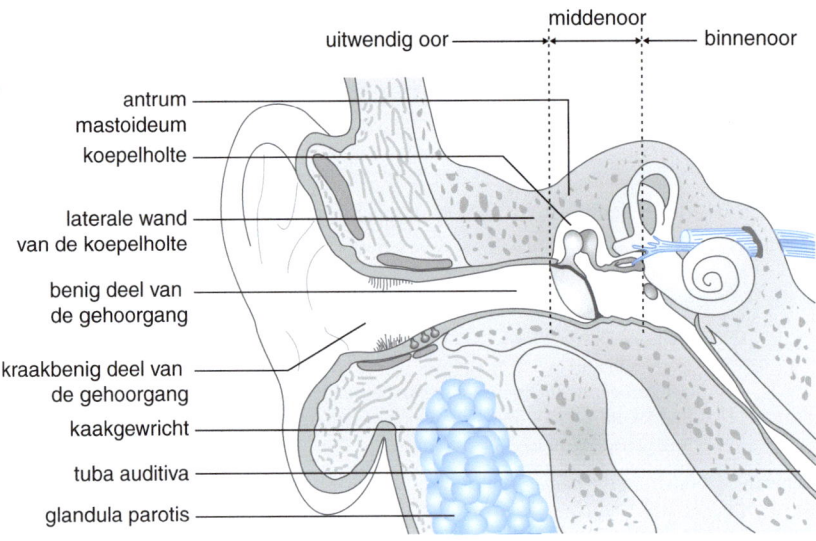

Figuur 1.1 Het gehoororgaan

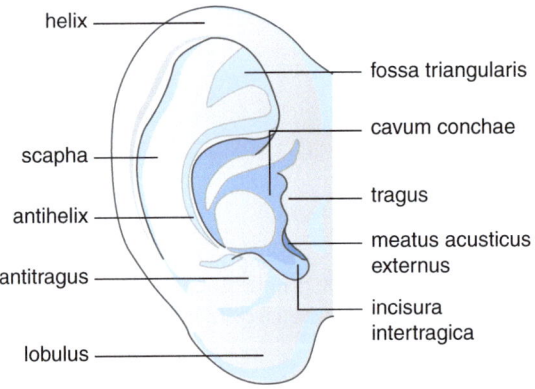

Figuur 1.2 De oorschelp

1.3 Het buitenoor

De oorschelp

De oorschelp is een grillig gevormd stuk kraakbeen dat is bedekt met huid en perichondrium en een meer of minder sterk ontwikkeld aanhangsel (de oorlel) dat geheel uit vet en huid bestaat. De belangrijkste onderdelen van de oorschelp zijn de tragus, het cavum conchae, de helix, de antihelix en de antitragus (fig. 1.2). De grens tussen een anomalie en normale variëteit van de configuratie, de grootte en de stand van de oorschelp is soms moeilijk te bepalen.

De oorschelp heeft een beperkte geluidsopvangende functie, vooral voor hoge tonen, en draagt hierdoor enigszins bij aan het richtinghoren.

De uitwendige gehoorgang

De uitwendige gehoorgang is ongeveer 3 cm lang, de diameter is nogal wisselend. Hij bestaat lateraal uit een kraakbenig gedeelte en mediaal uit een wat korter, benig deel. Ter plaatse van de overgang van het kraakbenige naar het benige gedeelte vernauwt de gehoorgang zich. Corpora aliena blijven daardoor vaak op deze plaats steken. Vlak vóór het trommelvlies verwijdt en verdiept de gehoorgang zich iets, waardoor zich na zwemmen en wassen water vlak voor het trommelvlies kan ophopen.

Het kraakbenige deel staat in een hoek ten opzichte van het benige deel. Om het trommelvlies te kunnen inspecteren is het daarom noodzakelijk de oorschelp met de kraakbenige gehoorgang naar achter-boven te trekken. Het mediale gedeelte van de voorwand van de gehoorgang is licht gebogen, waardoor de voorkwadranten van het trommelvlies meestal slechts gedeeltelijk te overzien zijn. In het laterale gedeelte van de voorwand bevindt zich het kaakgewricht. Openen van de mond leidt tot een verwijding, sluiten tot een vernauwing van de gehoorgang.

De gehoorgang is geheel met huid bekleed. In het benige gedeelte is deze dun en is aanraking pijnlijk. In het kraakbenige gedeelte bevindt zich vrij veel subcutaan bind- en vetweefsel. Aanraken met stompe voorwerpen doet hier geen pijn.

De innervatie van de gehoorgang geschiedt vanuit verschillende perifere zenuwen (auriculaire tak n.vagus, n.auriculotemporalis van de n.trigeminus en de n.facialis). De hoestreflex, die vaak ontstaat bij prikkeling van de gehoorgang, verloopt via de n.vagus.

De functie van de gehoorgang is in de eerste plaats bescherming tegen beschadiging van buiten. Hiertoe dragen bij: de tragus, de haren aan de ingang, de gebogen vorm en de trechtervormige vernauwing. Cerumen beschermt de gehoorgangshuid tegen infecties en indringen van water. Het heeft een lage pH en een bactericide werking en wordt geproduceerd door cerumenklieren in de huid van het kraakbenige gedeelte van de gehoorgang.

De gehoorgang geleidt het geluid vrijwel onveranderd voort. Alleen in het gebied van 2000–3000 Hz treedt als gevolg van resonantie een versterking van circa 10 dB op. De diameter is niet van invloed op de geluidsoverdracht. Cerumenophoping geeft pas klachten van gehoorverlies wanneer de gehoorgang geheel is afgesloten, hetgeen meestal vrij acuut geschiedt.

1.4 Anatomie van het middenoor

Het middenoor bestaat uit de luchthoudende trommelholte met de drie gehoorbeentjes en de twee middenoorspiertjes. Aan de voorzijde mondt de buis van Eustachius (tuba auditiva) uit, achter-boven bestaat een open verbinding met het celsysteem van het mastoïd.

Trommelholte

De trommelholte (cavum tympani) wordt verdeeld in het *epitympanum*, het *mesotympanum* en het *hypotympanum*. Het mesotympanum is het gedeelte achter het trommelvlies en bevat een deel van de keten (lange incusbeen en stapes) en de twee spiertjes. In de mediale wand bevindt zich achter-boven de ovale vensternis met de stapes, achter-onder de ronde vensternis. Het midden prominent enigszins en wordt daarom promontorium genoemd. Hierachter bevindt zich de basale cochleawinding.

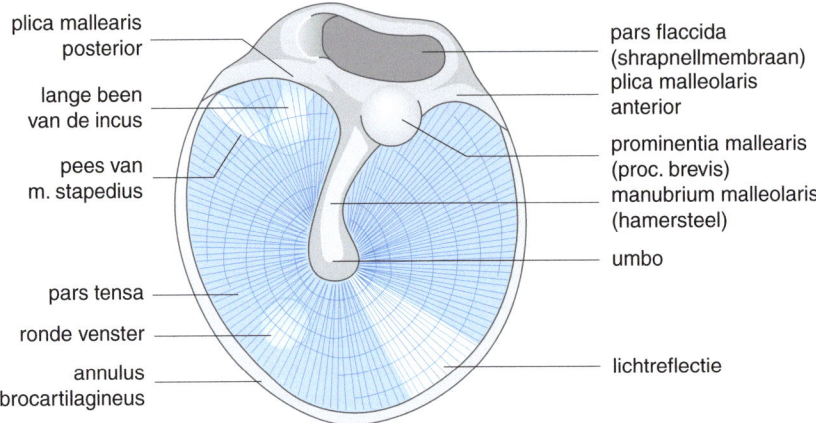

Figuur 1.3 Trommelvlies

In het epitympanum, ook wel de koepelholte genoemd, bevindt zich het grootste deel van hamer en aambeeld. Het hypotympanum bevindt zich onder het niveau van de bodem van de gehoorgang en grenst aan de bulbus van de v.jugularis, de voortzetting van de sinus sigmoideus. In de voorwand van het middenoor, vlak bij het kanaal van de tensor tympani, verloopt de a.carotis interna.

De trommelholte is, in normale omstandigheden, bekleed met dun slijmvlies met een eenlagig, plat aspect. In de buurt van de tubamond en in het hypotympanum bevat hij trilharen en sereuze en mukeuze klieren.

De zenuwvoorziening van het slijmvlies van het middenoor wordt verzorgd door de n.glossopharyngeus (n.tympanicus), en de n.trigeminus (n.auriculotemporalis). Ook is er een bijdrage van de auriculaire tak van de n.vagus. Deze gemeenschappelijke innervatie van kaakgebied en oor verklaart waarom bij gebits- en kaakklachten uitstralende pijn in het oor kan optreden.

Trommelvlies

Het trommelvlies (fig. 1.3) is een dunne, glanzende, parelgrijze membraan met een iets blauwige doorschemering als gevolg van de luchthoudende trommelholte. Het wordt verdeeld in de stugge pars tensa en de dunne, daarboven gelegen, veel kleinere pars flaccida.

De pars tensa bestaat uit drie lagen. De buitenste laag is een huidlaag die continu is met de huid van de benige gehoorgang. De middelste laag bestaat uit radiair en circulair verlopende elastische en bindweefselvezels. Zij lopen door tot in de zogeheten anulus fibrosus, waarmee het trommelvlies in een richeltje in de benige gehoorgang ligt, en zij zorgen voor de stevigheid en elasticiteit van het membraan. De pars flaccida (shrapnellmembraan) is slapper door een ongestructureerde bouw van de middenlaag.

Het trommelvlies heeft een conische stand. Het midden wordt gevormd door het uiteinde van de hamersteel, de umbo. Bij het inwerpen van licht op het trommelvlies ontstaat een driehoekige lichtreflectie van de umbo naar voor-onder. Deze reflectie is alleen aanwezig bij een normale stand en consistentie van het trommelvlies.

1.4 · Anatomie van het middenoor

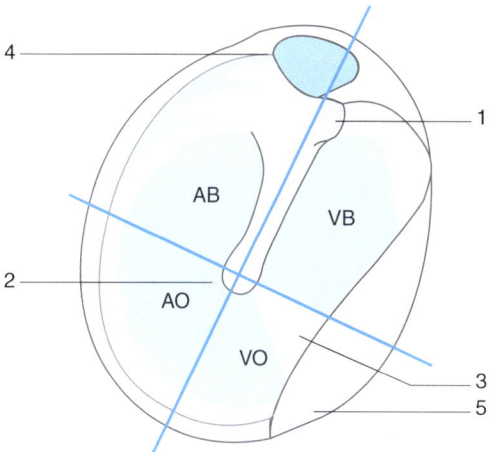

 Figuur 1.4 Trommelvlieskwadranten

De hamersteel bevindt zich hecht verankerd in de bindweefsellaag, met craniaal daarin de processus brevis, een lateraal uitsteeksel van de hamersteel dat prominent en als een wit knobbeltje in het trommelvlies opvalt. Ter plaatse van de hamerhals bevinden zich twee horizontaal verlopende ligamenten (lig.anterius en posterius). Deze vormen de grens tussen de pars tensa en pars flaccida. Bij een ingetrokken trommelvlies zijn zij geaccentueerd.

Met de umbo en het verloop van de hamersteel als uitgangspunten verdeelt men de pars tensa in vier kwadranten: voor-onder, voor-boven, achter-onder en achter-boven (fig. 1.4). Achter-boven kan men vaak het lange been van de incus zien doorschemeren, achter-onder vaak de ronde vensternis.

Gehoorbeentjesketen

De hamer (malleus) bevindt zich met zijn steel in het trommelvlies en is aan zijn hals opgehangen met twee horizontale ligamenten. De kop bevindt zich in het epitympanum en articuleert met de incus. Het aambeeld (incus) is aan twee ligamenten in het epitympanum opgehangen, aan het lichaam en aan het zogeheten korte been. Het lange been bevindt zich in het mesotympanum en articuleert in een echt gewricht met de stapeskop. De stijgbeugel (stapes) bevindt zich in de ovale nis en is door middel van een ligament (lig.anulare) met de voetplaat in het venster opgehangen (fig. 1.5).

Middenoorspiertjes

Aan de gehoorbeenketen zijn twee spiertjes bevestigd:
- De m.stapedius (innervatie: n.facialis), die van achter uit het middenoor naar de kop van de stijgbeugel loopt. Hij spant reflectoir aan bij geluiden luider dan 85 dB, maar de demping van maximaal 15 dB geeft nauwelijks bescherming tegen harde geluiden. De reflexmeting wordt toegepast in de otologische diagnostiek.

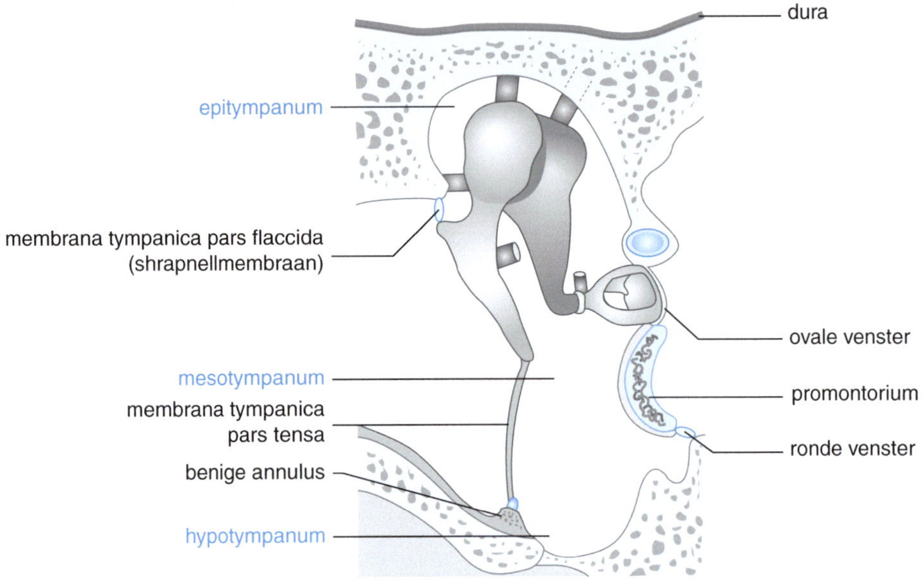

Figuur 1.5 Middenoor met trommelvlies en gehoorbeentjesketen

- De m.tensor tympani (innervatie: n.trigeminus), die van de mediale wand van het cavum tympani naar de hals van de hamer loopt. Het spiertje spant bij de mens vooral aan bij sterke trigeminusprikkels (oogbolstimulatie).

Buis van Eustachius (tuba auditiva)

De tuba is een enigszins zandlopervormige buis van ongeveer 2,5 cm, die de verbinding vormt met de neus-keelholte. Hij belucht het middenoor en voert aldaar gevormd secreet af. Hij bestaat uit twee delen: een kraakbenig deel dat verbonden is met de schedelbasis en een kleiner benig deel dat in het rotsbeen ligt. Het mediale ostium bevindt zich in de zijwand van de nasofarynx (torus tubarius), het laterale in de voorwand van het cavum tympani. De tuba is met trilhaarepitheel bekleed. In rust is hij gesloten. Door aanspanning van de m.tensor veli palatini bij slikken of geeuwen wordt het kraakbenig deel geopend.

Mastoïd

De processus mastoideus van het os temporale bevat een uitgebreid samenhangend celsysteem. In het eerste levensjaar is het mastoïd nog zeer klein en zonder veel cellen. In het tweede tot het twaalfde levensjaar neemt het mastoïd in grootte toe en breidt de pneumatisatie zich geleidelijk uit. Deze pneumatisatie kan sterk geremd worden door otitis media en mastoïditis in de vroege jeugd. Men spreekt dan bij röntgenonderzoek van een gescleroseerd mastoïd. Ook het mastoïdcelsysteem is bekleed met een eenlagig plat epitheel. Het communiceert via één grote cel, het antrum, met het middenoor.

De bovenbegrenzing van middenoor en mastoïdcelsysteem wordt gevormd door het tegmen tympani. Dit vormt de afscheiding met de middelste schedelgroeve. Naar achteren grenst het mastoïd aan de sinus sigmoideus en de achterste schedelgroeve. De mediale begrenzing van het mastoïd wordt gevormd door de booggangen van het evenwichtsorgaan.

Nervus facialis, chorda tympani

Deze belangrijke zenuw heeft een lang en complex verloop door het middenoor en het mastoïd. Hij bereikt het middenoor vanuit de meatus acusticus internus in het voorste deel van het epitympanum. Van hieruit (ganglion geniculi) verloopt hij op de grens tussen meso- en epitympanum en boven het ovale venster horizontaal naar dorsaal. De benige begrenzing in dit horizontale gedeelte is dun en vaak deels onderbroken. Voorbij de ovale nis, ter plaatse van het horizontale evenwichtskanaal, buigt de zenuw naar caudaal. Hij verloopt door de voorwand van het mastoïd en treedt aan de voorwand van de mastoïdpunt, door het foramen stylomastoideum, naar buiten. Direct voorbij de ovale nis treedt de chorda tympani uit. Deze verloopt tussen incus en hamersteel door het middenoor en verzorgt de smaakperceptie van het voorste deel van de tong.

1.5 Fysiologie van het middenoor

Transformatorfunctie

Het middenoorsysteem brengt de luchttrilling over op de vloeistof van het binnenoor. Normaal treedt bij de trillingsoverdracht van lucht naar water een verlies van 30 dB op, dat wil zeggen dat slechts 0,1 % van de energie aan de vloeistof wordt overgedragen; de rest (99,9 %) wordt gereflecteerd. Het middenoorsysteem heeft als functie dit verlies te beperken. Het functioneert als een 'transformator' die het verschil in akoestische impedantie tussen lucht en vocht overbrugt.

Het middenoorsysteem bereikt dit als volgt:
1. Door het *oppervlakteverschil* tussen trommelvlies (65–70 mm^2) en stapesvoetplaat (3 mm^2); de op het trommelvlies uitgeoefende geluidsdruk wordt overgedragen op een oppervlak dat ongeveer 20 keer zo klein is.
2. Door de *hefboomwerking* van de keten. Ook dit levert (met een factor 1,2) een, zij het geringe, bijdrage aan de transmissie.

Deze twee eigenschappen bepalen de transformatiefunctie. Bij de mens blijkt deze in totaal circa 28 dB te bedragen. Daarnaast speelt de selectieve geluidsoverdracht op het ovale venster (ook wel de 'afscherming van het ronde venster' genoemd) in de praktijk een belangrijke rol.

Na ontstekingsprocessen en bepaalde operaties (radicale operatie) waardoor de middenoorfunctie is uitgevallen, is deze derde factor gestoord. Het gehoorverlies bij patiënten met een niet-functionerend middenoorsysteem bedraagt daardoor in de praktijk 50–60 dB. Bij audiometrie wordt een luchtgeleidingsverlies van 50–60 dB voor alle frequenties gemeten, terwijl de beengeleidingsdrempel normaal is (geleidingsslechthorendheid).

Beluchting

Voor een normale middenoorfunctie dient de luchtdruk in de middenoorholte gelijk te zijn aan die in de buitenlucht. Doordat de buis van Eustachius zich bij slikken opent, vindt regelmatig beluchting van het cavum tympani plaats. Geschiedt dit niet, dan ontstaat een onderdruk. Een negatieve druk van meer dan 200 mm water wordt in het algemeen als pathologisch en als een teken van tubadisfunctie beschouwd. Waarschijnlijk speelt infectie hierbij een belangrijke rol. Het mastoïdcellensysteem vormt tot op zekere hoogte een reservoir van lucht voor het in stand houden van de druk in het middenoor bij dreigende afsluiting van de buis van Eustachius.

Dat de tuba normaal gesloten moet zijn, heeft verschillende redenen. In de eerste plaats leidt een open tuba tot een hinderlijk waarnemen van de eigen stem (zogeheten autofonie) die in de nasofarynx een sterkte van 80 dB heeft. In de tweede plaats beschermt een afgesloten tuba tegen indringen van vloeistof naar het middenoor bij het drinken. Vooral bij baby's, die een meer horizontaal verlopende tuba bezitten en vaak halfliggend gevoed worden, is indringen van vloeistof mogelijk.

Drainage en afweer

Het slijmvlies van het middenoor en de tuba zorgt door middel van zijn trilhaarbeweging voor afvoer van geproduceerd secreet. Ophoping hiervan leidt tot stoornissen in de geleidingsfunctie. Dit secreet en het slijmvlies zelf bezitten een afweerfunctie tegen opstijgende infecties uit neus en keel.

1.6 Anatomie van het binnenoor (cochlea)

Het binnenoor (cochlea) is een onderdeel van het labyrint en heeft de vorm van een slakkenhuis met 2,75 winding. In de as, de modiolus, bevinden zich het ganglion spirale en de zenuw- en vaatvoorziening (◘ fig. 1.6).

Endolymfe-/perilymfecompartimenten

De als het ware opgerolde cochleaire buis is circa 35 mm lang en door twee membranen (basilaire membraan en Reissner-membraan) in drie compartimenten verdeeld (◘ fig. 1.6):
– de scala vestibuli, die communiceert met het ovale venster en het daarachter gelegen vestibulum labyrinthi;
– de scala tympani, die communiceert met het ronde venster;
– de scala media (ductus cochlearis).

Scala vestibuli en tympani staan in de apex van de cochlea via het zogeheten helicotrema met elkaar in open verbinding. Zij zijn gevuld met perilymfe, een filtraat van de liquor cerebrospinalis, met een bijpassende hoge Na^+- en een lage K^+-concentratie. De scala media en het grootste deel van het evenwichtsorgaan zijn gevuld met endolymfe die wordt geproduceerd door de stria vascularis en wordt geresorbeerd in de ductus en saccus endolymphaticus. Een 'Na-K-pomp' in de stria van hetzelfde type als in de tubulus van de nier, zorgt ervoor dat

1.6 · Anatomie van het binnenoor (cochlea)

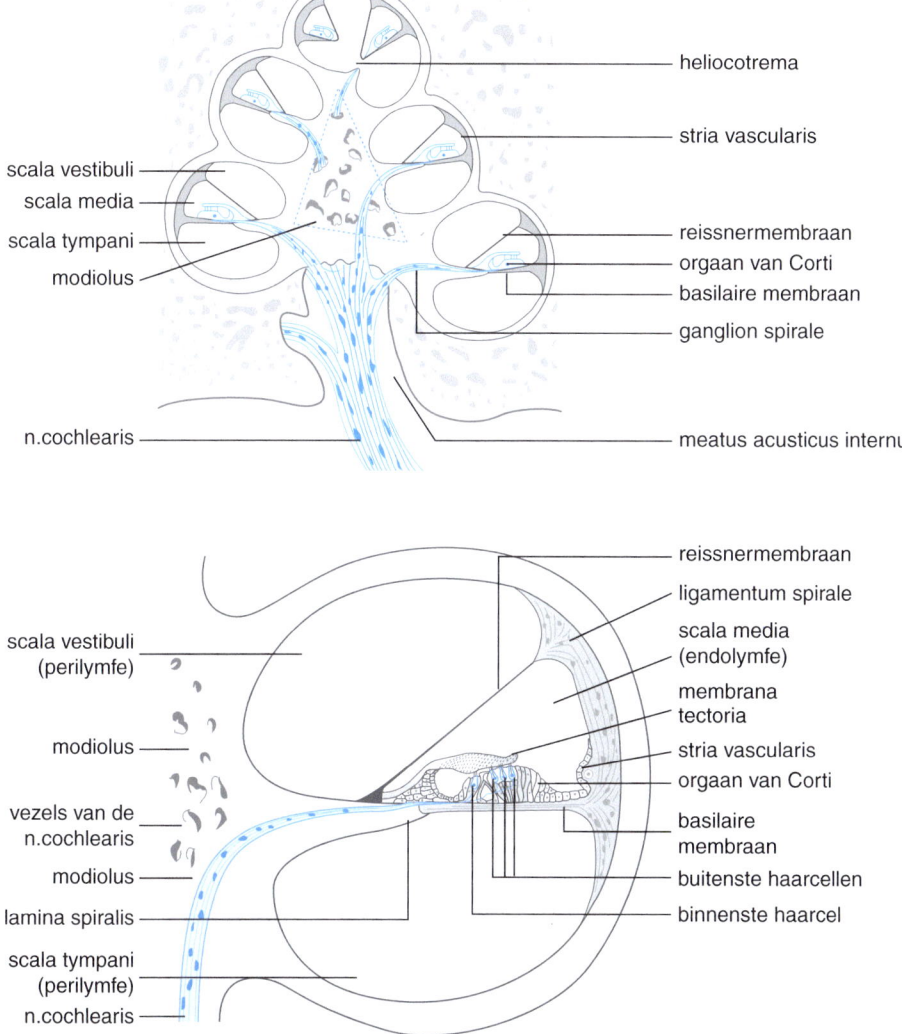

Figuur 1.6 Doorsnede van de cochlea en doorsnede van een winding van de cochlea

endolymfe gelijkt op intracellulaire vloeistof (hoog K^+, laag Na^+). Hierdoor ontstaat tussen het endolymfe- en perilymfecompartiment een spanningsverschil (endocochleaire potentiaal) van 80 mV, dat als energiebron voor de zintuigcellen fungeert.

Basilaire membraan

Het basilaire membraan (fig. 1.6) verdeelt de cochleaire buis in twee ongeveer gelijke delen en vormt de scheiding tussen scala media en tympani. Op dit membraan bevindt zich het eigenlijke zintuig, het orgaan van Corti (fig. 1.7), waar trilling wordt omgezet in een elektrisch signaal. Het basilaire membraan is basaal smal en stijf en wordt naar apicaal breder en slapper. Deze eigenschap bepaalt in belangrijke mate de frequentieanalyse die in het binnenoor plaatsvindt.

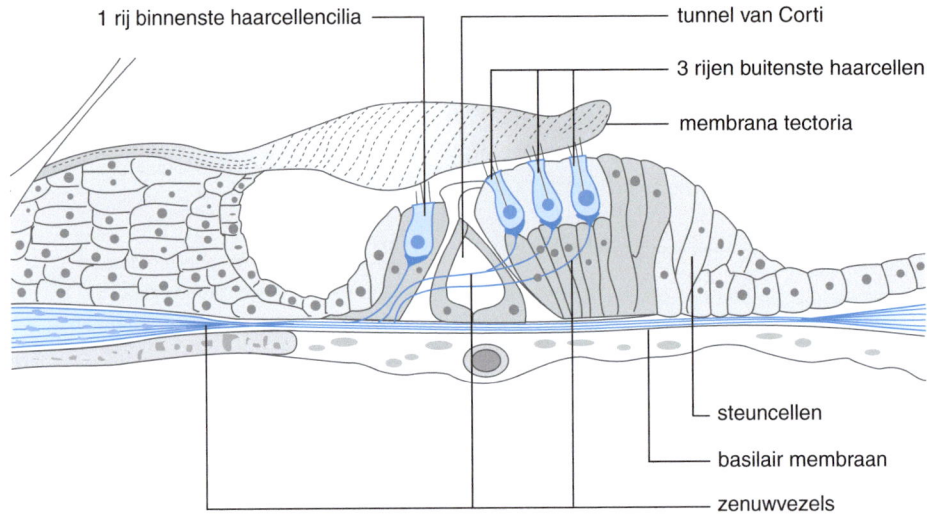

Figuur 1.7 Het orgaan van Corti

Haarcellen

De zintuigcellen in het orgaan van Corti zijn gerangschikt in één rij binnenste (*inner hair cells*, IHC's) en drie rijen buitenste haarcellen (*outer hair cells*, OHC's) die langs het basilaire membraan gerangschikt zijn (fig. 1.8). In totaal zijn er ongeveer 3000 binnenste en driemaal zoveel buitenste haarcellen. Binnenste en buitenste haarcellen hebben een geheel verschillende vorm en functie.

De IHC's zijn de eigenlijke zintuigcellen. Ze zijn peervormig en hebben een celkern in het centrum. Ze hebben op hun top ongeveer 200 stereocilia die in een lichte boogvorm zijn gerangschikt (fig. 1.8 nr 4). Elke IHC wordt aan de basomediale zijde door 10 tot 20 afferente, gemyeliniseerde, vezels geïnnerveerd. Vanaf hier lopen de perifere uitlopers naar de cellichamen in de modiolus, die samen het ganglion spirale vormen. De centrale uitlopers van deze 30.000 ganglioncellen vormen de n.cochlearis die leidt naar de nucleus cochlearis in de hersenstam.

De OHC's zijn langwerpig en hun celkern bevindt zich in de basis van de cel. OHC's hebben op hun top drie rijen stereocilia van ongelijke lengte, die in W-vorm gerangschikt zijn en onderling verbonden zijn met zogenoemde tip-links (fig. 1.8 nr 2). In het laterale membraan van de OHC bevinden zich actineachtige eiwitten die ervoor zorgen dat de mechanische trilling van het basilaire membraan wordt versterkt.

1.7 Fysiologie van het binnenoor

De cochlea als transducent

Voor het waarnemen van geluid dienen luchtdrukvariaties met frequenties van 20–20.000 Hz omgezet te worden in neurale informatie (actiepotentialen) op de gehoorzenuw (n.cochlearis). Daartoe wordt het geluid uit de buitenwereld via de gehoorbeenketen overgedragen op

1.7 · Fysiologie van het binnenoor

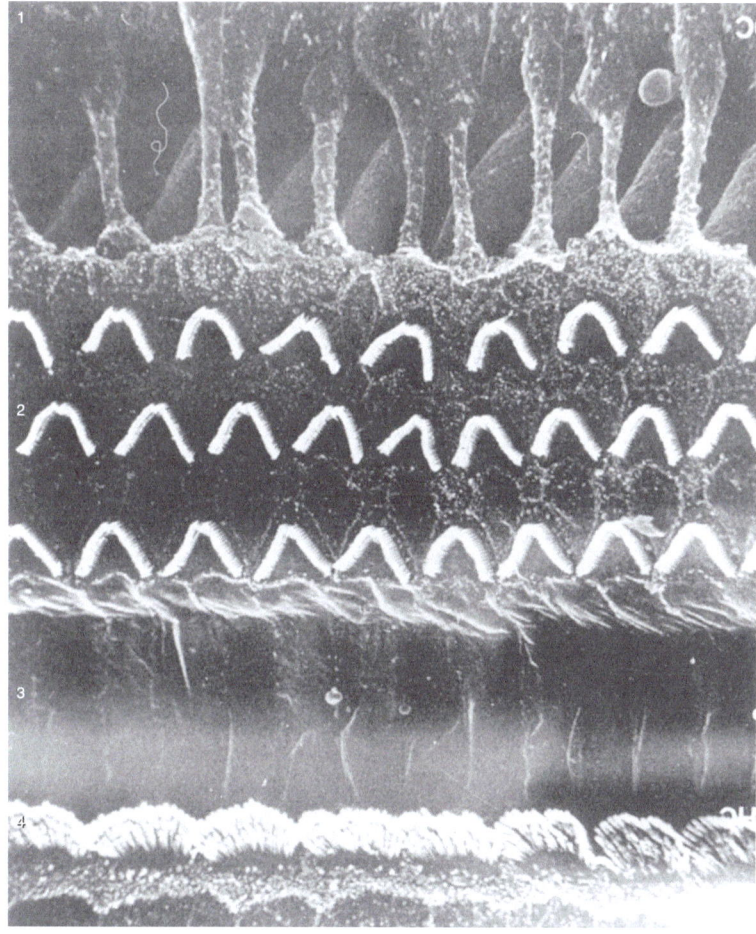

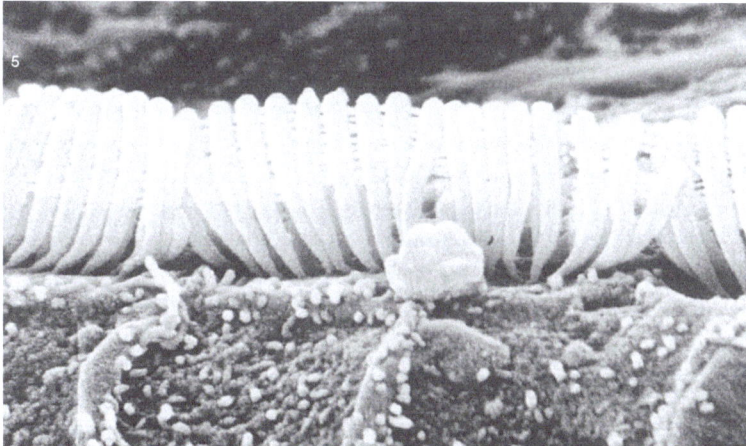

Figuur 1.8 Scanning-microscopische opname van orgaan van Corti (van boven, na verwijdering van het Reissner-membraan)

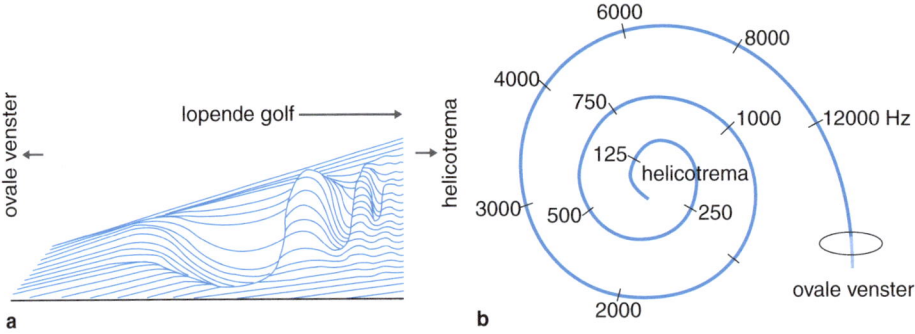

Figuur 1.9 a golfbeweging, b tonotopie

de stapesvoetplaat in het ovale venster, die op zijn beurt de vloeistoffen in de cochlea in trilling brengt. De zo ontstane trilling van het orgaan van Corti leidt tot een wisselende depolarisatie en hyperpolarisatie van de haarcel door afbuiging van de stereocilia van de haarcellen. Voor geluidsfrequenties tot maximaal enkele kilohertz is de periodiciteit van dit alternerend de- en hyperpolariseren zichtbaar in het vuurpatroon van de afferente zenuwvezels. We noemen dit *temporele codering van toonhoogte-informatie*.

Als de stapes sinusvormig in trilling wordt gebracht, loopt een langzaam in amplitude toenemende transversale golf in het basilaire membraan vanaf de stapes naar de apex. Op een zekere plaats bereikt de amplitude een maximum, waarna de golf snel uitdooft. Door de mechanische eigenschappen van het basilaire membraan ligt voor lagere trillingsfrequenties de plaats van dit maximum steeds verder van de stapes. De zo ontstane relatie tussen frequentie en plaats wordt aangeduid als de tonotopie van de cochlea (fig. 1.9). Gevolg van deze tonotopie is dat elke geluidsfrequentie een andere subpopulatie haarcellen en dus afferente zenuwvezels zal activeren.

Omdat deze tonotopie tot in de hogere centra behouden blijft, kan deze zogeheten *plaatscodering*, naast de eerdergenoemde temporele codering, gebruikt worden bij het identificeren van frequentiecomponenten in een geluid.

De capaciteiten van een goed gehoor worden bepaald door twee eigenschappen. De eerste is de *extreme gevoeligheid* bij een groot dynamisch bereik: bij de zwakste beweging van lucht die wij als geluid waarnemen, bewegen de stereocilia van de haarcellen omstreeks 0,04 nm ofwel minder dan de diameter van een waterstofatoom! Tegelijkertijd kunnen wij geluiden met een honderdduizendmaal grotere amplitude genuanceerd waarnemen zonder dat onze pijngrens wordt bereikt of onmiddellijke schade optreedt. De luidheid varieert daarbij ongeveer logaritmisch met de amplitude, die mede daarom in het algemeen uitgedrukt wordt in een logaritmische maat: de decibel (dB). De eerder genoemde factor 100.000 komt dan overeen met een dynamisch bereik van 100 dB. De tweede voor een goede hoorfunctie essentiële eigenschap betreft de hoge *frequentieselectiviteit*. Daardoor kunnen wij frequenties die slechts 0,3 % van elkaar verschillen, onderscheiden en kunnen wij zoveel nuances van spraak waarnemen dat wij een spreker verstaan te midden van geroezemoes, zelfs als dat laatste in totaal een nog wat grotere geluidssterkte vertegenwoordigt dan de stem van de spreker.

De cochlea als geluidsbron

Aan het begin van de jaren tachtig van de vorige eeuw werd bekend dat oren niet alleen geluid opvangen en verwerken, maar dit ook produceren met een intensiteit rond de normale gehoordrempel. Deze door het oor spontaan uitgezonden geluiden worden (spontane) otoakoestische emissies ((S)OAE's) genoemd. Ze zijn afkomstig uit de cochlea en meetbaar bij ongeveer een derde van alle normaal horende oren en treden in veel sterkere mate op bij pasgeborenen. Soortgelijke geluiden zijn ook opwekbaar met geluidsklikken van buitenaf en staan dan bekend als *click-evoked otoacoustic emissions* (CEOAE's). Daarnaast bestaan er vervormingsproduct (*distortion product*) otoakoestische emissies (DPOAE's), frequentiecomponenten die niet in het ingangssignaal aanwezig zijn en kennelijk ontstaan ten gevolge van vervorming (niet-lineariteit) in het oor. Deze zijn net als CEOAE's bij alle normaal horenden, maar in vrijwel geen enkel oor met een verlies groter dan 40 dB, opwekbaar. Omdat voor het meten van OAE's geen actieve medewerking van de patiënt vereist is, vormt dit een mogelijkheid tot gehoorscreening bij baby's en verstandelijk gehandicapten.

Cochleaire pathofysiologie

Bij de meeste perceptief slechthorenden is de functiestoornis te wijten aan beschadigingen aan haarcellen, die vaak het eerst zichtbaar zijn aan de stereocilia. Dit geldt zowel voor lawaai- als ouderdomsslechthorendheid (presbyacusis). Primaire haarcelschade door ototoxische medicatie (aminoglycosiden en op platina gebaseerde cytostatica) heeft niet de stereocilia maar het celmembraan als aangrijpingspunt. Dergelijke schade treedt in het algemeen eerder op bij de buitenste haarcellen dan bij de binnenste. Een uitzondering vormt het cytostaticum carboplatine dat juist de binnenste haarcel als eerste beschadigt.

Schade aan buitenste haarcellen leidt tot een afname van gevoeligheid voor zachte geluiden, dus tot hogere drempels bij toonaudiometrie. Tegelijkertijd wordt de frequentieselectiviteit kleiner, wat onder andere leidt tot een sterk verminderde spraak-verstaanvaardigheid in achtergrondgeluid. De verminderde frequentieselectiviteit zorgt ervoor dat een bovendrempelige toon al snel een veel grotere groep vezels dan normaal activeert. Daardoor zal de luidheidssensatie bij toenemende fysische geluidssterkte sneller stijgen dan in de normale cochlea. De combinatie van verhoogde drempel met een daarbij behorende onevenredig sterk toenemende luidheidssensatie heet *loudness recruitment* en is karakteristiek voor cochleaire laesies.

1.8 Centraal auditief systeem

De gehoorzenuw eindigt in de nucleus cochlearis in de hersenstam. Van hieruit (tweede neuron) verlopen banen naar het homolaterale en het contralaterale olijfcomplex (n.olivaris sup.) alsook via de lemniscus lateralis naar de colliculus inferior. Ook van de oliva superior lopen (derde neuron) vezels naar de colliculus inferior. Vanuit dit niveau gaan ongekruiste en gekruiste banen naar het corpus geniculatum mediale en vandaar naar de temporale cortex (◘fig. 1.10). Van belang is dat de tonotopische rangschikking daarbij min of meer gehandhaafd blijft en dat ook bij horen met één oor beide auditieve cortices geactiveerd worden. Op alle niveaus bestaan verbindingen tussen links en rechts die betrokken zijn bij het complexe proces van richtinghoren.

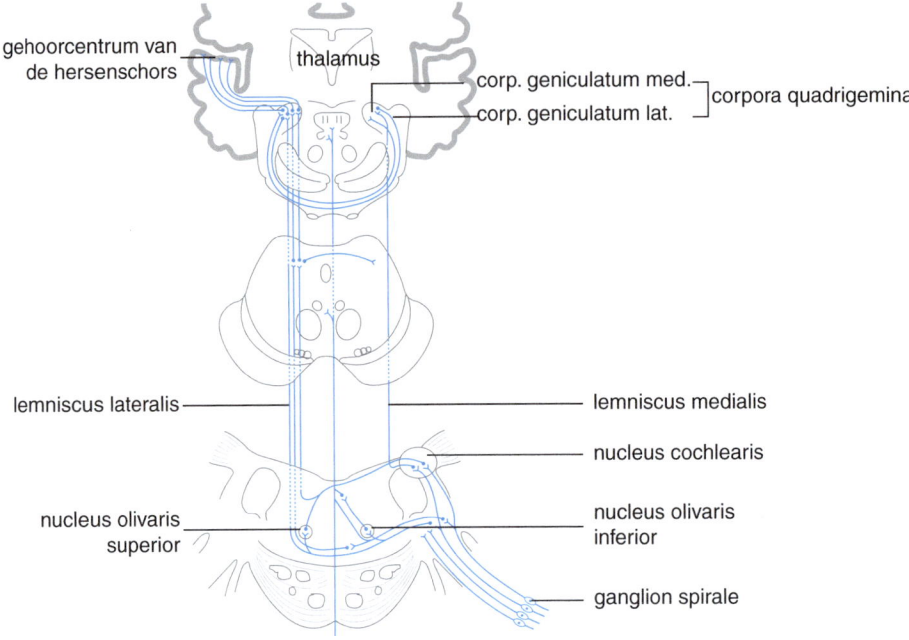

Figuur 1.10 Centraal auditief systeem

1.9 Klinisch onderzoek van het oor

Bij het klinisch onderzoek worden de oorschelp, gehoorgang en het trommelvlies bekeken (fig. 1.11).

Bij de inspectie van de *oorschelp* dient men aandacht te hebben voor:
- grootte en vorm van de oorschelp;
- aanwezigheid van aanhangsels/pre-auriculaire sinus of 'pits';
- aanwezigheid van crustae, vocht;
- trauma ter hoogte van de oorschelp;
- verdachte huidletsels/maligniteiten;
- tekenen van voorafgaande chirurgie.

Bij de inspectie van de *gehoorgang* dient men aandacht te hebben voor:
- secreties;
- vreemd lichaam;
- botaanwassen (exostosen).

Bij de inspectie van het *trommelvlies* dient men aandacht te hebben voor:
- kleur;
- positie (ingetrokken, uitpuilend);
- lichtreflectie;
- aanwezigheid van perforatie, calcificaties (fig. 1.12).

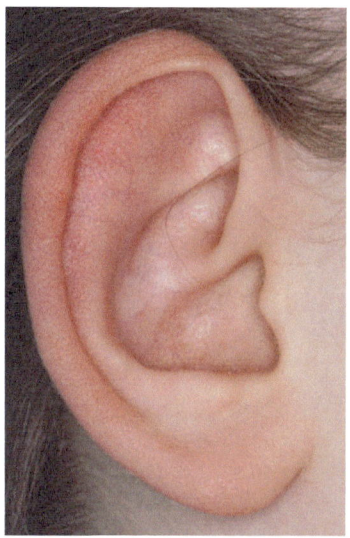

◘ **Figuur 1.11**   Oorschelp

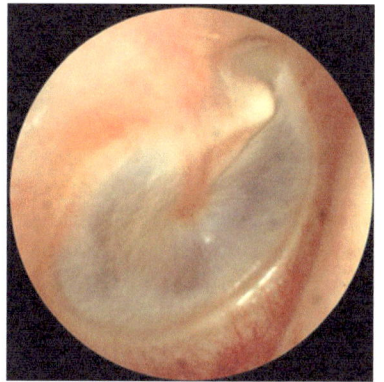

◘ **Figuur 1.12**   Trommelvlies (rechteroor)

Testen van het gehoor met de stemvorkproeven

Het doel van testen van het gehoor met stemvorkproeven is onderscheid te maken tussen een geleidings- en een binnenoorslechthorendheid. Hiervoor wordt een stemvork van 512 Hz gebruikt. Sla de stemvork aan op elleboog of knie. We onderscheiden de methoden volgens Rinne, Weber en Schwabach (◘fig. 1.13a en b).

Rinne

De aangeslagen stemvork wordt op het mastoïd van de patiënt geplaatst. Wanneer de patiënt de stemvork hoort, wordt deze vervolgens voor het oor gehouden. Gevraagd wordt of de patiënt de stemvork nu harder of zachter hoort. Normaliterwijs moet hij/zij de stemvork vóór het oor harder horen. Dit noemen we een positieve Rinne. Bij een normaal oor is, omwille

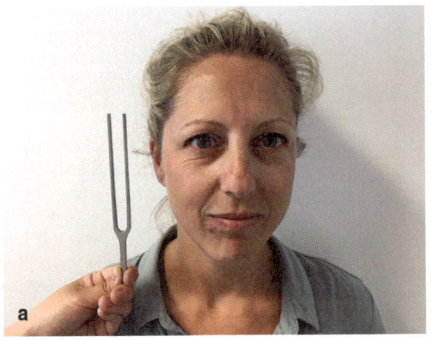
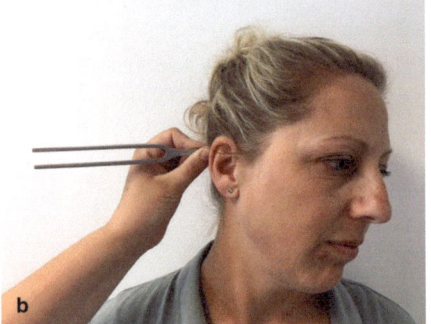

Figuur 1.13 a en b Stemvorkproeven

van het gebruik van de natuurlijke luchtgeleidings (LG)-route, de Rinne positief. Bij een binnenoorslechthorendheid blijft de middenoortransformatorfunctie intact: de Rinne blijft positief (de absolute perceptietijden nemen uiteraard af in verband met het gezonde oor). Een negatieve Rinne wijst op een geleidingsverlies omdat de natuurlijke impedantieadapterende kenmerken van het gezonde middenoor bij deze vorm van pathologie steeds meer afnemen, zodat de quasidirecte transfer van mechanische vibraties naar de cochlea via beengeleiding uiteindelijk resulteert in een 'betere' perceptie.

Weber

De aangeslagen stemvork wordt midden op het voorhoofd (of nasofrontale hoek of bovenste tanden) geplaatst. De patiënt wordt gevraagd aan te geven waar de stemvork wordt gehoord. Normalerwijs hoort hij/zij de stemvork even goed in beide oren. Lateralisatie naar het goedhorende oor wijst op een perceptief verlies ter hoogte van het slechthorende oor. Lateralisatie naar het slechthorende oor wijst op een geleidingsverlies ter hoogte van het slechthorende oor. Bij een predominant unilateraal conductief verlies lateraliseert de Weber naar het slechte oor. Bij predominant unilateraal neurosensorieel verlies daarentegen lateraliseert de test naar het betere oor. Bij normaal gehoor of bij een bilateraal quasisymmetrisch verlies (zelfde type pathologie bilateraal) is er geen lateralisatie.

Schwabach

De aangeslagen stemvork wordt op het mastoïd van de patiënt geplaatst. Wanneer de patiënt aangeeft dat de stemvork niet meer gehoord wordt, wordt de stemvork door de arts op het eigen mastoïd verplaatst. De onderzoeker wordt hierbij verwacht zelf een normaal perceptief gehoor te hebben. Wanneer de onderzoeker de stemvork wel nog hoort, spreekt men van een verkorte Schwabach, wat wijst op een neurosensorieel gehoorverlies bij de patiënt.

Audiometrische testen van het gehoor

Toonaudiometrie

Bij toonaudiometrie wordt het gehoorverlies – in decibel (dB), ten opzichte van een normaalhorende populatie – bepaald voor zuivere tonen (sinussen) met de octaaffrequenties 125, 250, 500, 1000, 2000, 4000 en 8000 Hz. Met een hoofdtelefoon wordt de luchtgeleidingsdrempel gemeten; de beengeleidingsdrempel wordt bepaald met een trilblokje ('beengeleider') achter het oor. Bij een normaal functionerend auditief systeem liggen beide drempels per definitie op 0 dB. Om er zeker van te zijn dat ook bij een asymmetrisch gehoorverlies de hoordrempel van beide oren afzonderlijk wordt gemeten, wordt zo nodig aan het goede oor maskeerruis aangeboden om te voorkomen dat de (luidere) signalen die aan de zijde met het slechtste gehoor worden aangeboden, alsnog gedetecteerd worden aan het beste oor ('overhoord' worden). Om ook kleine gehoorverliezen te kunnen bepalen, is het noodzakelijk dat deze test uitgevoerd wordt in een voldoende geluidsarme ruimte, een speciale audiocabine.

Met toonaudiometrie zijn drie typen gehoorverlies te onderscheiden. Er is sprake van een *geleidingsverlies* als de beengeleidingsdrempel normaal is, maar de luchtgeleidingsdrempel verhoogd. Zoals eerder beschreven ligt de oorzaak hiervan in het buitenoor of het geleidingssysteem in het middenoor. Bij een zuiver *perceptief verlies* zijn de been- en luchtgeleidingsdrempels in gelijke mate toegenomen, terwijl er bij een *gemengd gehoorverlies* sprake is van een zogenoemde *air-bone gap*, waarbij de luchtgeleidingsdrempel (voor één of meer frequenties) nog slechter is dan de al verhoogde beengeleidingsdrempel.

Met de bij de meeste audiciens en huisartsen beschikbare screeningsaudiometers wordt alleen de luchtgeleiding gemeten, vaak zonder dat er een speciale audiocabine aanwezig is. Het laagste betrouwbaar te bepalen gehoorverlies kan dan nooit lager zijn dan het op dat moment aanwezige achtergrondgeluid, terwijl geen onderscheid gemaakt kan worden tussen het perceptieve en het conductieve deel van het gehoorverlies.

Spraakaudiometrie

Bij spraakaudiometrie wordt de spraakverstaanvaardigheid per oor bepaald voor verschillende luidheden, meestal met behulp van de hoofdtelefoon die ook gebruikt wordt voor de toondrempelaudiometrie, soms ook met behulp van luidsprekers in het vrije veld. In Nederland en Vlaanderen worden de zogenoemde 'NVA-lijsten' (Nederlandse Vereniging voor Audiometrie) gebruikt. Dit zijn gestandaardiseerde, luidheids- en fonetisch gebalanceerde lijsten van elf éénlettergrepige woorden (CVC, consonant-vocaal-consonant), die op cd beschikbaar zijn. De patiënt krijgt deze lijsten op verschillende luidheden aangeboden met de opdracht de woorden één voor één te herhalen. Een lijst van 11 woorden bestaat dus uit 33 zogenoemde 'fonemen', waarbij de uitkomst het percentage juist gescoorde fonemen is. Per fout gereproduceerde foneem gaat er 3 % van de score af.

Bij normaalhorenden neemt het spraakverstaan met toenemende luidheid toe via een S-vormige curve, waarbij het 50 %-punt bereikt wordt rond de 30 dB *sound pressure level* (SPL). De vuistregel is, dat dit 50 %-punt globaal evenveel verder naar rechts verschoven is als het gemiddelde gehoorverlies voor 500, 1000 en 2000 Hz. Dit geldt met name voor geleidingsverliezen en perceptieve verliezen van cochleaire origine. Als de verschuiving groter is (er is dan sprake van een zogenoemde 'discrepantie tussen toon- en spraakaudiometrie') moet gedacht worden aan een retrocochleaire oorzaak, en ook bij perceptieve verliezen tot 70 dB, zeker als het maximale spraakverstaan lager is dan 100 % (er is dan sprake van een zogenoemd 'discriminatieverlies'). Als er sprake is van regressie (het spraakverstaan bereikt een maximum bij een bepaalde luidheid en neemt daarboven weer af), past dat weer beter bij een cochleaire oorzaak van het gehoorverlies (samenhangend met de in ▶ par. Trommelholte beschreven *loudness recruitment*).

Tympanometrie

Bij tympanometrie wordt door het meten van de zogenoemde 'impedantie van het trommelvlies' informatie verkregen over de toestand van het trommelvlies en middenoor. Daarbij wordt de gehoorgang met een dopje afgesloten en wordt via dit dopje een geluidssignaal naar binnen gezonden, terwijl tegelijkertijd de druk in de gehoorgang wordt gevarieerd. Het door het trommelvlies teruggekaatste geluid wordt door een microfoontje in het dopje opgevangen. Dit geluid zal het zwakste zijn als de druk in de gehoorgang gelijk is aan die in het middenoor, omdat het trommelvlies en de gehoorbeentjes juist dan het beste het geluid doorgeven aan de vloeistoffen in de cochlea. Het is gebruikelijk de curves die zo ontstaan, weer te geven in termen van doorgegeven geluid, waarbij deze een piek vertonen als de druk gelijk is aan die in het middenoor. Er wordt een aantal typen curves onderscheiden. Het normale type is type A, waarbij de piek ligt tussen −100 en +100 daPa. Bij type B is de curve vlak, wat kan duiden op een otitis media met effusie (dan is het gemeten volume van de gehoorgang normaal) of op een trommelvliesperforatie (dan is het gemeten volume groter, namelijk dat van de gehoorgang en het middenoor samen). Bij type C treedt de piek in de curve op bij een lagere dan normale druk (tussen −200 en −100 daPa noemen we type C1; lager dan −200 daPa is type C2). Is de amplitude van de piek in het tympanogram hoger dan normaal, dan duidt dit op een ketenonderbreking.

Tegenwoordig wordt met name in de huisartspraktijk gebruikgemaakt van zogenoemde 'screeningstympanometers', waarbij de meting vrijwel automatisch verloopt zodra de gehoorgang met een passend dopje is afgesloten.

# Aandoeningen van het uitwendige oor

I. Dhooge en A. De Sutter

2.1 Het klinisch onderzoek – 24

2.2 Cerumen – 24
De functie van cerumen – 24
Cerumenimpactie – 24
Symptomen en prevalentie van cerumenproppen – 25
Cerumen verwijderen – 25

2.3 Corpora aliena – 27

2.4 Ontstekingen van de gehoorgang – 28
Otitis externa – 28
Het otoscopisch onderzoek – 29
Preventieve maatregelen – 32
Verwijzing – 32
Complicaties – 33
Furunkel – 33
Erysipelas (wondroos) – 33
Herpes zoster – 34
Degeneratieve aandoeningen – 34

2.1 Het klinisch onderzoek

Het onderzoek begint met inspectie van beide oorschelpen, waarbij gekeken wordt naar symmetrie, afmeting, vorm en positie ten opzichte van de schedel. Ook de pre- en retroauriculaire regio moet worden geïnspecteerd (zwelling, roodheid, operatielittekens enzovoort). Om de gehoorgang te onderzoeken wordt de oorschelp voorzichtig naar achter-boven en naar buiten getrokken waarna de meatus wordt geïnspecteerd op eventuele letsels, secreet of korsten voordat een speculum of otoscoop wordt ingebracht. De grootst mogelijke goed passende oortrechter wordt gekozen. Het speculum wordt ingebracht tot aan de overgang kraakbenige-benige gehoorgang. Een goede lichtbron is onontbeerlijk. Cerumen of huidschilfers moeten worden verwijderd met behulp van een cerumenhaakje of -lusje, bajonetpincet of een wattenstaafje.

2.2 Cerumen

Cerumen of oorsmeer is een natuurlijk afscheidingsproduct van de uitwendige gehoorgang. Cerumen wordt geproduceerd door de oorsmeerklieren, aanwezig in het buitenste gedeelte van de uitwendige gehoorgang, en vormt een mengsel met talg, haartjes en afgestoten huidschilfers. De consistentie en de kleur van cerumen zijn genetisch bepaald, maar veranderen tevens met de leeftijd.

De functie van cerumen

Cerumen beschermt de dunne, kwetsbare huid van de uitwendige gehoorgang tegen vocht, uitdroging en beschadiging. In deze laag wordt ook vreemd materiaal (stof, vuil) van buiten het oor opgevangen, om vervolgens weer naar buiten getransporteerd te worden. Cerumen bevat tevens het antimicrobiële lysozyme en is bovendien rijk aan onverzadigde vetzuren, wat een zuur milieu creëert in de uitwendige gehoorgang, en de proliferatie van bacteriën en schimmels remt.

Cerumenimpactie

De gezonde gehoorgang is zelfreinigend. De huid van de uitwendige gehoorgang wordt vanaf het trommelvlies spiraalvormig vernieuwd in de richting van de uitgang van de gehoorgang en neemt zo het oorsmeer mee naar buiten. Dit transportproces naar buiten wordt bovendien bevorderd door bewegingen van het kaakgewricht tegen de voor-onderwand van de gehoorgang bij kauwen en praten. Wanneer het evenwicht tussen aanmaak en afvoer van oorsmeer verstoord is ontstaat een cerumenprop. Dit kan gebeuren bij overmatige huidschilfering (bijvoorbeeld eczeem) of haargroei in de uitwendige gehoorgang, belemmering van de natuurlijke cerumenafvoer door afwijkende bouw van de uitwendige gehoorgang (bijvoorbeeld nauwe gekromde gehoorgang, aanwezigheid van beenderige aanwassen of exostosen), terugduwen van cerumen (bijvoorbeeld door wattenstokjes, oorstukje hoortoestel, oordoppen) en overmatige stimulatie van de oorsmeerklieren door manipulatie van de uitwendige gehoorgang (bijvoorbeeld frequent reinigen). Gezien cerumen met toenemende leeftijd droger en harder wordt, ontstaat bij ouderen vaker cerumenimpactie.

Symptomen en prevalentie van cerumenproppen

Omwille van de beschermende functies en de natuurlijke evacuatie hoeft oorsmeer in normale omstandigheden niet verwijderd te worden. Wanneer cerumen echter de uitwendige gehoorgang afsluit, kunnen symptomen van gehoorverlies, druk- en volheidsgevoel, oorpijn, oorsuizen, duizeligheid en zelfs chronische hoest ontstaan. Cerumen kan ook de geluidsuitgang van een hoortoestel blokkeren en aanleiding geven tot hinderlijk piepen of fluiten van het hoortoestel.

Cerumenproppen zijn aanwezig bij 10 % van de kinderen, 5 % van de normaal gezonde volwassenen, maar bij meer dan de helft van de oudere patiënten in rust- en verzorgingshuizen en bij 36 % van de mentaal geretardeerde populatie. Het is dan ook van belang om bij deze populatie regelmatig een otoscopische evaluatie uit te voeren.

Cerumen verwijderen

Oorsmeer verwijderen is de meest frequent uitgevoerde kno-procedure in de huisartspraktijk en vormt ongeveer 4 % van de redenen tot een huisartsenconsultatie. Cerumen wordt in de huisartspraktijk doorgaans verwijderd door het spoelen van de uitwendige gehoorgang.

Alvorens over te gaan tot het verwijderen van cerumen is een otoscopische evaluatie ter bevestiging van cerumenimpactie en ter uitsluiting van andere aandoeningen – zoals zwelling, wondjes, pus of een corpus alienum ter hoogte van de uitwendige gehoorgang – uiteraard geïndiceerd. Indien het cerumen de gehoorgang niet volledig occludeert, is het maar de vraag of er sprake is van impactie en of dit de klachten verklaart. Men dient in zo'n geval terughoudend te zijn met verwijderen.

Wanneer is het spoelen van het oor niet geïndiceerd?
Er is geen indicatie voor oorspoelen bij:
- onderliggende middenoorpathologie zoals trommelvliesperforatie, trommelvliesbuisje, otitis media, cholesteatoom;
- voorgeschiedenis van oorchirurgie;
- eerdere problemen na spoelen zoals vertigo en otitis externa.

Irrigatie van de uitwendige gehoorgang
Voor het spoelen gebruikt men een speciaal daarvoor ontworpen oorspuit of jetsysteem, meestal met een los aanzetstuk, of een wegwerpspuit van 100 ml met een stompe conus. Het water waarmee wordt gespoeld, kan leidingwater zijn (kraanwater), een isotone (0,8 %) of hypertone (3 %) oplossing of een zure oplossing (2 %). De vloeistof moet steeds op lichaamstemperatuur zijn om ongewenste prikkeling van het evenwichtssysteem te vermijden. De patiënt zit rechtop, het hoofd weggedraaid van de arts. Kinderen kunnen op de schoot van de ouder zitten en moeten goed worden geïmmobiliseerd. De nek en schouder van de patiënt moet worden beschermd met een handdoek en/of plastic zeil. Een opvangbekken wordt stevig tegen de nek van de patiënt aangedrukt. De tip van het irrigatieapparaat wijst naar het achter-bovengedeelte van de gehoorgang om de cerumenprop los te woelen en uit de gehoorgang te evacueren. Gebruik van een afgeronde, gebogen oorirrigatortip verhindert dat de waterstraal rechtstreeks op het trommelvlies wordt gericht en vermindert de drukopbouw, waardoor het risico op trommelvliesperforatie vermindert. Deze procedure kan eventueel

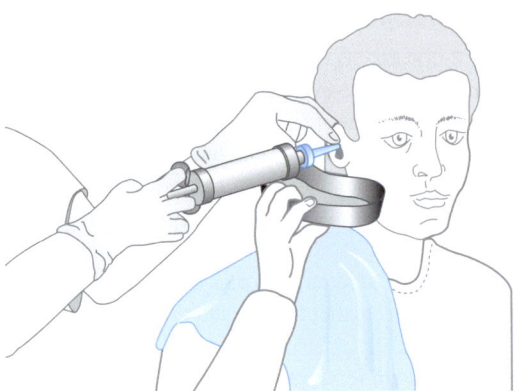

Figuur 2.1 Uitspuiten van het oor

enkele malen herhaald worden. Niet de kracht van de waterstraal maar het aanhoudend spoelen is het meest efficiënt (fig. 2.1). Nadien volgt een otoscopische controle ter bevestiging van de volledige verwijdering van de cerumenprop.

Problemen tijdens het oorspoelen

Problemen die zich tijdens het oorspoelen kunnen voordoen zijn:
- duizeligheid (vertigo): door prikkeling van het evenwichtssysteem bij spoelen met té koud of té warm water;
- hoestreflex, vagale reactie: door manipulatie van de uitwendige gehoorgang met stimulatie van de nervus vagus;

Pijn of duizeligheid bij spoelen moet leiden tot het stopzetten van de procedure.

Complicaties

Beschadiging van de uitwendige gehoorgang, met mogelijk secundaire gehoorgangontsteking of een trommelvliesperforatie, kan optreden. Daarnaast zijn er enkele, zeer zeldzame rapporteringen van beschadiging aan de gehoorbeentjesketen, ronde en ovale venster fistels na irrigatie van de gehoorgang. Indien het spoelen echter correct wordt uitgevoerd en de indicaties juist zijn, zijn de risico's van deze techniek beperkt en wordt irrigatie van de gehoorgangen algemeen beschouwd als veilig.

Manuele verwijdering van cerumen onder oto(micro)scopie

Onder otoscopisch zicht wordt oorsmeer verwijderd uit de gehoorgang met een lusje, haakje, paktangetje of zuigertje. Doordat de uitwendige gehoorgang hierbij niet wordt blootgesteld aan water is het risico op infectie minder dan bij irrigatie, maar ook hier kunnen de gehoorgang en het trommelvlies beschadigd raken. Ook vagale stimulatie bij manipulatie van de uitwendige gehoorgang kan ontstaan.

Deze techniek wordt doorgaans toegepast in de kno-praktijk, waar de beschikbaarheid van een oormicroscoop uiteraard de visualisatie, het comfort en de veiligheid bevorderen, maar kan bij voldoende coöperatieve patiënten ook worden toegepast onder handotoscoop door huisartsen met voldoende klinische vaardigheden.

Gebruik van cerumenolytica

Cerumenolytica lossen cerumen niet op, maar maken het dunner en zachter en weken het los van de uitwendige gehoorgang. Cerumenolytica op basis van olie of water zijn beschikbaar. Naast de commerciële bereidingen, kunnen ook amandelolie, babyolie, fysiologisch of steriel water worden gebruikt. Evidentie omtrent de effectiviteit van cerumenolytica is zeer beperkt. Er is bovendien geen aantoonbaar verschil in effectiviteit tussen de verschillende beschikbare bereidingen en geen enkel product heeft een bewezen meerwaarde boven fysiologisch water. Sommige van de commerciële cerumenolytica bevatten conserveringsmiddelen, die een allergische reactie van de gehoorganghuid kunnen uitlokken. In geval van een trommelvliesperforatie is applicatie van cerumenolytica niet geïndiceerd.

Het gebruik van cerumenolytica kan de spontane evacuatie van oorsmeer bevorderen en kan dus bij patiënten die frequent last hebben van oorsmeerproppen op een preventieve manier toegepast worden. Wanneer cerumenolytica worden gebruikt ter voorbereiding van het spoelen van de gehoorgang is een eenmalige applicatie enkele minuten voor de procedure even efficiënt als een langere applicatieduur.

Aanbevolen wordt om in eerste instantie een poging tot irrigatie van de uitwendige gehoorgang te ondernemen zonder voorbereiding met cerumenolytica. Indien dit niet lukt, kan fysiologisch water in de gehoorgang worden geïnstilleerd. Na 15 à 30 minuten kan opnieuw worden geprobeerd de gehoorgang te spoelen. Blijkt ook dit niet succesvol, dan kan de patiënt gedurende enkele dagen cerumenolytica appliceren, gevolgd door een nieuwe poging.

Wanneer is doorverwijzing naar een kno-arts geïndiceerd?

Cerumen dient in eerste instantie door een kno-arts te worden verwijderd in geval van:
— trommelvliesperforatie, middenoorontsteking;
— aanwezigheid van transtympanaal ventilatiebuisje;
— enig horend oor.

Ook wanneer door spoelen de prop niet kan worden verwijderd of indien complicaties optreden bij het verwijderen van het cerumen of bij blijvende klachten van gehoorverlies na verwijderen van een cerumenprop, is een evaluatie door een kno-arts geïndiceerd.

2.3 Corpora aliena

Tal van verschillende voorwerpen (plantaardige, dierlijke en minerale objecten) kunnen in het gehoorkanaal worden aangetroffen. Plantaardige materialen kunnen water absorberen en opzwellen waardoor ze geïmpacteerd raken in de gehoorgang. Soms kunnen deze voorwerpen lange tijd in het gehoorkanaal aanwezig zijn en pas worden opgemerkt wanneer ze pijn, gehoorverlies of stinkende oorloop veroorzaken. De onaangename sensaties veroorzaakt door een levend insect in de gehoorgang worden direct opgeheven door indruppelen van olie of verdunde alcohol. Miniatuurbatterijen, zoals gebruikt in een hoorapparaat, geven snel aanleiding tot ulceraties van de huid van de gehoorgang en eventuele beschadiging van het trommelvlies.

Een vreemd voorwerp in de gehoorgang wordt het best verwijderd door spoelen van de gehoorgang. Het gebruik van een pincet is af te raden omdat harde en gladde voorwerpen hierdoor vaak dieper in de gehoorgang verdwijnen. Wanneer het spoelen van de gehoorgang niet resulteert in het verwijderen van het vreemd voorwerp, wordt de patiënt het beste naar een kno-arts doorverwezen.

2.4 Ontstekingen van de gehoorgang

Otitis externa

Otitis externa of gehoorgangontsteking is een diffuse ontsteking van de huid van de gehoorgang. Dit kan gepaard gaan met pijn, jeuk, oorloop, zwelling en eventueel gehoorverlies.

De aandoening kan in een milde, matige tot ernstige of chronische vorm worden gezien. Vaak recidiveert de aandoening. Het is een frequente pathologie in de huisartspraktijk (14/1000 patiënten/jaar).

> **Casus**
>
> Een man consulteert de huisarts omwille van herhaalde episoden van oorloop en een volheidsgevoel ter hoogte van beide oren. Tussen de episodes van oorloop in klaagt hij over jeuk ter hoogte van de gehoorgangen. De laatste tijd hoort hij ook minder.

Deze klachten kunnen passen bij aandoeningen van de uitwendige gehoorgang en aandoeningen van het middenoor. In de differentiaaldiagnostiek van oorloop en verminderd gehoor bij een verder gezond individu moeten we denken aan volgende aandoeningen:
- cerumen;
- otitis externa;
- otitis media met perforatie van het trommelvlies.

De huisarts vraagt naar:
- duur van de klachten;
- jeuk in het oor;
- oorpijn;
- (slecht ruikende) oorloop;
- eerdere episoden van oorloop, oorklachten;
- verminderd gehoor, duizeligheidsklachten, oorsuizen;
- recente bovenste luchtweginfectie;
- voorgeschiedenis van ooraandoeningen (ooroperaties, gaatje in het trommelvlies, trommelvliesbuisjes).

Bij otitis externa die frequent recidiveert of wanneer de klachten ondanks behandeling blijven bestaan, vraagt de huisarts eveneens naar:
- mogelijk verband met zwemmen;
- irritatie door frequent reinigen van de gehoorgang, gebruik van hoorapparaat, oordoppen of geluidsdrager;
- aanwijzingen voor allergie (voor bijvoorbeeld cosmetica, metalen zoals nikkel en chroom, oordruppels, haarspray, medicatie);
- huidaandoeningen of systeemziekten zoals psoriasis, eczeem, acne, diabetes;
- het beroep en de hobby's van de patiënt.

> **Vervolg casus**
>
> De klachten zijn sinds vijf jaar aanwezig. De patiënt maakt jaarlijks een aantal episoden door van jeuk en pijn ter hoogte van de oren. Vaak is er dan ook onwelriekende oorloop. De klachten verdwijnen meestal na een behandeling met oordruppels. Actueel is er ook een verminderd gehoor. Tussen de episodes door is het gehoor goed. Er is geen allergie bekend. De patiënt is in goede gezondheid. Hij is werkzaam als bankbediende en beoefent tweemaal per week sport. Hij doucht dagelijks en reinigt dagelijks zijn oren met wattenstaafjes.

Uit de anamnese leiden we af dat het een reeds lang bestaande problematiek betreft waar episoden van acute infectie worden afgewisseld met meer indolente perioden. De acute episodes kenmerken zich door jeuk, pijn en oorloop. De klachten verdwijnen na een behandeling met oordruppels. Dit verhaal kan passen bij chronische otitis externa. Belangrijk is ook de informatie dat er frequent contact is met water en de patiënt vaak de oren reinigt. De slechthorendheid kan verklaard worden door opstapeling van debris in de gehoorgang.

Het otoscopisch onderzoek

Bij eenzijdige klachten wordt eerst het klachtenvrije oor onderzocht en pas dan het aangetaste oor. De huisarts besteedt aandacht aan:
- de oorschelp;
- littekens achter het oor die wijzen op eerdere middenoorchirurgie.

Acuut stadium
Tijdens een acute ontsteking geeft de patiënt aan dat er ongemak of pijn is bij tractie aan de oorschelp en introductie van de otoscoop. Meestal is de gehoorgang vernauwd door zwelling en is er debris of etter aanwezig in de gehoorgang. We letten ook op de eventuele aanwezigheid van vesikels of erosies. Om een goede inspectie van de gehoorgang en het trommelvlies uit te voeren, is het reinigen van de gehoorgang vaak noodzakelijk. Dit kan door het voorzichtig uitspuiten van de gehoorgang met lauw water wanneer er geen contra-indicaties zijn voor het spoelen van het oor (zie eerder). Bij patiënten bij wie het spoelen van het oor niet geïndiceerd is, kan de gehoorgang gereinigd worden met een wattendrager of via suctie. Het indruppelen van zuurstofwater kan ook helpen. Na reiniging volgt een herbeoordeling van de gehoorgang en het trommelvlies. Bij een otitis externa toont het trommelvlies geen grote afwijkingen.

Chronisch stadium
Bij otoscopie stelt de arts verdikking en zwelling van de huid van de gehoorgang vast, waardoor deze vernauwd is. De meatus en gehoorgang zijn vaak bekleed met droge schilfers. Krabletsels ter hoogte van de meatus kunnen aanwezig zijn. Het trommelvlies kan een mat en verdikt aspect vertonen.

Een goede reiniging van de gehoorgang is erg belangrijk. De gehoorgang en het trommelvlies zijn immers pas na reiniging goed te inspecteren. Dit is belangrijk om het onderscheid te maken tussen otitis externa en otitis media.

Aanvullende onderzoeken indien geïndiceerd

Kweekafname van debris in het gehoorkanaal is alleen nodig wanneer de klachten na drie weken behandeling nog aanhouden. Er wordt een kweek aangevraagd op bacteriën, schimmels en gisten.

De verwekkers zijn vaak bacteriën. De frequentst geïsoleerde organismen zijn: *Pseudomonas aeruginosa*, *Staphylococcus aureus* en *Streptococcus pyogenes*. Een schimmel kweekt men in 2–9 % van de gevallen. Het gaat dan meestal om *Aspergillus* en *Candida albicans*. Bij patiënten bij wie de klachten onvoldoende verbeteren na gebruik van antibioticabevattende oordruppels, neemt de kans op een schimmel of gist als verwekker toe tot 20 %.

Bij een deel van de patiënten is er geen aantoonbare pathologische bacteriegroei. We moeten in die gevallen ook rekening houden met aspecifieke en allergische oorzaken. Langdurig of repetitief gebruik van oordruppels kan het ontstaan van contactallergie in de hand werken. Anderzijds kunnen onderliggende huidziekten, zoals psoriasis en seborroïsch eczeem, een rol spelen in het ontstaan van otitis externa.

Differentiaaldiagnostiek

De differentiaaldiagnostiek bestaat uit:
- Acute otitis media met perforatie van het trommelvlies. Meestal na voorafgaande bovenste luchtweginfectie. Pijn gaat vooraf aan de otorroe. Tractie aan de oorschelp is niet pijnlijk. Het onderscheid is soms moeilijk. Bovendien kan otitis externa secundair zijn aan otitis media.
- Furunkel van de gehoorgang. Dit is een infectie van een haarfollikel in het kraakbenig gedeelte van de uitwendige gehoorgang.
- Herpes zoster oticus; pijn gelokaliseerd in en rond de gehoorgang, aanwezigheid van vesikels of korstjes. Er is meestal geen oorloop.
- Erysipelas; pijn, zwelling en roodheid van de oorschelp waarbij de patiënt meestal ook algemene klachten heeft zoals koorts en ziektegevoel.
- Corpus alienum.

Indien de klachten ondanks adequate behandeling langer dan zes weken aanhouden, moet de huisarts middenoorpathologie zoals een cholesteatoom overwegen.

Diagnose

> **Vervolg casus**
>
> Bij de patiënt zien we bij inspectie van het gehoorkanaal bilateraal droge, adherente schilfers en meerdere krabletsels. Er is aan beide zijden een vernauwing van het gehoorkanaal aanwezig, waardoor het trommelvlies onvolledig zichtbaar is. De stemvorkproeven tonen aan dat de Rinne beiderzijds positief is. Het gehoor is goed.

Als werkhypothese houden we chronische otitis externa aan.

De huisarts legt uit dat er voorbeschikkende factoren zijn die herhaalde ontstekingen in de hand kunnen werken zoals:
- een nauwe of gekromde gehoorgang;
- een combinatie van frequente blootstelling aan water (zwemmers) en hoge vochtigheidsgraad van de omgeving (tropisch klimaat, zomermaanden);

- afwezigheid van de natuurlijke (zure) beschermlaag op de huid (frequent reinigen van de gehoorgang, invloed van zeep en shampoo);
- een bestaande huidaandoening zoals psoriasis of eczeem;
- afsluiten van de gehoorgang door het dragen van een hoorapparaat, lawaaibescherming, geluidsdrager.

Behandeling

▪ Acuut stadium

De gehoorgang wordt zo goed mogelijk gereinigd door, bij afwezigheid van contra-indicaties, het voorzichtig spoelen van de gehoorgang, of met een wattendrager of via suctie. Indien mogelijk wordt een lintgaas of een oortampon in de gehoorgang geplaatst. De gehoorgang wordt hiervoor gestrekt door tractie aan de oorschelp naar achter en boven. Dan wordt het lintgaas of tampon met behulp van een bajonetpincet voorzichtig ingebracht. Te sterke opvulling van het gehoorkanaal of het aandrukken is niet nodig. Op deze tampon worden oordruppels aangebracht. Het lintgaas kan voor het plaatsen reeds in oordruppels worden gedrenkt. Deze aanpak zorgt meestal voor een snelle verlichting van de symptomen. Na een dag wordt de tampon verwijderd. Dit kan door de patiënt zelf gebeuren of door de arts. Op dat moment is de huid van de gehoorgang meestal voldoende ontzwollen waardoor een betere inspectie van het gehoorkanaal en het trommelvlies kan gebeuren. In de meeste gevallen kan verder worden behandeld met oordruppels. Indien nodig kan een nieuw lintgaas/tampon worden geplaatst.

De behandeling moet een tiental dagen worden voortgezet. De patiënt moet worden geïnstrueerd om zelf de gehoorgang niet te reinigen en er wordt een waterverbod opgelegd. Wanneer de klachten na tien dagen behandeling niet verdwenen zijn, dient hij zich opnieuw aan te bieden voor consultatie.

Bij de medicamenteuze behandeling is het gebruik van oordruppels meestal voldoende en is het niet nodig perorale antibiotica op te starten. Bij milde vormen zijn antiseptische, zure oplossingen zoals Burow's oplossing (aluminiumacetaat; 1:40 verdunning van 5 g/l) of zure oordruppels FNA (met eventueel hydrocortisone 1 % FNA of triamcinolone 0,1 % FNA) in een dosering van 3 dd 3 druppels de eerste keuze. Dezelfde oordruppels kan men ook gebruiken bij het nathouden van een eventueel in de gehoorgang ingebrachte tampon.

Alleen bij ernstige vormen wordt een systemisch antibioticum voorgeschreven (oxacilline en derivaten; bij allergie voor penicilline: quinolone). Voldoende pijnstilling is erg belangrijk. We geven er de voorkeur aan om systemische pijnstilling te geven indien nodig.

Bij een intact trommelvlies is er geen gevaar voor ototoxiciteit bij het gebruik van oordruppels. De topische quinolonepreparaten kunnen zonder risico worden gebruikt, ook bij trommelvliesperforaties.

Wanneer na tien dagen onvoldoende verbetering is opgetreden, wordt de gehoorgang opnieuw gereinigd en wordt de lokale behandeling voortgezet. Wanneer er na drie weken onvoldoende verbetering is, wordt een staal afgenomen voor kweek van bacteriën, gisten en schimmels. Verdere behandeling gebeurt dan op geleide van de uitslag en het resultaat van de resistentiebepalingen.

In geval uit de cultuur een gist- of schimmelinfectie blijkt (*Candida*, *Aspergillus*), dan is zorgvuldige en repetitieve reiniging belangrijk. Miconazol, sulconazol, econazol of zure druppels zonder cortisone zijn lokale druppels die werkzaam zijn. Nystatine en amphotericin B topisch zijn erg efficiënt in behandeling van *Candida*. In geval van *Aspergillus*-infecties dient dit vaak te worden gecombineerd met systemische behandeling met itraconazol.

Indien de klachten ondanks adequate behandeling langer dan zes weken aanhouden, moet de huisarts een doorverwijzing overwegen.

Langdurig gebruik van antibiotische druppels kan selectie van resistente kiemen in de hand werken of schimmels de kans geven om de overhand te krijgen. We moeten er ook aan denken dat langdurig gebruik van oordruppels aanleiding kan geven tot een allergische dermatitis (neomycine!). Eventueel kan een verwijzing naar de huidarts zinvol zijn voor het uitvoeren van sensitiviteitsreacties op de actieve bestanddelen van de oordruppels en op het vehiculum.

- **Chronisch stadium**

Het betreft hier vaak een reeds lang bestaande problematiek waar episoden van acute infectie worden afgewisseld met meer indolente perioden. Dit ziektebeeld kan uiteindelijk leiden tot vernauwing van het gehoorkanaal. In de actieve fase wordt dit behandeld zoals hiervoor beschreven. Verder moet voldoende aandacht worden gegeven aan voorlichting en preventie. Onderliggende huidaandoeningen moeten worden behandeld. Lokale zalven of crèmes met corticoïden kunnen nuttig zijn om de jeuk onder controle te houden.

Preventieve maatregelen

- De patiënt moet oorpeuteren en reinigen van de gehoorgang vermijden.
- Als er een duidelijke relatie bestaat met zwemmen, kan het gebruik van beschermende oordoppen ter preventie van een recidief geadviseerd worden. Bij douchen en haarwassen kan de patiënt een voorovergebogen houding aannemen, waarbij de oorschelp de introïtus afschermt, of kan de patiënt gebruikmaken van watjes met vaseline om de meatus af te sluiten. Na het douchen of haarwassen wordt de gehoorgang goed gedroogd.
- Bij het vermoeden van een contactallergie kan de patiënt proberen het vermoedelijke agens te vermijden en na enige tijd beoordelen of dit effect heeft. Ook kan de huisarts de patiënt doorverwijzen voor allergologisch onderzoek.
- Een audicien kan een hoorapparaat aanpassen om de beluchting van de gehoorgang te verbeteren.
- Van groot belang is het vermijden van krabben in de gehoorgang. Jeuk kan worden behandeld door zure oordruppels met corticosteroïden of lokale corticoïdzalven of -crèmes.
- Bij onvoldoende effect van de niet-medicamenteuze voorzorgsmaatregelen kan de patiënt steeds na het zwemmen (zure) oordruppels gebruiken gedurende één of enkele dagen.
- Bij recidiverende otitis externa kan de patiënt op eigen initiatief bij de eerste tekenen van infectie oordruppels opstarten tot de klachten verdwenen zijn.
- Wanneer een te nauw gehoorkanaal of een nauwe meatus predisponeert tot infecties kan de patiënt verwezen worden naar de kno-arts voor chirurgie van het gehoorkanaal.

Verwijzing

De patiënt dient naar de kno-arts verwezen te worden:
- wanneer de klachten ondanks adequate behandeling langer dan zes weken aanhouden;
- bij frequent recidiverende otitis externa;

- bij een otitis externa met onverklaarde tekenen van koorts en algemeen ziek-zijn;
- bij een otitis externa met pijn en zwelling van de oorschelp, koorts en algemeen ziek-zijn bij oudere patiënten met diabetes mellitus of patiënten met verminderde weerstand.

Complicaties

Wanneer deze aandoening optreedt bij patiënten met een verminderde weerstand (diabetes-patiënten, hiv), kan dit ziektebeeld evolueren naar een ernstige aandoening waarbij de infectie zich uitbreidt naar het subcutane weefsel en het bot van de schedelbasis (otitis externa maligna). In het klinische beeld staat pijn heel erg op de voorgrond. In een latere fase van de ziekte kan aantasting ontstaan van de craniale zenuwen, het meest frequent de n.facialis, gevolgd door de n.glossopharyngicus, n.vagus, n.hypoglossus en n.abducens. Het is bijna altijd een infectie met *Pseudomonas*. Bij vermoeden van een dergelijke complicatie is directe verwijzing naar de kno-arts noodzakelijk.

Furunkel

Een furunkel is een zeer pijnlijke, lokale zwelling in het begin van de gehoorgang. De pijn verergert bij kauwen en spreken. Druk op de tragus en tractie aan de oorschelp zijn pijnlijk. De huid rond de uitwendige gehoorgang is rood en gezwollen. De regionale lymfeklieren zijn vaak vergroot.

Een otoscopie wordt vaak bemoeilijkt door pijn en zwelling van het buitenste, kraakbenige deel van de gehoorgang, waardoor introductie van de oortrechter moeilijk is. We zien een rood, warm folliculair gelegen infiltraat. In het midden van dit infiltraat kan zich een centrale pustel vormen.

Een furunkel van de gehoorgang is een infectie van een haarfollikel in het kraakbenig gedeelte van de uitwendige gehoorgang. De verwekker is meestal een *Staphylococcus aureus*.

De lokale behandeling bestaat uit ontsmetten van de huid en eventueel appliceren van 'zwarte zalf' (ichthyol 50 % vaseline). Insnijden kan wanneer fluctuatie aanwezig is. Eventueel kan een lintgaas/tampon worden geplaatst om drainage te verzekeren. Goede pijnstilling is belangrijk. Er wordt een behandeling opgestart met oraal flucloxacilline 4 dd 500 mg gedurende 5 dagen.

Erysipelas (wondroos)

Erysipelas is een infectie van de dermis door groep A-bèta-hemolytische streptokokken en/of stafylokokken. De aandoening kenmerkt zich door een vrij snel optredende pijnlijke helrode warme en geïndureerde schijf (cutis, bestaand uit uit epiderm en derm) die scherp begrensd is en zich perifeer uitbreidt. De rand van de schijf is goed voelbaar. Er ontwikkelen zich soms blaren op de huid. Lymfangitis en zwelling van de regionale lymfeklieren komen voor. De patiënt heeft koorts en voelt zich ziek. Een eventueel bloedonderzoek wijst op inflammatie. De ingangspoort voor de infectie is vaak een banaal huiddefect (fissuur in de gehoorgangshuid, wond van de oorlel). Milde infecties kunnen via peroraal toegediende antibiotica behandeld worden. Vaak wordt de patiënt opgenomen en behandeld met intraveneus toegediende penicilline in het geval van groep A-bèta-hemolytische streptokokken.

Herpes zoster

Bij herpes zoster oticus (ganglion geniculatum) verschijnen de typische kleine, met vocht gevulde blaasjes in de gehoorgang en concha, soms ook op de homolaterale helft van het palatum en de postauriculaire regio. Hoofdpijn, malaise, koorts en opzetting van de lymfeklieren kunnen voorkomen. Bij het syndroom van Ramsey-Hunt is er, naast het beeld van herpes zoster oticus, ook uitval van de nervus facialis en de nervus vestibulocochlearis met gehoor- en evenwichtsstoornissen. De klinische context maakt de diagnose nagenoeg altijd mogelijk. Bij een beperkte eruptie is verwarring met herpes simplex mogelijk. De behandeling is symptomatisch: drooghouden van de blaasjes (bijvoorbeeld vioform 3 % poeder) en pijnbestrijding. Antivirale therapie (aciclovir, valciclovir) kan worden opgestart. Bij voorkeur wordt gestart uiterlijk 48 uur na het begin van de aandoening. Intraveneus toegediend is de werking meer efficiënt (5 mg/kg 3 dd). Het nut van corticoïden is nog niet afdoende bewezen.

Degeneratieve aandoeningen

De problematiek van droge oren – asteatosis (of xerosis) – wordt vaak gezien vanaf middelbare leeftijd en bij ouderen. Het is een combinatie van factoren waarbij leeftijdgerelateerde vermindering van de kliersecreties een rol speelt, samen met het eventueel overmatig reinigen van de gehoorgangen, verblijven in droge lucht (centrale verwarming) enzovoort. De patiënt moet worden geïnstrueerd om de gehoorgang niet te reinigen en niet te krabben in het oor. Eventueel kunnen lubrifiërende preparaten worden voorgeschreven (amandelolie, corticoïdzalven bij jeuk).

# Aandoeningen van het middenoor

J.J.S. Mulder en H.C.P. van Hoecke

3.1 Ontstekingen – 36
Myringitis – 36
Otitis media – 38
Otitis media chronica met cholesteatoom – 44

3.2 Traumatische trommelvliesperforaties – 46

3.3 Gehoordaling – 48
Otosclerose – 48
Reconstructieve middenooroperaties – 49
Relevante website – 50

© Bohn Stafleu van Loghum is een imprint van Springer Media B.V., onderdeel van Springer Nature 2019
A. De Sutter, I. Dhooge en J. W. van Ree (Red.), *Keel-neus-ooraandoeningen*, Praktische huisartsgeneeskunde,
https://doi.org/10.1007/978-90-368-2005-9_3

3.1 Ontstekingen

Myringitis

Een myringitis is een ontsteking van het trommelvlies. Er zijn twee vormen: een granulomateuze en een bulleuze myringitis.

Granulomateuze myringitis

- Definitie

Granulomateuze myringitis is een chronische aandoening waarbij het epitheel van het trommelvlies verdwijnt en ingenomen wordt door granulatieweefsel, zonder dat er pathologie in het middenoor te vinden is. De precieze oorzaak van deze trommelvliesaandoening is niet bekend. In de literatuur wordt trauma als oorzaak genoemd. De aandoening wordt ook vaker gezien na trommelvlieschirurgie en in de context van huidaandoeningen bij het type eczeem met geassocieerde otitis externa, maar in het merendeel van de gevallen is sprake van een idiopathische ontsteking met secundaire infectie. Uit de granulaties kan *Staphylococcus aureus*, *Pseudomonas aeruginosa*, *Proteus mirabilis* en *Candida* gekweekt worden.

- Epidemiologie

1 à 2 % van alle patiënten met een ooraandoening op een kno-polikliniek wordt met dit beeld gezien.

- Klachten

Het merendeel van de patiënten heeft recidiverende last van een loopoor, vaak uitgelokt door blootstelling aan water. Daarom wordt dit beeld nogal eens verward met een chronische otitis media. Minder frequent wordt gehoorverlies, een vol gevoel in het oor en otalgie gemeld.

- Diagnostiek

Bij otoscopie kan granulatieweefsel, gelokaliseerd of diffuus, op het trommelvlies gevonden worden. Het achter-bovenkwadrant is vaker aangedaan dan de andere kwadranten. Ook kan de mediale gehoorganghuid aangetast zijn. Andere bevindingen zijn een verdikt, vochtig trommelvlies of een trommelvliesperforatie (die soms moeilijk te visualiseren is). Audiometrie toont meestal een gering conductief verlies (in 60 % van de gevallen is er minder dan 10 dB gehoorverlies). Hoe uitgebreider de trommelvliesafwijkingen, des te groter is het gehoorverlies.

- Behandeling

Er bestaat geen wetenschappelijke evidentie, maar de eerstelijnsaanpak bestaat uit beschermen van het oor tegen blootstelling aan water (ter preventie van secundaire infectie) en druppelen met zure oordruppels (op basis van azijnzuur of aluminiumacetotartraat). Het gebruik van corticosteroïd- en/of antibioticumhoudende druppels zijn minder of slechts tijdelijk effectief en zijn dus geen middel van eerste keus. In therapieresistente gevallen wordt soms de stap gezet naar trommelvlieschirurgie (myringoplastie).

- Verwijzingen

Wanneer de behandeling met zure oordruppels onvoldoende verbetering geeft, is doorverwijzing aangewezen.

3.1 · Ontstekingen

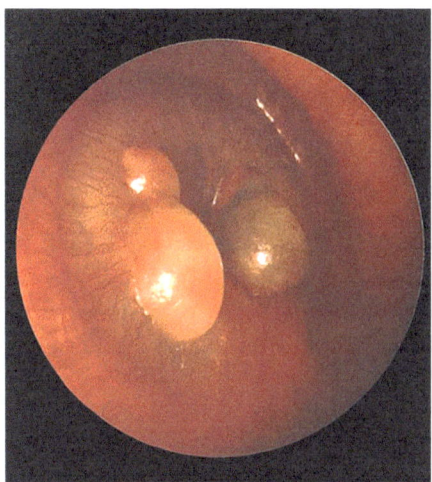

Figuur 3.1 Myringitis bullosa; multipele met sereus vocht gevulde bullae in het rechter-, licht geïnfecteerde trommelvlies

- **Complicaties**

Indien onbehandeld kan een granulomateuze myringitis leiden tot fibrose van de mediale uitwendige gehoorgang of een verworven gehoorgangsatresie.

- **Beloop en chroniciteit**

In de meeste gevallen wordt het beeld gekenmerkt door symptomatische perioden afgewisseld met asymptomatische perioden.

Myringitis bullosa (hemorrhagica)

- **Definitie**

Myringitis bullosa (MB) is een ontsteking van het trommelvlies waarbij één of meer blaren op het trommelvlies te vinden zijn (fig. 3.1).

De blaren kunnen zich soms uitbreiden in het mediale deel van de uitwendige gehoorgang en ontwikkelen zich tussen de rijk geïnnerveerde buitenste epitheellaag en de middelste collageenlaag van het trommelvlies.

- **Epidemiologie**

De aandoening wordt geassocieerd met virale bovensteluchtweginfecties en komt vooral in de winter voor. Virussen en bacteriën die bij myringitis bullosa gevonden worden, zijn dezelfde als die bij acute otitis media. In vele gevallen van MB vinden we ook een middenooreffusie. In 10 % van de gevallen van acute otitis media komt een geassocieerde MB voor. In vergelijking met kinderen die alleen een acute otitis media hebben, zijn kinderen die hierbovenop ook nog een myringitis bullosa hebben, doorgaans ouder en hebben ze meer pijn. De systeemklachten zijn echter beperkt.

- **Klachten**

Hevige, acuut ontstane oorpijn, vaak gepaard gaand met (vaak milde) koorts en soms met een verminderd gehoor.

- **Diagnostiek**

Bij otoscopie worden roze blaasjes op het trommelvlies gezien die zich ontwikkelen tot blaren. Deze blaren zijn gevuld met een gelige vloeistof, waarin ook bloed kan voorkomen. Vaak zijn beide oren na elkaar aangedaan.

- **Behandeling**

Watchful waiting in combinatie met voldoende hoog gedoseerde analgetica heeft de voorkeur. Analgetica worden liefst oraal toegediend omdat lokale toediening van analgetische druppels de beoordeling van het trommelvlies kan bemoeilijken en contactallergische reacties kan veroorzaken. Indien de analgetica onvoldoende helpen om de pijn te verminderen, kan het openen van de blaren door de kno-arts in sommige gevallen de pijn snel doen verminderen, hoewel de meeste pijn zich ontwikkelt tijdens de vorming van de blaren.

- **Verwijzingen**

Myringitis bullosa op zichzelf behoeft geen doorverwijzing. Bij ongunstig verloop van de bijkomende acute otitis media en bij vermoeden van perceptief gehoorverlies is doorverwijzing wel nodig.

- **Complicaties**

Soms gaat myringitis bullosa gepaard met een perceptief gehoorverlies.

Otitis media

Otitis media is een verzamelnaam voor verschillende vormen van middenoorontsteking. Otitis media acuta (OMA) en otitis media met effusie (OME) zijn verschillende stadia van één en dezelfde aandoening: een ontsteking van het middenoorslijmvlies vaak in combinatie met een bovensteluchtweginfectie. Omdat deze twee vormen verschillende klachten, behandelingen en complicaties kennen, worden ze afzonderlijk besproken. De otitis media chronica kan onderverdeeld worden in een chronische otitis media zonder en mét cholesteatoom.

Otitis media acuta (OMA)

- **Definitie**

Acute otitis media is een ontsteking van het middenoorslijmvlies en gaat gepaard met vocht in het middenoor. OMA komt plotseling opzetten, is van korte duur en gaat gepaard met tekenen van een acute infectie zoals koorts, pijn en ziek-zijn. Ernstige acute otitis media wordt gedefinieerd als een acute otitis media met matig tot ernstige symptomen (pijn) en/of koorts ≥ 39 °C. Bij drie of meer aparte, goed gedocumenteerde episodes van OMA over een periode van zes maanden, of vier of meer episodes op twaalf maanden (met minstens één episode in de afgelopen zes maanden) spreken we van recurrente acute otitis media.

- **Epidemiologie**

OMA is een van de meest voorkomende ziektebeelden bij kinderen. De incidentie in de huisartspraktijk is ongeveer 10 per 1000 patiënten per jaar; bij kinderen onder de 5 jaar wordt het zelfs bij 100 per 1000 patiënten per jaar gezien. De piekincidentie ligt tussen 6 en 11 maanden oud. Nadien daalt de incidentie en op volwassen leeftijd is het een vrij zeldzame aandoening. De aandoening ontstaat vaak tijdens of kort na een virale bovenste

3.1 · Ontstekingen

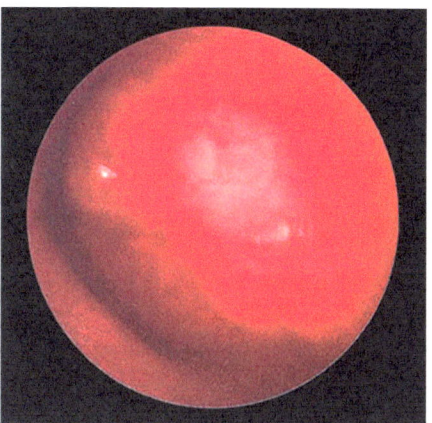

Figuur 3.2 Acute otitis media purulenta; rood, sterk bomberend (vooral achter-boven) linkertrommelvlies

luchtweginfectie. Kinderen met immuunstoornissen, craniofaciale aandoeningen type palatoschizis en syndroom van Down, of familiale voorbeschiktheid, hebben een grotere kans een OMA te krijgen. Daarnaast zijn ook herfst- en winterseizoen, verblijf in kinderopvang en blootstelling aan binnen- en/of buitenhuispollutie risicofactoren voor otitis media.

- **Klachten**

Acuut ontstane oorpijn vaak in combinatie met koorts. Ook wordt regelmatig een loopoor of gehoorverlies gemeld. In bijzonder bij zuigelingen of peuters kan OMA zich aspecifiek presenteren met koorts, slecht eten en drinken, prikkelbaarheid, nachtelijke onrust, buikpijn en diarree.

- **Diagnostiek**

Partieel of geheel rood trommelvlies, bomberend of geperforeerd met purulente otorroe (fig. 3.2). Bij kinderen doorgaans ook tekenen van actuele of recente bovensteluchtweginfectie met rinitis faryngitis en soms ook geassocieerde gastro-intestinale klachten (zie eerder). Alertheid op tekenen van mastoïditis (afstaand oor, retro-auriculaire pijn, roodheid en fluctuatie) of van meningitis (nekstijfheid en verminderd bewustzijn) is nodig, in het bijzonder bij kinderen die een zieke indruk maken of een risico lopen op complicaties.

- **Behandeling**

OMA is in de meerderheid van de gevallen een bacteriële besmetting, met *S. pneumoniae*, *H. influenzae* en *M. catarrhalis* (in volgorde van frequentie van voorkomen) als voornaamste verwekkers, vaak gefaciliteerd door een voorafgaande virale infectie. Desondanks kent de aandoening meestal een spontaan gunstig verloop zonder nood aan antibiotica. In alle gevallen kan symptomatische behandeling gestart worden. Pijnstilling vindt plaats met paracetamol (dosering afhankelijk van leeftijd) en op vaste tijden; orale toediening verdient de voorkeur boven rectale. Zo nodig wordt *step up*-pijnstilling op basis van ibuprofen (dosering afhankelijk van leeftijd en gewicht) opgestart. Bijkomende kortdurende symptomatische behandeling van de neusklachten op basis van fysiologische zoutspoeling en/of decongestieve neusdruppels kan verlichting geven van de neusklachten, maar de OMA zal er niet eerder door genezen. Lokale pijnstilling door middel van lidocaïne-oordruppels wordt niet aangeraden.

Hoewel in de grote meerderheid van de gevallen een acute middenoorontsteking een spontaan gunstig verloop kent, is het van belang die patiënten te identificeren waarvoor opstart van antibiotica wel zinvol is. Op basis van de beschikbare wetenschappelijke evidentie is er consensus dat antibiotica aangewezen zijn bij de behandeling van OMA bij de volgende groepen:
- kinderen jonger dan 6 maanden;
- risicogroepen (patiënten met primaire of verworven immuundeficiëntie, patiënten met een auraal-cerebrospinaal vochtlek, patiënten met een cochleair implant);
- patiënten ouder dan 2 jaar indien reeds > 48 uur een ernstig ziektebeeld.

Antibiotica kunnen overwogen worden bij kinderen tussen 6 en 24 maanden oud met ernstig ziektebeeld en/of bilaterale OMA en/of oorloop (door spontane trommelvliesperforatie), omdat hier de duur van koorts en pijn door antibiotica verkort kan worden.

Bij de overige patiënten is een afwachtend beleid aangewezen. De huisarts geeft uitleg over de aard en het beloop van de aandoening en waarschuwt voor alarmtekenen van ongunstig verloop. Bij klinische achteruitgang of onvoldoende verbetering na 48-72 uur is een vervolgconsult noodzakelijk.

Indien antibiotica worden opgestart, is amoxicilline de eerste keus met een eventuele *step up* naar amoxicilline-clavulaanzuur bij onvoldoende resultaat 48 uur na de start van amoxicilline. Voor duur en dosering en alternatieven bij contra-indicatie voor amoxicilline verwijzen we naar de aanbevelingen van BAPCOC (Belgische Commissie voor de Coördinatie van het Antibioticabeleid), weergegeven in de *Belgische gids voor anti-infectieuze behandeling in de ambulante praktijk,* en de NHG-standaard Otitis media acuta van het Nederlands Huisartsen Genootschap, voor respectievelijk de Belgische en Nederlandse ambulante eerstelijnspraktijk.

Bij OMA met oorloop door een diabolo heen kan overwogen worden lokale antibiotica (oordruppels) op te starten. Rekening houdend met de beschikbare lokale preparaten, hun potentiële ototoxiciteit en risico op allergische reacties, zijn lokale fluoroquinolones hierbij eerste keus.

■ **Verwijzingen**

Bij het vermoeden van complicaties (zie verder) moet de patiënt direct worden doorverwezen naar de kno-arts. Doorverwijzing is ook noodzakelijk in het geval van OMA bij een pasgeborene, bij falen van een eerste en *step up*-antibiotische behandeling (geen respons na 48 uur), bij blijvende oorloop (> 2 weken) na therapie met perorale antibiotica, blijvende trommelvliesperforatie na 6 weken en bij recurrente OMA.

Recurrente OMA is een indicatie tot plaatsen van diabolo's (transtympanale ventilatiebuisjes), met vermindering van de ernst en frequentie van OMA ten tijde van de aanwezigheid van de diabolo's. Het ventilatiebuisje wordt bij kinderen onder algemene narcose via de gehoorgang ingebracht in het voor-onderkwadrant van het trommelvlies door een trommelvliessnede te maken (paracentese). Het buisje blijft gemiddeld drie tot negen maanden ter plaatse en wordt door de centrifugale groei van het trommelvlies doorgaans spontaan uitgestoten. Met diabolo's treedt bij 7 % van de kinderen recurrente oorloop op en na expulsie van de diabolo's is er een kleine kans op persisterende trommelvliesperforatie. Adenotomie is niet geïndiceerd wanneer diabolo's voor het eerst worden geplaatst in verband met recurrente OMA, tenzij er een separate indicatie is tot adenotomie, maar heeft mogelijk wel een meerwaarde bij herhaaldelijke indicatie tot plaatsen van diabolo's in verband met recurrente acute otitis media.

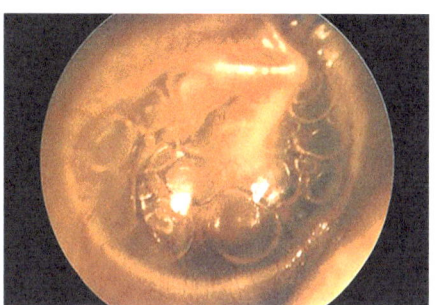

Figuur 3.3 Otitis media met effusie (OME); sereus vocht in het rechtermiddenoor met luchtbellen (door neus snuiten); sterk ingetrokken trommelvlies door onderdruk (prominerende proc. brevis, sterke accentuering van de achterste hamerplooi (lig. mallearis posterior), ingezonken pars flaccida)

- **Complicaties**

Suppuratieve extracraniële complicaties (acute mastoïditis al dan niet met subperiostaal abces, nervus-facialisverlamming, labyrinthitis en – zeldzaam – Bezold-abces en petreuze apicitis of Gradenigo-syndroom) en intracraniële complicaties (meningitis, sinus sigmoideustrombose, extraduraal abces, subduraal abces of hersenabces) van OMA komen gelukkig zelden voor. Indien ze optreden is dit in de grote meerderheid van de gevallen bij kinderen jonger dan 2 jaar. Acute mastoïditis is de meest voorkomende en treedt op bij 0,24–0,74 % van de gevallen van acute otitis media. Klinisch manifesteert deze complicatie zich door roodheid, zwelling en verweking achter en boven de oorschelp waardoor de oorschelp kan afstaan.

- **Beloop en chroniciteit**

Na resolutie van acute otitis media kan nog enkele weken middenoorvocht aanwezig blijven (otitis media met effusie). Kinderen met recidiverende acute otitiden of persisterende oorloop hebben verhoogd risico op ontwikkelen van chronische otitis media.

Otitis media met effusie (OME)

- **Definitie**

Otitis media met effusie is een aandoening van het middenoor die gekenmerkt wordt door een ophoping van vocht achter een gesloten trommelvlies zonder tekenen van acute infectie (dus zonder pijn, koorts of algemene malaise). Het vocht kan sereus en doorzichtig zijn, maar ook melkachtig wit of taai muceus. Synoniemen zijn otitis media serosa, otitis media catarrhalis of tubotympanitis (fig. 3.3 en 3.4).

- **Epidemiologie**

De afwezigheid van symptomen maakt het moeilijk een uitspraak te doen over de prevalentie van OME. Over het algemeen kunnen twee piekincidenties gevonden worden: rond het 1e en rond het 5e levensjaar. Op de leeftijd van 3 jaar hebben bijna alle kinderen wel eens een periode van OME doorgemaakt. Bij drie kwart van de kinderen treedt een spontane resolutie op binnen 6 maanden. Bij een derde van de kinderen treden recidieven op. OME en OMA maken deel uit van hetzelfde ziektespectrum, ze kunnen ook in elkaar overgaan en kennen dezelfde risicofactoren (zie eerder).

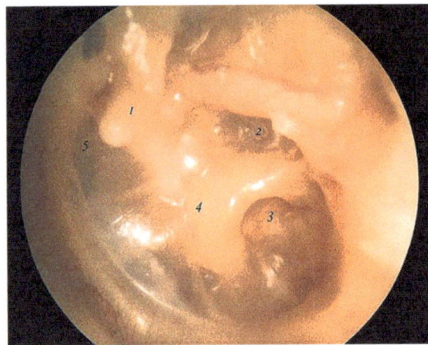

Figuur 3.4 Resttoestand na chronische otitis media met effusie; atrofisch ingezakt trommelvlies met gedeeltelijke atelectase van de middenoorholte; lang incusbeen en stapesbovenbouw gedestrueerd; **1** proc. brevis; **2** ovale vensternis met stapesvoetplaat, aan de bovenzijde begrensd door de n.facialis (stapesbovenbouw niet meer aanwezig); **3** ronde vensternis; **4** promontorium; **5** tuba-ingang

Klachten

Slechthorendheid is de belangrijkste klacht, hoewel de ernst daarvan erg kan variëren. Het merendeel van de kinderen heeft een gehoorverlies van 10 tot 40 dB. Bij persisterend belangrijk gehoorverlies kan een negatieve impact optreden op de taal- en spraakontwikkeling, maar ook op de algemene ontwikkeling, schoolprestaties, het gedrag en sociaal welbevinden. Kinderen met reeds onderliggende ontwikkelingsachterstand of onderliggend gehoorverlies zijn uiteraard het meest vatbaar voor de negatieve impact van OME. Oudere kinderen merken, behalve de slechthorendheid, dikwijls ook een druksensatie in het oor, lichte oorpijn en/of een autofonie.

Diagnostiek

Bij otoscopie is er vaak een mat trommelvlies te vinden, met radiaire vaatinjectie. Wanneer het trommelvlies nog transparant is, kan een vloeistofspiegel of kunnen luchtbelletjes in vloeistof gezien worden. Soms is het trommelvlies ingetrokken en de lichtreflectie verdwenen.

Behandeling

Bij twee derde van de kinderen treedt een spontane resolutie op binnen de 3 maanden, bij 75 % binnen de 6 maanden. De therapie omvat in eerste instantie uitleg aan de ouders, met nadruk op het feit dat het een aandoening is die meestal vanzelf geneest. Er moet gewezen worden op het begeleidend gehoorverlies en de mogelijke impact op spraak- en taalontwikkeling en het functioneren op school.

Wanneer de klachten langer dan 3–6 maanden bestaan, met duidelijke nadelige invloed op het gehoor en/of de ontwikkeling en het functioneren van het kind, kan overwogen worden trommelvliesbuisjes te laten plaatsen door de kno-arts.

Er is enige evidentie dat bij kinderen ouder dan 3 jaar het uitvoeren van een adenotomie in combinatie met plaatsen van diabolo's de kans op een recidief van OME na expulsie van de diabolo's zou verminderen. De huidige nationale en internationale richtlijnen bevelen adenotomie aan bij geassocieerde neusklachten en/of bij herhaaldelijke nood tot plaatsen van diabolo's in verband met OME. Het geven van decongestiva, antihistaminica, mucolytica, antibiotica, nasale of systemische corticosteroïden heeft geen (langdurig effect) en is dan ook niet geïndiceerd.

In geval van storend gehoorverlies en/of een impact van OME op de ontwikkeling van het kind, maar onmogelijkheid van of contra-indicatie tot plaatsen van diabolo's, kan het aanpassen van hoortoestellen worden overwogen.

Verwijzingen

Wanneer de klachten van een OME langer dan 3–6 maanden aanhouden, kan het kind het best verwezen worden naar de kno-arts. Bij kinderen met onderliggende risicofactoren voor ontwikkelingsachterstand kan dit eerder. Volwassenen met eenzijdige OME dienen ook verwezen te worden naar de kno-arts voor een grondig kno-onderzoek (inclusief naso-endocopie) ter exclusie van een ruimte-innemend proces ten hoogte van de nasofarynx.

Complicaties

Persisterende OME kan leiden tot sequellen zoals ernstige verlittekening en atrofie van het trommelvlies (fig. 3.3), blijvende atelectase en gehoorbeentjesschade, en ook tot chronische otitis media met of zonder cholesteatoom.

Voorlichting en preventie

Wanneer buisjes geplaatst zijn, kan een kind gewoon zwemmen. Duiken wordt afgeraden. Wanneer onverhoopt toch een loopoor optreedt, heeft een antibioticumhoudende oordruppel meestal binnen korte tijd effect.

Chronische (suppuratieve) otitis media zonder cholesteatoom

Definitie

Dit is een ontsteking van het middenoorslijmvlies die gepaard gaat met oorloop voor een periode langer dan drie maanden, zonder dat er sprake is van een cholesteatoom. De oorloop kan chronisch of intermittent zijn. De otorroe impliceert dat een trommelvliesperforatie bestaat of een trommelvliesbuisje aanwezig is. De aandoening wordt veroorzaakt door voorafgaande, vaak hardnekkige episodes van acute otitis media met persistente inflammatoire respons in het middenoor.

Epidemiologie

De prevalentie van chronische suppuratieve otitis media zonder cholesteatoom bedraagt 0,9 % bij kinderen en 0,5 % bij volwassenen.

Klachten

Otorroe en (gering) gehoorverlies zonder bijkomende klachten. Het secreet kan muceus of sereus zijn, soms foetide. Patiënten met chronische otitis media hebben doorgaans geen pijn.

Diagnostiek

De trommelvliesperforatie kan elke vorm of grootte hebben. De middenoormucosa is productief, soms granulomateus. Ook kan het gaan over een langdurige, vaak therapieresistente otorroe door een trommelvliesbuisje heen. Een CT-scan van de rotsbeenderen heeft geen diagnostische waarde en is enkel van belang bij planning van chirurgie.

Behandeling

In eerste instantie kunnen lokale oordruppels gegeven worden, speciaal gericht tegen een mengflora van vooral gramnegatieve micro-organismen (*Pseudomonas aeruginosa*, *Proteus species, Klebsiella pneumoniae, enterobacteriaceae,* maar ook *Staphylococcus aureus*). Ook anaeroben en fungi worden vaak aangetroffen in combinatie met de genoemde bacteriën, maar hun pathogene rol is onduidelijk. Daarnaast dient het oor met een trommelvliesperforatie goed afgeschermd te worden tegen water. Bij onvoldoende resultaat van lokale behandeling kan een korte kuur (7-10 dagen) met perorale, kweekgerichte antibiotica worden opgestart. Bij uitblijven van effect wordt de patiënt doorverwezen voor regelmatige reinigingen van het oor door middel van aspiratie, verricht onder de otomicroscoop. Indien ook hiermee onvoldoende effect wordt verkregen en/of bij blijvende trommelvliesperforatie zal de kno-arts eventueel beslissen een trommelvliessluiting met zo nodig sanerende mastoïdectomie uit te voeren.

- Complicaties

Wanneer de otorroe langere tijd bestaat, is er een kans op een bijkomend perceptief verlies als gevolg van betrokkenheid van het binnenoor. Door chronische inflammatie kan ook aantasting van de gehoorketen (zowel erosies als fixatie van de keten) optreden. Andere intratemporale complicaties (suppuratieve labyrinthitis, nervus-facialisverlamming) en intracraniële complicaties (meningitis, sinus sigmoideus-trombose, hersenabces) zijn uitermate zeldzaam en minder frequent dan bij aanwezigheid van een cholesteatoom, maar niet onbestaand.

Otitis media chronica met cholesteatoom

- Definitie

Een cholesteatoom is een ruimte-innemend proces in het middenoor en/of mastoïd bestaande uit een kern van keratine, omgeven door meerlagig verhoornend plaveiselepitheel waaromheen weer mucosa te vinden is. Het is een goedaardige aandoening met lokaal destructieve eigenschappen. Het cholesteatoom is bijna altijd verworven. Over de oorzaak bestaan verschillende theorieën. Het kan ontstaan uit een intrekking van het trommelvlies (retractiepocket) als gevolg van een chronische negatieve middenoordruk, waarbij de keratine niet meer door de gehoorgang zelf verwijderd wordt maar zich in de pocket ophoopt. Een cholesteatoom wordt ook wel gezien na ingroei van epitheel naar het middenoor door een trommelvliesperforatie. Een derde verklaring is de verandering van middenoorslijmvlies in meerlagig verhoornend plaveiselepitheel (metaplasie).

Het zeldzaam voorkomend congenitaal cholesteatoom, zou ontstaan vanuit resten van embryonaal ectoderm, die tijdens de ontwikkeling in het middenoor of een ander deel van het os petrosum zijn achtergebleven.

- Epidemiologie

Er zijn geen exacte cijfers bekend over de epidemiologie van cholesteatoom, maar in verschillende studies wordt de jaarlijkse incidentie geschat tussen de 3-12 personen per 100.000.

- Klachten

De klachten zijn afhankelijk van de uitbreiding van het cholesteatoom: beperkte cholesteatomen die zich boven en lateraal van de gehoorbeenketen bevinden, hoeven geen gehoorverlies te geven. Vaker komt het voor dat de gehoorbeenketen aangetast raakt en een conductief verlies optreedt. Bij de aanwezigheid van poliepen of mucosale afwijkingen kan een chronische of recidiverende otorroe optreden die vaak foetide is als gevolg van anaerobe micro-organismen.

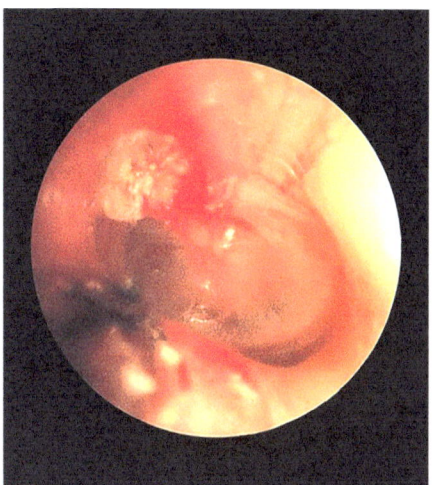

◘ Figuur 3.5   Atticaal cholesteatoom linkeroor

Diagnostiek

Bij otoscopie wordt een intrekking of een perforatie in het Shrapnell-membraan of in het achter-bovenkwadrant van het trommelvlies gezien. Soms gaat een cholesteatoom gepaard met poliepvorming en korstvorming (◘fig. 3.5 en 3.6). De aanwezigheid van etterig beslag, soms bloederig, kan een goede otoscopie bemoeilijken.

Een audiogram laat in het begin een conductief verlies zien; bij aantasting van het binnenoor kan een gemengd verlies of soms zelfs een totale doofheid optreden.

Een CT-scan van de rotsbeenderen heeft op zichzelf geen diagnostische waarde, maar wordt wel door de kno-arts gevraagd bij heelkundige planning en geeft een idee over de uitgebreidheid van het cholesteatoom en eventueel aanwezige complicaties.

Behandeling

Een cholesteatoom dient chirurgisch verwijderd te worden. Een aangetaste gehoorbeenketen kan eventueel gereconstrueerd worden. Alleen als er contra-indicaties bestaan voor chirurgie (ernstige comorbiditeit, enighorend oor) kan gekozen worden voor een strikte klinische follow-up met regelmatige otomicroscopische reiniging en bewaking van optreden van complicaties.

Voor verwijdering van cholesteatoom moet in grote lijnen gekozen worden tussen twee technieken: een *canal wall up*- of een *canal wall down*-procedure: in het eerste geval wordt de anatomie van de gehoorgang intact gelaten en wordt een waterbestendig oor gecreëerd, maar is vaak een tweede ingreep (*second look*-ingreep) noodzakelijk na ongeveer een jaar. In het tweede geval wordt de achterwand van de gehoorgang verwijderd, waarna een levenslange follow-up nodig is met jaarlijkse of tweejaarlijkse reiniging van de radicaalholte door de kno-arts. Er bestaan ook varianten op deze technieken, die evenwel buiten het bestek van dit handboek vallen.

Verwijzingen

Bij het vermoeden op een cholesteatoom dient de patiënt doorverwezen te worden naar een kno-arts.

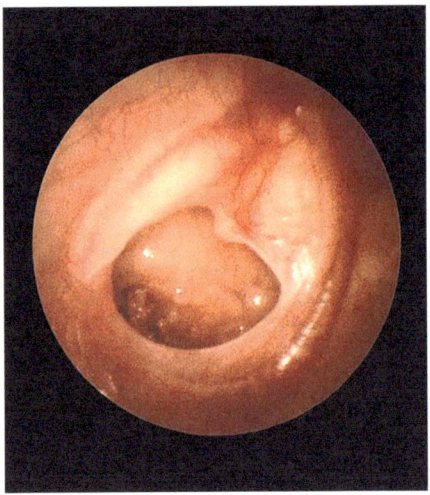

◘ **Figuur 3.6** Resttoestand na chronische otitis media rechts; droge perforatie, die net niet randstandig is; kalk en fibrose achter-boven en voor-boven in het trommelvlies

- **Complicaties**

Bij beginnende cholesteatomen kan alleen een conductief verlies op de voorgrond staan. In een verder gevorderd stadium kan aantasting van de n.facialis, de cochlea en het labyrint optreden. Suppuratieve complicaties zoals mastoïditis, meningitis, sinus sigmoideus-trombose of een hersenabces zijn zeldzaam in landen met een goed toegankelijke en ontwikkelde gezondheidszorg, maar komen in ontwikkelingslanden toch nog geregeld voor met potentieel fatale afloop.

- **Beloop en chroniciteit**

Patiënten met een voorgeschiedenis van cholesteatoom dienen nog jaren (minimum vijf jaar) opgevolgd te worden om enerzijds ontwikkeling van een nieuw cholesteatoom (nieuwe retractiepocket) en anderzijds de mogelijkheid van achtergebleven (residueel) cholesteatoom uit te sluiten. Exclusie van residueel cholesteatoom gebeurt door hetzij een *second look*-procedure, hetzij MRI-onderzoek met specifieke sequenties. Patiënten die een canal wall down-procedure ondergingen, dienen levenslang opgevolgd te worden voor reiniging van de radicaalholte.

3.2 Traumatische trommelvliesperforaties

- **Definitie**

Een traumatische trommelvliesperforatie is een trommelvliesperforatie ontstaan na een penetrerend trauma (typerend door manipulatie van de gehoorgang met huishoudelijke voorwerpen, zeldzaam iatrogeen bij uitspuiten van het oor), door plotse drukveranderingen (zoals na een klap op het oor, barotrauma bij duiken of vliegen of door een ontploffing of *blast*) en meer zeldzaam door thermische of caustische beschadiging (bijvoorbeeld lasvonk, knoopcelbatterij).

Bij traumatische trommelvliesperforaties kan, afhankelijk van de aard en locatie van het trauma, geassocieerde schade aan het uitwendige oor en de uitwendige gehoorgang, de gehoorbeentjesketen (luxaties, fracturen), het binnenoor en soms zelfs het evenwichtssysteem en de nervus facialis optreden.

- **Klachten**

Bij kleine trommelvliesperforaties is de slechthorendheid gering. Bij grotere perforaties na traumata kan het gehoorverlies groter zijn. Er dient bij uitgesproken gehoorverlies, zeker indien ook met geassocieerde tinnitus, opgelet te worden op een (bijkomend) perceptief gehoorverlies. Bij geassocieerde klachten van vertigo, ernstig of fluctuerend gehoorverlies en tinnitus dient gedacht te worden aan een fistel naar het binnenoor.

- **Diagnostiek**

Bij vermoeden van een traumatische trommelvliesperforatie en in aanwezigheid van debris en eventueel bloed is het niet aangewezen om de gehoorgang te reinigen via spoeling. Het uitspuiten van een oor bij een trommelvliesperforatie kan aanleiding geven tot (chronische) otitis media en uitblijven van spontane sluiting. Eventueel aanwezige vreemde voorwerpen of partikels dienen zorgvuldig verwijderd te worden, maar dan best onder microscopische controle en door suctie bij de kno-arts. Na reiniging van de gehoorgang kan het trommelvlies geïnspecteerd worden en kan de grootte van de perforatie worden geëvalueerd (fig. 3.7). Evaluatie van gehoor (bij kno-arts) en exclusie van geassocieerd perceptief gehoorverlies is aangewezen bij uitgesproken gehoorverlies, geassocieerde tinnitus en bij blast-trauma's.

- **Behandeling**

80 à 90 % van de traumatische trommelvliesperforaties geneest spontaan. In eerste instantie wordt alleen aangeraden het oor droog te houden. Antibiotische oordruppels worden alleen kortstondig gegeven bij een vermoeden van een gecontamineerde perforatie en/of perforaties die ontstaan zijn in het water. Een expectatief beleid met wachten op spontane trommelvliessluiting gedurende zes maanden wordt aangeraden. Alleen wanneer er een perilymfefistel of een chronische otitis media optreedt, is eerder ingrijpen geïndiceerd. Chirurgisch ingrijpen kan overwogen worden wanneer de trommelvliesperforatie na zes maanden nog bestaat.

- **Verwijzingen**

Er moet worden doorverwezen bij nood aan grondige reiniging van de gehoorgang om goede inspectie toe te laten, bij gecontamineerde trommelvliesperforaties en/of nood aan verwijderen van vreemde partikels, bij vermoeden van geassocieerd trauma op niveau gehoorketen of binnenoor, bij vertigoklachten, bij blast-trauma's, wanneer recidiverende of chronische oorloop optreedt en bij uitblijven van spontane trommelvliessluiting na zes maanden.

- **Prognose en complicaties**

Trommelvliesperforaties die meer dan 50 % van het oppervlak beslaan, hebben een slechtere genezingstendens dan de kleinere perforaties. Ook randstandige ('marginale') perforaties, trommelvliesperforaties ontstaan na een blast-trauma en na thermisch of caustisch trauma, zijn prognostisch minder gunstig.

Op langere termijn kan chronische otitis media optreden en na een traumatische trommelvliesperforatie bestaat ook een kans op laattijdige (ook na spontane trommelvliessluiting) ontwikkeling van een cholesteatoom, doordat huidpartikels bij het trauma in het middenoor terechtkomen.

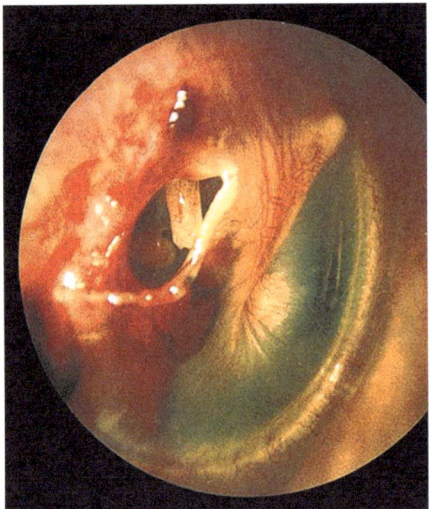

◘ **Figuur 3.7**   Verse traumatische perforatie achter-boven in het rechtertrommelvlies waardoorheen een onderbroken incus-stapesverbinding te zien is; 50 dB geleidingsverlies

3.3 Gehoordaling

Otoclerose

- Definitie

Otosclerose is een aandoening van het labyrintkapsel (het bot rond cochlea, vestibulum en halfcirkelvormige kanalen). Het normale bot wordt door een veranderd botmetabolisme omgebouwd tot spongiotisch bot waarna secundaire botvorming optreedt. Wanneer deze botomvormingshaarden rond de stijgbeugelvoetplaat worden gevormd, kan fixatie van de stijgbeugel met een daarbij horend conductief gehoorverlies optreden. Veel minder vaak geven deze otosclerotische haarden aanleiding tot een binnenoorverlies.

- Epidemiologie

Bij zo'n 10 % van de Kaukasische bevolking kan histologisch otosclerose gevonden worden (wat niet wil zeggen dat er dan ook slechthorendheid optreedt). Het komt zeer zelden voor bij personen van Centraal-Afrikaanse of Aziatische oorsprong. Vrouwen worden vaker aangetast dan mannen. Bij ongeveer 80 % van de patiënten zijn beide oren aangetast, maar vaak consecutief.

Bij 25–50 % van de patiënten is een autosomaal dominante overerving met wisselende penetrantie aantoonbaar.

- Klachten

Er ontstaat een langzaam progressieve slechthorendheid, meestal van het geleidingstype, op een leeftijd tussen de 20 en 30 jaar. Ongeveer twee derde van de patiënten heeft enige vorm van oorsuizen en ongeveer een kwart ondervindt milde, vaak aspecifieke vertigo, vooral bij houdingsveranderingen en hoofdbewegingen.

Diagnostiek

Otoscopisch onderzoek toont meestal geen afwijkingen. Heel soms kan een roze verkleuring van het middenoorslijmvlies achter het trommelvlies gezien worden (Schwartze-symptoom). Bij conductieve verliezen van meer dan 20 dB zal de stemvorkproef volgens Rinne negatief worden.

Bij audiometrie wordt een vrij vlak conductief verlies gezien, het vaak naar elkaar toekomen van bot- en luchtgeleidingsdrempels op 2000 Hz (dit audiometrisch fenomeen wordt de *Carhart notch* genoemd).

De kno-arts kan een CT-scan van de rotsbeenderen vragen, vooral wanneer een operatie wordt overwogen. Op een CT-scan kunnen de otosclerotische foci in beeld worden gebracht. Otoslerose is echter een klinisch-audiometrische diagnose en een CT-scan is om diagnostische redenen niet strikt noodzakelijk, maar wordt vaak aangevraagd ter exclusie van andere/bijkomende middenoorpathologie, om te anticiperen op geassocieerde anatomische afwijkingen of binnenooranomalieën die de heelkunde kunnen compliceren; bovendien heeft een scan medico-legale waarde.

Behandeling

Wanneer het verlies hinderlijk wordt, kan een hoortoestel geadviseerd worden of een operatieve ingreep gedaan worden, waarbij de vastzittende stijgbeugel vervangen wordt door een kunststofpiston, die door een opening in de voetplaat gebracht wordt en aan het lange been van het aambeeld vastgemaakt wordt. Deze ingreep verbetert in zo'n 95 % van de gevallen de slechthorendheid.

Verwijzingen

Wanneer er bij een slechthorendheid een normaal trommelvlies, een luchthoudend middenoor en een negatieve Rinne gevonden wordt, is het nuttig patiënt door te verwijzen. Uitgebreide audiometrie, inclusief uitvoeren van de stapediusreflexmeting, kan het vermoeden op otosclerose bevestigen.

Complicaties

Onbehandelde otosclerose is vaak progressief. Uiteindelijk kan ook het bot rond de cochlea aangetast raken. Deze cochleaire otosclerose kan tot totale doofheid leiden. Een cochleair implantaat geeft dan nog een mogelijkheid tot gehoorsverbetering.

Reconstructieve middenooroperaties

Definitie

Onder reconstructieve middenooroperaties verstaan we elke operatieve ingreep die erop gericht is het conductieve geleidingsmechanisme van het oor te verbeteren. Naast het eerder besproken plaatsen van trommelvliesbuisjes en de stijgbeugelvervangende ingreep, kunnen ook het herstel van het trommelvlies (myringoplastiek) en de ketenreconstructie onderscheiden worden.

Klachten

Slechthorendheid van het conductieve type, vaak als gevolg van chronische otitiden, soms ten gevolge van middenoortrauma.

- **Diagnostiek**

Bij otoscopie kan de trommelvliesperforatie meestal goed overzien worden. Wanneer er een ketenonderbreking is, is dit vaak via een otoscopie vast te stellen.

Een toondrempelaudiogram zal uitwijzen over hoeveel verlies het gaat en of het type verlies uitsluitend conductief of gemengd van aard is.

- **Behandeling**

De trommelvliessluiting vindt meestal plaats door een stukje gedroogde fascia van de m. temporalis onder de perforatie te leggen en te fixeren met oplosbaar verband (gelfoam). De fascia dient als matrix waaroverheen het trommelvlies weer dicht kan groeien. Behalve fascie kan ook perichondrium of kraakbeen gebruikt worden. Het succespercentage van een trommelvliessluiting ligt rond de 90 %.

Ketenreconstructie is geïndiceerd bij een ketenonderbreking zoals kan optreden bij frequente middenoorontstekingen of middenoortrauma. Het defect in de gehoorbeentjesketen kan opgeheven worden met behulp van autoloog, alloloog of biocompatibel materiaal. Vaak zal een bijgeboord eigen gehoorbeentje (meestal incus) gebruikt worden, maar als dit niet meer aanwezig is kan donormateriaal gebruikt worden. Ook hydroxyapatiet of titanium wordt tegenwoordig veel gebruikt als materiaal om kunstmatige gehoorbeentjes (prothesen) te vervaardigen. Het resultaat van de ingreep is vooral afhankelijk van de luchthoudendheid van het middenoor en de aanwezigheid van de stijgbeugel. Als deze twee voorwaarden aanwezig zijn, is de kans groot dat de ketenreconstructie een bruikbaar gehoor oplevert.

- **Complicaties**

Wanneer een reconstructieve middenooroperatie niet het gewenste resultaat oplevert, is een hoortoestel vaak nog een alternatief.

Relevante website

▶ www.nhg.artsennet.nl, met name de NHG-standaarden Otitis media acuta bij kinderen en Otitis media met effusie bij kinderen.

Aandoeningen van het binnenoor

R.J. Stokroos, C.W.R.J. Cremers en H.E. Fokke

4.1   Inleiding – 52

4.2   Perceptief gehoorverlies – 52
      Erfelijk gehoorverlies – 53
      Niet-erfelijk perceptief gehoorverlies – 54
      Toxische beschadigingen – 57
      Lawaaibeschadiging – 58
      Mechanisch trauma – 60
      Presbyacusis – 61

4.3   Brughoektumor (schwannoom van de n.vestibularis) – 62
      Symptomen – 63
      Diagnostiek – 63
      Behandeling – 64

4.4   Plotseling perceptief gehoorverlies – 65
      Definitie – 65
      Klinische verschijnselen – 65
      Differentiaaldiagnose – 65
      Idiopathisch plotseling perceptief gehoorverlies – 66
      Diagnostiek – 67
      Behandeling – 67

4.5   Oorsuizen tinnitus – 68
      Definitie – 68
      Prevalentie – 68
      Pathogenese – 68
      Diagnostiek – 69
      Behandeling – 70

© Bohn Stafleu van Loghum is een imprint van Springer Media B.V., onderdeel van Springer Nature 2019
A. De Sutter, I. Dhooge en J. W. van Ree (Red.), *Keel-neus-ooraandoeningen*, Praktische huisartsgeneeskunde,
https://doi.org/10.1007/978-90-368-2005-9_4

4.1 Inleiding

Het binnenoor is gelegen in het rotsbeen en omvat het gehoor- en het evenwichtsorgaan. In dit hoofdstuk worden aandoeningen van het gehoororgaan besproken. In ▶H. 7 komen aandoeningen van het evenwichtsorgaan aan de orde.

Het binnenoor is in staat tot geluidswaarneming. Daarbij worden geluidsgolven omgezet in elektrische prikkels. Mechanische beweging van de voetplaat van de stijgbeugel brengen de perilymfe en de endolymfe in het binnenoor in resonantie, waardoor haarcellen in de cochlea depolariseren en de n.cochlearis (N VIII) deze prikkels doorgeeft aan de centrale gehoorbanen en aan de auditieve hersenschors. Een verstoring van deze functie komt zeer veel voor. Dit noemt men een binnenoorslechthorendheid of een perceptief of sensorieel gehoorverlies.

Door zijn specifieke functie hebben aandoeningen van het binnenoor slechts een beperkte symptomatologie. Een stoornis van het binnenoor uit zich in gehoorverlies, tinnitus, een vol of drukkend gevoel in of om het oor en in duizeligheid. Het is voor de huisarts van belang om te onderkennen dat aan dit beperkte klachtenpatroon een breed scala aan onderliggende oorzaken ten grondslag kan liggen. Dit hoofdstuk beschrijft de hoofdsymptomen gehoorverlies en oorsuizen (tinnitus), met de daarbij behorende differentiaaldiagnose.

4.2 Perceptief gehoorverlies

Een binnenoorslechthorendheid uit zich door het minder goed kunnen waarnemen van geluiden en verminderd spraakverstaan. Het gehoorverlies kan variëren van een verminderd verstaan van spraak in achtergrondlawaai tot volledige doofheid. Perceptief gehoorverlies kan vanaf de geboorte aanwezig zijn of zich gedurende het leven plotseling, snel of langzaam ontwikkelen. Bij een zuiver binnenoorverlies is het otoscopisch beeld vaak normaal, evenals de middenoorfunctie, en wordt het verlies door audiometrisch onderzoek bevestigd.

De sociale implicaties van een verminderd gehoor zijn, gezien het belang van auditieve communicatie in de samenleving, groot.

Perceptief gehoorverlies is een onzichtbare handicap bij de geboorte. Zonder gericht onderzoek wordt het vaak pas ontdekt als de spraak- en taalontwikkeling van het kind achterblijft bij de te verwachten ontwikkeling. Dan is er al een essentiële achterstand ontstaan in de ontwikkeling van centrale auditieve processen en daarmee in de ontwikkeling van de spraak. Daarom is het van wezenlijk belang om gehoorstoornissen op een zo jong mogelijke leeftijd op te sporen omdat juist in de eerste levensjaren een kritische periode bestaat in de ontwikkeling van spraak en taal. Hoe later gehoorrevalidatie start, des te slechter zijn de uiteindelijke spraak- en taalontwikkeling en, daaruit voortvloeiend, de schoolprestaties, de sociale en de emotionele ontwikkeling. Vandaar dat in Nederland en Vlaanderen een neonatale gehoorscreening is ingevoerd. De meting vindt plaats in de eerste levensdagen of eerste levensweken. Echter ook bij wat oudere kinderen dient bij een vermoeden van een gehoorverlies het gehoor (nogmaals) getest te worden. Een perceptieve slechthorendheid kan immers ook pas in de eerste levensjaren ontstaan en verder progressief blijken te zijn.

Casus

Floor ondergaat de tweede dag na haar geboorte neonatale gehoorscreening door middel van otoakoestische emissies. Deze blijken niet opwekbaar. Zwangerschap en bevalling verliepen normaal en doofheid komt niet in de familie voor. Ze wordt doorverwezen voor aanvullend gehoor- en kno-heelkunding onderzoek. Er blijkt sprake te zijn van een bilateraal ernstig perceptief gehoorverlies. Het otoscopisch onderzoek is normaal en ook beeldvormend onderzoek van het binnenoor toont geen afwijkingen. Genetisch onderzoek toont een mutatie in het connexine-26-gen (GJB2; DNFB1), waarvoor beide ouders heterozygoot blijken te zijn. Een proef met hoortoestelaanpassing is niet succesvol. Op de leeftijd van negen maanden wordt een bilateraal cochleair implantaat geplaatst. Daarmee komt de spraak- en taalontwikkeling goed op gang.

In westerse landen hebben 1 à 2 per 1000 pasgeboren kinderen een bilateraal gehoorverlies van 50 dB of meer. 0,5 tot 1 per 1000 kinderen heeft een bilateraal gehoorverlies van 75 dB of meer. Bij een (vroeger) verblijf op de neonatale intensive care vervijfvoudigen deze kansen.
In 20 tot 25 % van de gevallen is identificatie van een extrinsieke factor in het ontstaan van het perceptieve gehoorverlies mogelijk, in ongeveer 50 % van de gevallen is de oorzaak erfelijk.
Gehoorverlies wordt vaak onderverdeeld in erfelijke en niet-erfelijke vormen.

Erfelijk gehoorverlies

Erfelijk gehoorverlies komt in een syndromale en een niet-syndromale vorm voor. Het gehoorverlies wordt syndromaal genoemd als er naast het gehoorverlies ook andere fenotypische symptomen bestaan van het gendefect die identificeerbaar zijn als syndroom. Deze geassocieerde kenmerken kunnen al bij de geboorte aanwezig zijn, maar ook pas later in het leven optreden. Als gehoorverlies de enige fenotypische uiting is van het gendefect, is er sprake van een niet-syndromaal gehoorverlies.
Erfelijk gehoorverlies erft doorgaans autosomaal dominant of autosomaal recessief over. Ongeveer de helft van de vormen van aangeboren gehoorverlies is erfelijk bepaald. Dat wil zeggen dat 1 van de 2000 pasgeborenen een erfelijke doofheid heeft. Eenzelfde aantal heeft een erfelijk bepaalde vorm van matig ernstige binnenoorslechthorendheid. Hiervan heeft ongeveer twee derde deel een niet-syndromaal, en een derde deel een syndromaal bepaald gehoorverlies. Sommige vormen van binnenoorslechthorendheid ontstaan pas later in de eerste levensjaren en kunnen verder progressief zijn.

Niet-syndromale hereditaire binnenooraandoeningen

De niet-syndromaal overervende vormen worden aangeduid met de letters DFN, een afkorting voor *deafness*. Voor autosomaal dominante vormen spreekt men van DFNA en voor de autosomaal recessieve vormen van DFNB. 60 tot 70 % van de niet-syndromaal overervende vormen van doofheid erft autosomaal recessief over, 20 tot 25 % erft autosomaal dominant over en 2 tot 3 % X-gebonden (DFN). Een kleine restgroep erft over via mitochondriaal DNA (DFN-mitochondriaal) of is multifactorieel bepaald. Aan DFNA, DNFB en DFN wordt een volgnummer toegevoegd, dat de volgorde in de tijd aangeeft waarin deze ziektebeelden herkend zijn.
De autosomaal dominante vormen van doofheid (DFNA) zijn doorgaans aanvankelijk mild, maar later vaak progressief en treden in het algemeen postlinguaal op, dat wil zeggen, nadat de spraak- en taalontwikkeling is voltooid. Autosomaal recessieve (DNFB) vormen van erfelijke doofheid veroorzaken in het algemeen een ernstige congenitale doofheid. Er zijn thans circa 50–60 genloci bekend voor DFNA en circa 90 voor DFNB. Door het beschikbaar

komen van vooral genoomscanning is genetische counselling met gendiagnostiek in gevallen van vroegkinderlijke doofheid/slechthorendheid en een binnen een familie veel voorkomende vorm van slechthorendheid mogelijk geworden.

Een voorbeeld van een vrij vaak voorkomende vorm van niet-syndromale autosomaal dominante slechthorendheid/doofheid is het autosomaal dominant midlife-onset progressief perceptief gehoorverlies (DNFA9). Het manifesteert zich in het derde of vierde levensdecennium en leidt uiteindelijk tot bilaterale doofheid. In één van de drie gevallen bestaan tevens evenwichtsklachten. Uiteindelijk valt ook de vestibulaire functie uit.

Een voorbeeld van een vaak voorkomende vorm van niet-syndromale autosomaal recessieve aangeboren doofheid/slechthorendheid is de connexine-26-mutatie (DNFB1). Een van de 35–80 gezonde personen is drager van deze mutatie. In Zuid-Europa komt deze mutatie twee keer zo vaak voor als in de Benelux. Ongeveer 20–40 % van de gevallen van aangeboren perceptiedoofheid is te herleiden tot een mutatie van dit gen. Het connexine-26-eiwit (GJB2) is van belang bij het iontransport in het binnenoor, zodat bij deze vorm van doofheid de potentiaalverschillen in het binnenoor niet gehandhaafd kunnen worden. De mutatie is gelegen op chromosoom 13q11–12. Door de hoge prevalentie van deze mutatie en de relatief eenvoudige mutatieanalyse wordt veelal eerst gerichte gendiagnostiek naar de connexine-26-mutatie gedaan bij kinderen met een congenitale perceptieslechthorendheid/doofheid.

Syndromale hereditaire binnenooraandoeningen

Er zijn ongeveer vijfhonderd syndromen bekend waarbij gehoorverlies een rol speelt. Voor circa dertig vormen van syndromaal overervend gehoorverlies is het genetische defect geïdentificeerd. De belangrijkste zijn het syndroom van Waardenburg, het Usher-syndroom en het syndroom van Alport.

Niet-erfelijk perceptief gehoorverlies

Infecties

Virusinfecties kunnen het binnenoor bereiken via de bloedstroom, het middenoor of de liquor cerebrospinalis. Verschillende virussen kunnen leiden tot een labyrintitis en slechthorendheid of doofheid induceren. De associatie labyrintitis met het cytomegalovirus, het rubellavirus, het herpes-simplexvirus, het mazelenvirus, het influenzavirus, het para-influenzavirus, het varicellazostervirus, het Epstein-Barrvirus en het adenovirus is gelegd. Bij een infectie treedt binnen 48 uur een ontstekingsreactie op in de cochlea, met beschadiging van cochleaire structuren via een direct cytotoxisch effect, via een verstoring van de cochleaire microcirculatie of via een secundaire fibrose van de cochleaire windingen.

- #### Cytomegalie

Het cytomegalovirus (CMV) behoort tot de herpesvirusfamilie. Het is een virus dat overal voorkomt en dat mensen van alle leeftijden kan besmetten. Een infectie die wordt opgelopen verloopt meestal banaal met milde griepachtige verschijnselen. Zwangere vrouwen die rond de conceptie of tijdens de zwangerschap voor de eerste keer besmet raken met CMV, geven in 40 % van de gevallen het virus door aan het ongeboren kind. Dit noemen we een congenitale CMV-infectie (cCMV). Het is de meest voorkomende congenitale virale infectie bij de mens. Circa 1 % van alle pasgeborenen heeft een congenitale CMV-infectie, 10 % daarvan vertoont tekenen van de infectie, bij de overige kinderen verloopt deze asymptomatisch.

Als presenterende symptomen staan hepatosplenomegalie, petechiën en geelzucht op de voorgrond. Gehoorverlies is een belangrijk gevolg van een congenitale CMV-infectie. Een ernstig perceptief gehoorverlies komt voor bij circa 30 % van de symptomatische CMV-infecties en bij 10 % van de asymptomatische CMV-infecties, hoewel de ernst van het perceptieve gehoorverlies bij hen milder kan zijn. Vermoedelijk wordt 10–15 % van de vroegkinderlijke slechthorendheid door een congenitale CMV-infectie veroorzaakt.

- **Rubella**

Het rubellavirus wordt aerogeen overgedragen en kan de placentabarrière doordringen. Bij de moeder geeft het vaak weinig klinische verschijnselen. Met name in het eerste trimester is de foetus kwetsbaar voor deze infectie, alhoewel ook bij infecties later in de zwangerschap gehoorverlies voorkomt. Bij het kind kan een rubellavirusinfectie leiden tot het congenitale rubellasyndroom (CRS), bestaande uit perceptieve slechthorendheid, congenitaal cataract of congenitaal glaucoom, en congenitale hartafwijkingen. De prevalentie van congenitale rubella is sinds de invoering van een landelijke vaccinatie sterk afgenomen.

- **Herpes simplex**

Van het herpes-simplex-virus (HSV) worden twee subtypen onderscheiden; HSV-1 en HSV-2. HSV-2 veroorzaakt genitale herpes en kan via intrapartum- of postpartumcontact worden overgedragen. Infectie kan enkele weken post partum leiden tot een meningo-encefalitis met als restverschijnselen onder andere perceptieve doofheid.

- **Toxoplasmose**

Toxoplasmosa gondii is een protozoïsche parasiet die bij katten veel voorkomt en waarvan de oöcyten met name in rauw vlees en in uitwerpselen van katten voorkomen. Infestatie van oöcyten in de placenta leidt tot infectie van de foetus. Ongeveer 75 % van de geïnfecteerde pasgeborenen heeft geen klinische tekenen van infectie, bij de overige bestaan chorioretinitis, hydrocefalus en intracraniële calcificaties bij de geboorte. Bij een bewezen congenitale toxoplasmose-infectie wordt geadviseerd om een behandeling op te starten om de late ontwikkeling van sequellen zoals gehoorverlies tegen te gaan.

- **Congenitale syfilis**

Congenitale syfilis wordt veroorzaakt door transplacentaire overdracht van Treponema pallidum, een spirocheet. Deze kan zich tot in het vijfde decennium manifesteren, onder meer door een perceptief gehoorverlies. Bij een relatief beperkt percentage van de patiënten is het gehoorverlies al bij de geboorte aanwezig, bij een derde manifesteert het gehoorverlies zich vóór het tiende levensjaar en bij de helft in de tweede en derde decennium of zelfs nog later. Het gehoorverlies is bilateraal, vaak plotseling, met een relatief slecht spraakverstaan. Langdurige behandeling met antibiotica in combinatie met corticosteroïden is vaak geïndiceerd.

- **Bof en mazelen**

Het bofvirus wordt aerogeen overgedragen en geeft in 30 tot 40 % van de gevallen de karakteristieke uni- of bilaterale parotitis, maar ook een aseptische meningitis en encefalitis komen voor. Een van de 2000 bofinfecties leidt tot een plotseling perceptief gehoorverlies, waarvan 80 % unilateraal is. Door het algemeen ziek-zijn wordt de doofheid vaak pas later opgemerkt. Met de introductie van het landelijk vaccinatieprogramma tegen het bofvirus is dit gelukkig zeldzaam geworden.

Het mazelenvirus wordt eveneens aerogeen overgedragen en kan leiden tot perceptiedoofheid. Dit kan gebeuren via directe infestatie van de stria vascularis gedurende de viraemie, met als gevolg een infarct in de cochleaire microcirculatie, of deel uitmaken van een mazelenvirus-encefalitis, waarbij meningeale verspreiding via de inwendige gehoorgang van het virus veelal leidt tot destructie van sensorineurale cochleaire structuren. Vaccinatie tegen het mazelenvirus heeft bijgedragen aan een sterke afname van de hierdoor veroorzaakte perceptiedoofheid.

Niet-infectieuze neonatale oorzaken

Perinatale anoxie of hypoxie met een slechte apgarscore kan aanleiding geven tot een perceptief gehoorverlies, mogelijk door beschadiging van de formatio reticularis en de nucleus cochlearis. Ook hyperbilirubinaemie met kernicterus leidt vaak tot beschadiging van de nucleus cochlearis. Uiteraard komen deze factoren meer voor bij kinderen die prematuur geboren zijn, vandaar dat de prevalentie van perceptieve gehoorverliezen op de neonatale intensive care relatief hoog is.

Bacteriële meningitis

Van de meningitiden wordt 80 % veroorzaakt door drie micro-organismen: *Haemophilus influenzae* type B (Hib), *Neisseria meningitidis* en *Streptococcus pneumoniae*. De incidentie van bacteriële meningitis is met de introductie van vaccinaties afgenomen en de mortaliteit is met de introductie van moderne behandelschema's gedaald tot 2 à 3 %. Bij 15 tot 20 % van de gevallen van meningitis treedt echter tevens een labyrintitis op, leidend tot een perceptief gehoorverlies. Dit gehoorverlies is veelal permanent, bilateraal en ernstig. Helaas hebben moderne antibiotische behandelschema's hierop nog geen invloed, wellicht omdat de labyrintitis relatief vroeg in het ziektebeloop optreedt. Als *porte d' entrée* wordt gedacht aan de aqueductus cochlearis en aan de neurale structuren in de inwendige gehoorgang.

De leeftijd van vóórkomen van meningitis is door vaccinatie gestegen, met belangrijke implicaties voor het pre- danwel postlinguaal optreden van het gehoorverlies. *Hemophilus influenzae* type B-meningitis komt het meeste voor op een leeftijd tussen 7 en 12 maanden, wanneer de maternale Hib-antilichamen verdwijnen en er nog geen immuniteit is opgebouwd. Vóór de huidige vaccinatiecampagne veroorzaakte *H. influenzae* 70 % van de meningitiden.

Meningokokken veroorzaakten circa 20 % van de meningitiden, en komen ook op latere leeftijd voor. Pneumokokkenmeningitis veroorzaakte vroeger 13 % van de meningitiden. Dankzij het vaccinatieprogramma is ook de prevalentie van pneumokokkenmeningitis sterk afgenomen. Pneumokokkenmeningitis kent een mortaliteit van 25 %, overlevenden hebben vaak een perceptief gehoorverlies.

Zeldzamer zijn neonatale sepsis en meningitis met groep B-streptokokken en met *Escherichia coli*. Ook deze kunnen aanleiding vormen tot een meningitis en daarmee vaak tot een perceptief gehoorverlies.

Herpes zoster oticus/syndroom van Ramsay-Hunt

Reactivatie van het latent aanwezige varicellazostervirus kan leiden tot *herpes zoster oticus*, een virale labyrintitis waardoor een perceptief gehoorverlies ontstaat. Daarnaast bestaan vaak evenwichtsstoornissen op basis van een ontsteking van het vestibulaire orgaan. Kenmerkend zijn de blaasjes die vaak kortdurend in de concha auris te zien zijn. Kenmerkend is ook een rash van de ipsilaterale voorste farynxboog. De infectie kan ook de nervus facialis aantasten, dan spreekt men van het syndroom van Ramsay-Hunt. Reactivatie van het

Tabel 4.1 De belangrijkste ototoxische stoffen

(zware) metalen	kwik, lood, arseen
koolmonoxide	
salicylaten	
antimalariamiddelen	kinine
aminoglycosidenantibiotica (zowel systemisch als in oordruppels)	(dihydro)streptomycine, neomycine, kanamycine, gentamicine, amikacine, tobramycine
antimitotica	cisplatinum en derivaten
diuretica	furosemide, etarynezuur
chloorhexidine	
alcohol	

varicellazostervirus treedt meestal op bij patiënten met een verzwakte afweer. Behandeling met antivirale middelen en corticosteroïden dient zo spoedig mogelijk gestart te worden. Ook dient een eventuele secundaire bacteriële infectie van de oorschelp te worden behandeld. De functionele prognose is helaas niet gunstig.

Complicatie van otitis media

Bij otitis media acuta kan de bacteriële infectie zich uitbreiden via de ronde en ovale vensters en zodoende een labyrintitis veroorzaken. Antibiotische en chirurgische behandeling is dan geïndiceerd. Een chronische otitis media kan langs dezelfde weg een labyrintitis veroorzaken. Een chronische otitis media met cholesteatoom kan door directe aantasting van het benig labyrintkapsel een sensorieel gehoorverlies, al dan niet in combinatie met evenwichtsstoornissen veroorzaken.

Toxische beschadigingen

Het binnenoor is relatief gevoelig voor exogene en endogene toxische beschadiging (tab. 4.1).

Aminoglycosidenantibiotica hebben een ototoxisch effect. Als de serumconcentratie boven een bepaalde grens komt, treedt beschadiging op van het metabolisme van de haarcellen van het binnenoor. Deze sterven daardoor af. Sommige aminoglycosidenantibiotica hebben meer affiniteit met vestibulaire haarcellen, zoals gentamicine, tobramicine en streptomicine, terwijl andere, zoals neomicine, kanamicine en amikacine, eerder cochleotoxisch zijn. Aminoglycosidenantibiotica worden renaal uitgescheiden zodat vooral patiënten met een verminderde nierfunctie risico lopen op beschadiging van hun gehoor en evenwichtsorganen. Gehoorbeschadiging treedt het eerst op in het basale deel van de cochlea, zodat bij systemische behandeling een hoogfrequent perceptief gehoorverlies optreedt.

Een mutatie op 1555 A-G in het mitochondriale 12S-ribosomale RNA leidt tot een veel grotere gevoeligheid voor aminoglycosidenototoxiciteit en komt bij 17 % van de gevallen van door aminoglycoside geïnduceerde gevallen van gehoorverlies voor.

Tabel 4.2 Intensiteit van in het dagelijks leven veelvoorkomende geluiden in dB

0	normale drempel 1000 Hz
30	stille kamer
60	tweegesprek
80	receptie
85	grens lawaaibeschadiging
100	popconcert
110	drilboor
120	pijngrens geweerschot
140–160	straalmotor

Antibiotica in oordruppels

Een aantal oordruppels die gebruikt worden in de behandeling van een loopoor bevat antibiotica die via diffusie door het ronde of ovale venster potentieel binnenoorschade kunnen veroorzaken, zoals aminoglycosiden, neomycine, tobramycine en dergelijke. Bij een ontstoken oor moeten we er echter van uitgaan dat de middenoormucosa verdikt is en dat het risico op ototoxische beschadiging via diffusie niet groot is. Anderzijds zijn er actueel wel alternatieven, namelijk de quinolones, die niet ototoxisch zijn en in de meeste gevallen werkzaam zijn bij een loopoor. Het gebruik van potentieel ototoxische oordruppels moet dan ook zo veel mogelijk worden vermeden.

Lisdiuretica, zoals furosemide, hebben een ototoxisch effect, indien te hoog gedoseerd, maar ook bij een normale dosis indien gecombineerd met aminoglycosiden. Zij grijpen aan op de enzymsystemen van de stria vascularis en verlagen de endocochleaire potentiaal. Het gehoorverlies is vaak reversibel.

Salicylaten zoals acetylsalicylzuur kunnen in hoge dosis leiden tot een gedeeltelijk reversibel perceptief gehoorverlies en tinnitus. Het werkingsmechanisme is vergelijkbaar met dat van de lisdiuretica.

Cisplatinum is een veel toegepast chemotherapeuticum met cochleotoxische en vestibulotoxische eigenschappen, waarbij initieel een hoogfrequent perceptief gehoorverlies optreedt door aantasting van de basale buitenste haarcellen, hetgeen progressief is in ernst en omvang. Er zijn aanwijzingen dat blootstelling aan hard geluid tijdens een cisplatinumbehandeling dit effect versterkt.

Lawaaibeschadiging

Naast de leeftijdsgerelateerde slechthorendheid is lawaai een belangrijke oorzaak van perceptieslechthorendheid in onze maatschappij (tab. 4.2). Blootstelling aan hard geluid gedurende een bepaalde tijd leidt tot gehoorbeschadiging en tinnitus. Deze beschadiging is cumulatief: hoe langer de blootstelling en hoe harder het geluid, des te erger de gehoorschade. Het beschadigingspatroon hangt af van de frequentie-inhoud (hoogfrequent geluid is schadelijker), de geluidsintensiteit (luidheid), de duur van de blootstelling en de gevoeligheid voor beschadiging.

Een intens hard geluid van korte duur, zoals een geweerschot van meer dan 140–160 dB(A), kan onmiddellijk een ernstige en permanente gehoorbeschadiging tot gevolg hebben. Dit noemt men een akoestisch trauma. Het directe mechanische effect kan vrijwel iedere structuur in het oor vernielen, van trommelvlies en gehoorbeentjes tot het orgaan van Corti. Blootstelling aan een wat minder hard geluid leidt vaak tot een tijdelijke verlaging van de gehoordrempel (*temporary threshold shift*, TTS), meestal gelegen tussen 3000 en 6000 Hz met een kenmerkende drempelverhoging in het audiogram. Duurt de blootstelling langer, dan wordt deze gehoorbeschadiging permanent. Te denken valt aan popconcerten en koptelefoons, waarbij de intensiteit boven de 105 tot 115 dB(A) is gelegen, maar ook langduriger blootstelling aan een intensiteit van 80 dB blijkt al een dergelijke beschadiging te veroorzaken.

De buitenste haarcellen zijn het meest gevoelig voor lawaaibeschadiging. Men treft vaak disruptie van intracellulaire organellen aan, zoals het endoplasmatisch reticulum, lysosomen, celkern en mitochondriën. Ook treedt een verlies van stereocilia op. Degeneratie van deze beschadigde haarcellen leidt weer tot verval van de betrokken gehoorzenuwen, met gevolgen voor de centrale auditieve verbindingen. Bij een TTS vindt men zwelling van haarcellen en onderliggende zenuwuiteinden, die reversibel is na rust in een stille omgeving.

Symptomen

Een lawaaibeschadiging wordt bemerkt door gehoorverlies, met name voor de hoge tonen, en oorsuizen, veelal fluitend van karakter. Het otoscopisch onderzoek is veelal normaal. Bij toonaudiometrie wordt een hoogfrequent perceptief gehoorverlies gemeten. In het beginstadium is vaak sprake van een dipvormig gehoorverlies, hetgeen vrij specifiek voor een lawaaibeschadiging is. Deze dip wordt gevonden tussen 4000 en 6000 Hz. In een later stadium worden ook de midden- en lage frequenties aangetast. Er bestaat een sterke recruitment (verstoring van de luidheidsperceptie en verstaanbaarheid), waardoor het spraakverstaan relatief ernstig is gestoord.

> **Casus**
>
> Hans, 43 jaar, leraar gymnastiek op een middelbare school, kan zijn leerlingen tijdens de les moeilijk verstaan en vindt hard geluid uiterst onaangenaam. Bovendien wordt hij 's nachts uit de slaap gehouden door een hinderlijke fluittoon in beide oren. Het otoscopisch onderzoek is normaal. Hij heeft een dip in het toondrempelaudiogram rond de 4 kHz van 50 dB. Het spraakverstaan is verminderd tot maximaal 85 % bij 75 dB, maar als het geluid luider wordt neemt dat snel af. Bij navraag blijkt Hans kenner en fervent liefhebber te zijn van heavy metal-muziek en heeft hij in de loop der jaren aanzienlijke lawaaiblootstellingen doorstaan. Hoortoestelaanpassing verloopt helaas niet succesvol. Uiteindelijk wordt in samenspraak met de bedrijfsarts aangepast werk gevonden.

Behandeling

Korte tijd na lawaaibeschadiging kan rust in een geluidsarme omgeving tot een zekere mate van spontaan herstel leiden. Medicamenteuze behandeling heeft tot nu toe geen bewezen gunstig effect. Het succes van hoortoestelaanpassing is, door het verminderd spraakverstaan, beperkt. De nadruk dient te liggen op preventie. In de arbeidshygiënische sfeer betreft dit systematische vermindering aan lawaaiblootstelling, het dragen van gehoorbescherming, het invoeren van blootstellingvrije intervallen tijdens het werk en audiometrische controle van het personeel. Daarnaast wordt veel moeite gedaan om jongeren voor te lichten over de risico's van lawaaibeschadiging.

Mechanisch trauma

Commotio en contusie van het labyrint

Schedeltrauma en explosies leiden tot kortdurende heftige bewegingen van het vliezige labyrint ten opzichte van het benige labyrint. Hierdoor kan verscheuring van structuren, bloeding of oedeem ontstaan. Men spreekt, afhankelijk van de ernst, van commotio of contusio labyrinthi. Het labyrint aan de getroffen kant is meestal het ernstigst aangetast, maar door de *contrecoup* kan ook het contralaterale labyrint worden aangedaan. De initiële klachten bestaan uit een perceptief gehoorverlies, tinnitus en duizeligheid. Enig spontaan herstel treedt vaak op. Op den duur kan, waarschijnlijk secundair aan ischemie van de statolietorganen, een benigne paroxysmale positieafhankelijke duizeligheid (BPPV) ontstaan.

Schedelbasisfractuur

Als gevolg van een schedeltrauma kan een fractuur van het os temporale ontstaan, waarbij de fractuurlijn door de squama temporalis, het mastoïd en middenoor loopt. Als de breuk naast het os temporale ook door het os petrosum loopt, spreekt men van een schedelbasisfractuur. De breuklijn kent een per geval wisselend beloop, maar er worden twee hoofdvormen onderscheiden: lengtefracturen en dwarsfracturen. Zowel het middenoor, binnenoor als de n.facialis kunnen betrokken zijn. Bij de *lengtefractuur* bestaat meestal verlies aan cerebro spinaal vocht en bloeding uit het oor. Deze fractuur is het gevolg van zijdelings inwerkend geweld en wordt ongeveer vier maal zo vaak gezien als de dwarsfractuur. Bij de *dwarsfractuur* zien we geen liquorroe en bloeding uit het oor.

- **Klinisch onderzoek**

Het verloop van de schedelbasisfractuur zal via een CT-onderzoek worden vastgesteld. Daarnaast dient, indien de algemene en de neurologische toestand dit toestaat, de n.facialisfunctie zo spoedig mogelijk te worden onderzocht. Als de n.facialis meteen na het trauma nog functioneert maar pas later uitvalt, is er waarschijnlijk sprake van inklemming door zwelling en kan worden afgewacht. Als de zenuwfunctie meteen na het trauma is uitgevallen, dan is een zenuwruptuur of afknelling waarschijnlijk en moet een zenuwdecompressie of -reconstructie worden overwogen. Vervolgens dient, indien mogelijk, de gehoorfunctie te worden onderzocht door middel van de stemvorkproeven volgens Weber en Rinne, en dient men een vestibulaire uitvalsnystagmus te objectiveren door inspectie van de ogen of, indien dat niet mogelijk is, door palpatie van de gesloten oogleden, zodat de nystagmus voelbaar is.

- **Therapie**

Initieel wordt bij een schedelbasisfractuur vrijwel altijd afgewacht en geobserveerd, tenzij de n.facialis onmiddellijk na het trauma is uitgevallen. Liquorroe en bloeding uit het oor stoppen vrijwel altijd spontaan, een hematotympanum resorbeert meestal na enkele weken. Dan kan worden beoordeeld of herstel van een geluxeerde gehoorbeenketen nodig is. Ten aanzien van de binnenoorlaesie is geen specifieke behandeling mogelijk.

Labyrintvensterruptuur

Een labyrintvensterruptuur of perilymfefistel kan ontstaan ten gevolge van intracraniële drukverhoging, zoals bij persen, bij een schedeltrauma, of door overdruk in het middenoor, bijvoorbeeld door neussnuiten, duiken of vliegen, een ontploffing. Patiënten die vroeger een stapedotomie hebben ondergaan, hebben een verhoogd risico op een perilymfelek. Ook een klap op het oor of insertie van een vreemd lichaam (zoals een wattenstokje) kan de stapesvoetplaat fractureren of luxeren en daarmee een perilymfelek geven. Veelal treedt, behalve het lek via de ronde of ovale vensternis, elders in het binnenoor een ruptuur op van een van de binnenoormembranen. Afhankelijk van de omvang van de perilymfelekkage leidt dit tot een matig tot ernstig perceptief gehoorverlies en veelal ook tot evenwichtsklachten en tinnitus. Alhoewel een perilymfelek soms spontaan kan genezen, wordt in het algemeen zo spoedig mogelijk besloten tot een middenoorexploratie met het afsluiten van het lek. Hierdoor is de kans op behoud van de functie van het binnenoor het grootst. Het vermoeden op een perilymfefistel kan op grond van anamnese, otoscopie (veelal normaal!) en stemvorkproeven worden bevestigd en is reden voor een spoedverwijzing naar de kno-arts. Indien de perilymfefistel langer dan 24 uur bestaat, is de prognose met betrekking tot gehoorherstel ongunstig.

Presbyacusis

Definitie

Presbyacusis is een langzaam progressief perceptief gehoorverlies dat toeneemt met de leeftijd en leidt tot een bemoeilijkt spraakverstaan, vooral in situaties met veel achtergrondlawaai. Het gehoorverlies is symmetrisch.

Ongeveer 40 % van de populatie boven de 75 jaar heeft presbyacusis. Mannen zijn in het algemeen eerder en ernstiger aangedaan dan vrouwen, maar mogelijk betreft het hier een verschil in blootstelling aan exogene factoren. Het gehoorverlies betreft initieel de hogere frequenties, later worden alle frequenties aangedaan.

Etiologie

Het gehoorverlies dat optreedt op oudere leeftijd is een resultante van de fysiologische veroudering en de inwerking van exogene factoren, zoals lawaai, doorgemaakte otitiden en bijvoorbeeld ototoxiciteit. Bij de etiologische beschouwing van presbyacusis worden deze exogene factoren buiten beschouwing gelaten.

Aan het ontstaan van presbyacusis dragen enerzijds een erfelijke aanleg en anderzijds degeneratieve processen bij. De eerste genen die hierbij betrokken zijn, zijn al herkend. Deze degeneratie treedt bijvoorbeeld op ten gevolge van een verminderde doorbloeding, een afname van neurotransmitters, een intracellulaire ophoping van katabolieten, of mitochondriale DNA-deleties. Iedere factor leidt tot een verschillend histologisch beschadigingspatroon van het binnenoor, en deze verschillen uiten zich in een ander frequentiedomein en in een verschillende spraakverstaanvaardigheid. Atrofie van het orgaan van Corti in de basale windingen leidt bijvoorbeeld vaak tot een hoogfrequent perceptief gehoorverlies met initieel nog een redelijke spraakdiscriminatie. Atrofie van het spirale ganglion en van de neuronen van de gehoorzenuw leiden bijvoorbeeld tot een meer aflopend gehoorverlies en een slechte spraakdiscriminatie. Atrofie van de stria vascularis en verstijving van de cochleaire membranen leiden tot een vlak gehoorverlies en een licht verminderde spraakdiscriminatie. Combinaties van alle mogelijkheden zijn mogelijk. Daarnaast spelen uiteraard ook de otologische voorgeschiedenis, de genetische predispositie en de mate van lawaaiblootstelling in het verleden een rol.

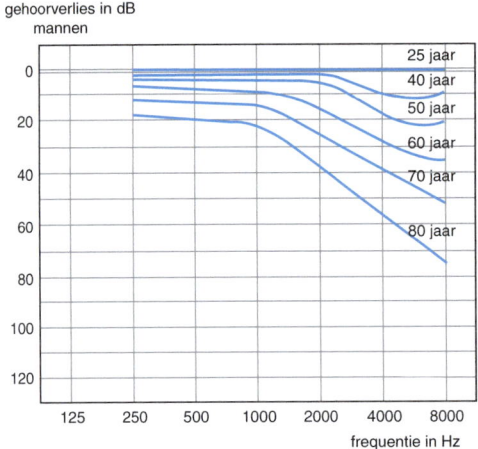

◘ Figuur 4.1 Presbyacusis; gemiddeld perceptief gehoorverlies in relatie tot de leeftijd bij mannen

Onderzoek

Bij otoscopie worden in het algemeen geen afwijkingen gevonden. Soms ziet men een wat toegenomen verkalking van de annulus fibrosus (arcus senilis) alsmede een lichte fibrosering van het trommelvlies. Bij toondrempelaudiometrie wordt meestal een tweezijdig perceptief gehoorverlies gemeten met een aflopende curve, maar ook andere vormen zijn mogelijk (◘ fig. 4.1). Het spraakaudiogram laat een verschuiving van de curve zien die overeenkomt met het gemiddelde gehoorverlies in de middenfrequenties van het audiogram. De curve loopt wat minder stijl en meestal wordt het maximum niet gehaald; er is een discriminatieverlies met verminderd spraakverstaan als gevolg.

Behandeling

Gehoorrevalidatie kan plaatsvinden door aanpassing van een hoortoestel. In het algemeen geeft binaurale gehoorrevalidatie betere resultaten dan monoaurale hoortoestelaanpassing. Het type en de instelling van het hoortoestel is afhankelijk van de ernst van het gehoorverlies en van de resterende spraakverstaanvaardigheid, maar ook van de vitaliteit, manuele vaardigheid en wensen van betrokkene. Men kan zelf de communicatie met slechthorenden vergemakkelijken door niet te luid en niet te snel te spreken, en duidelijk te articuleren. Tevens levert voor de meeste slechthorenden het kunnen zien van lipbewegingen ook een bijdrage in het kunnen verstaan. Naast het aanpassen van een hoortoestel wordt soms ook hoortraining gegeven.

4.3 Brughoektumor (schwannoom van de n. vestibularis)

De hoek die gevormd wordt door de hersenstam (pons) en het cerebellum wordt wel de cerebellopontiene hoek of brughoek genoemd. Aan de voorzijde is deze ruimte begrensd door het os petrosum. Hier treft men de inwendige gehoorgang aan met daarin de n. vestibularis superior en inferior, de n. facialis en de n. cochlearis, in hun verloop naar de hersenstam. In deze ruimte, die normaliter gevuld is met liquor, kunnen tumoren ontstaan die door compressie van de achtste hersenzenuw of de vascularisatie van het binnenoor aanleiding geven tot een ipsilateraal perceptief gehoorverlies en uitval van het evenwichtsorgaan.

In verreweg de meeste gevallen betreft het een schwannoom van de n.vestibularis superior of inferior. Zelden gaat het schwannoom uit van de n.cochlearis of de n.facialis. Differentiaaldiagnostisch dient het schwannoom te worden onderscheiden van het meningeoom, van het primair congenitaal cholesteatoom en van de arachnoïdale cyste. In het algemeen treft men het schwannoom unilateraal aan, zelden bilateraal. Een bilateraal vestibulair schwannoom is kenmerkend voor neurofibromatose type 2. Vaak zijn daarbij ook andere intracraniële of spinale tumoren aanwezig.

Met geavanceerde afbeeldingstechnieken wordt het schwannoom van de brughoek bij circa 2 per 10.000 personen gevonden. Detectie betekent niet automatisch direct behandeling.

Symptomen

Het gehoorverlies is kenmerkend unilateraal, met een typisch relatief sterk verminderd spraakverstaan in verhouding tot de gemeten toondrempel. In circa 2 % van de gevallen is het gehoorverlies plotseling. Evenwichtsklachten staan niet op de voorgrond; door de langzame uitval van de evenwichtsfunctie aan de aangetaste zijde kan ongemerkt een goede centrale compensatie optreden. Wel hebben patiënten vaak moeite met het bewaren van het houdingsevenwicht bij het maken van snelle draaibewegingen van het hoofd in de richting van het uitgevallen evenwichtsorgaan. Meestal gaat het gehoorverlies gepaard met oorsuizen. Een aangezichtsverlamming door compressie van de n.facialis is echter zeldzaam. Kennelijk is het motorische gedeelte van de zenuw goed bestand tegen rek en druk. Wel valt vaak het sensibele deel van de n.facialis uit, hetgeen zich uit door een verminderde sensibiliteit in een deel van de concha van de oorschelp (symptoom van Hitselberger).

Als de tumor in grootte toeneemt, kan de n.trigeminusfunctie veranderen; zowel gevoelsstoornissen van het gelaat als neuralgiforme pijn komen hierbij voor. De corneareflex is dan verminderd. Compressie van het cerebellum kan ataxie veroorzaken. Door compressie van de hersenstam treden vaak loopstoornissen en obstructie van de liquorcirculatie op, ter hoogte van de vierde ventrikel, met als gevolg hydrocefalus, intracraniële drukverhoging, coma en dood.

De meeste patiënten presenteren zich echter met een unilateraal perceptief gehoorverlies als de tumor nog klein is.

Diagnostiek

Unilateraal gehoorverlies is de meest frequente primaire klacht. Het gehoor gaat meestal progressief achteruit. Soms treedt een plots gehoorverlies op. Bij een asymmetrisch perceptief gehoorverlies groter dan 15 dB over drie octaafstappen in het audiogram dient beeldvormend onderzoek van de brughoek door middel van MRI plaats te vinden.

Bij evenwichtsonderzoek wordt meestal een verminderde calorische prikkelbaarheid van het laterale halfcirkelvormige kanaal gevonden. Een uitvalsnystagmus ontbreekt meestal als gevolg van de langzame uitval.

> **Casus**
>
> Elizabeth, een 33-jarige overigens gezonde vrouw, ziet u eigenlijk weinig in de praktijk. Een drietal jaar geleden heeft zij een periode van draaiduizeligheid gehad, geduid als neurinitis vestibularis. Sindsdien is zij wat instabiel gebleven, met name bij snelle hoofdbewegingen. De laatste tijd merkt zij dat telefoneren met het rechteroor moeilijker gaat. Ze moet het toestel links gebruiken, dan lukt het wel.
> Bij otoscopie ziet u een normaal trommelvliesbeeld. De stemvorkproef volgens Weber lateraliseert naar links. Een toondrempelaudiogram toont een gehoorverlies van 80 dB rechts, met een maximaal spraakverstaan van 15 % bij 110 dB. Een MRI van de brughoek toont een brughoekproces rechts met een diameter van 23 mm. Na een halfjaar wordt de MRI herhaald en is de tumor gegroeid tot 26 mm. Er wordt besloten tot een translabyrintaire excisie. Er blijkt sprake te zijn van een schwannoom. De operatie verloopt ongecompliceerd. Om de doofheid rechts op te vangen, wordt een proef gedaan met een botverankerd hoortoestel (BAHA) achter het rechteroor, waarbij het geluid wordt doorgegeven naar het nog goed werkende linkeroor.

Behandeling

Er bestaan drie behandelopties van het n.vestibularis-schwannoom.
1. Een *wait and scan*-benadering; het groeipatroon van het n.vestibularis-schwannoom blijkt onvoorspelbaar te zijn. Niet alle schwannomen groeien, en om alleen die tumoren te behandelen die groeien, kiest men initieel nogal eens voor een afwachtend beleid. De MRI wordt dan herhaald met intervallen van 0,5 jaar, 1 jaar en ten slotte om de 2 jaar.
2. Een radiotherapeutische behandeling; met stereotactische radiotherapie kan de tumor nauwkeurig bestraald worden, terwijl daarbij de omgevende structuren in het algemeen gespaard blijven. De complicaties van deze behandeling lijken vergelijkbaar te zijn met die van chirurgie, maar uiteraard is de behandeling zelf minder belastend. Het eventueel nog aanwezige restgehoor kan althans regelmatig tijdelijk gespaard blijven. De tumor blijft gelijk in grootte of krimpt iets in meer dan 90 % van de gevallen. MRI-follow-up blijft echter levenslang nodig. Onzeker is nog of op de zeer lange termijn nadelige effecten optreden, zoals maligne ontaarding van het schwannoom.
3. Een chirurgische behandeling; excisie van de tumor kan langs verschillende routes plaatsvinden. Bij kleine, intracanaliculair gelegen tumoren, met nog een goed gehoor, kan men kiezen voor verwijdering via de middelste schedelgroeve: de *middle fossa approach*. Hierbij lukt het om het restgehoor te sparen in circa 50 % van de gevallen. Bij grotere tumoren, met een slecht gehoor, kan gekozen worden voor een translabyrintaire benadering. Hierbij wordt het evenwichtsorgaan verwijderd via een mastoïdectomie, waarna de inwendige gehoorgang en de achterste schedelgroeve bereikbaar worden. Ten slotte kan de brughoek benaderd worden langs suboccipitale (of retrosigmoidale) weg, waarbij vaak enige tractie op het cerebellum onvermijdelijk is en de inwendige gehoorgang minder goed te overzien is. Bij zeer grote tumoren is langs deze route de hersenstam gemakkelijker te visualiseren.

Het belangrijkste risico van de heelkundige behandeling van brughoektumoren betreft, naast uitval van de binnenoorfunctie, het functieverlies van de n.facialis. De kans op deze complicatie neemt sterk toe als de tumor in grootte toeneemt. Bij zeer grote tumoren wordt daarom soms gekozen voor een incomplete resectie in combinatie met stereotactische radiotherapie.

4.4 Plotseling perceptief gehoorverlies

Definitie

Plotseling perceptief gehoorverlies wordt gedefinieerd als een perceptief gehoorverlies van ten minste 30 dB dat binnen 24 uur ontstaat over ten minste drie octaafstappen in het standaard toonaudiogram. De incidentie bedraagt 1 op de 10.000 personen per jaar. Er is geen voorkeur voor leeftijd of geslacht. Het gehoorverlies is meestal unilateraal. Bilateraal plotseling perceptief gehoorverlies komt ook voor, maar is dan meestal onderdeel van een systeemziekte. Een recidief plotseling perceptief gehoorverlies komt zelden voor en suggereert het bestaan van een andere aandoening, bijvoorbeeld een endolymfatische hydrops of een verwijd vestibulair aquaduct (EVA-syndroom). Plotselinge verslechtering van een preëxistent perceptief gehoorverlies wordt niet tot plotseling perceptief gehoorverlies gerekend.

Klinische verschijnselen

De ernst van het plotseling gehoorverlies varieert van een volledige perceptiedoofheid tot een beperkt gehoorverlies over een beperkt frequentiebereik. In 30 tot 40 % van de gevallen valt naast het gehoor ook het evenwichtsorgaan (gedeeltelijk) uit en bestaan er naast klachten van gehoorverlies, tinnitus en een drukgevoel op het oor tevens draaiduizeligheidsklachten. In de helft tot twee derde van de gevallen treedt in meer of mindere mate een herstel op van het gehoor. Bij forse verliezen leidt dit echter slechts in een minderheid van de gevallen tot een bruikbaar gehoor.

Differentiaaldiagnose

Casus

Kenneth, 27 jaar en actief marathonloper, heeft opgemerkt dat hij met zijn linkeroor plotseling veel minder goed hoort. Daarnaast is er een hinderlijke brom, afgewisseld met een fluitende ruis in het oor aanwezig. Hij ervaart een vervelend, misschien licht pijnlijk gevoel rond het oor. Het evenwicht is goed.
Bij otoscopisch onderzoek vindt u niets bijzonders. De proef van Weber lateraliseert naar rechts. Het audiogram toont een perceptief gehoorverlies van 60 dB met een discriminatieverlies van 50 % aan het linkeroor. De MRI van de brughoek, die snel gemaakt kon worden (patiënt is zeer ongerust), is gelukkig normaal. U behandelt hem met prednisolon gedurende een week. Daarop lijkt het gehoor terug te komen en vermindert de tinnitus. Het bloedonderzoek toont een positieve IgM-serologie voor *Borrelia burgdorferi*. Deze wordt aanvullend antibiotisch behandeld. Het controleaudiogram na vier weken toont een weer vrijwel normale gehoordrempel en de klachten zijn verdwenen.

Uitvoerige evaluatie leidt bij ongeveer 10 % van de patiënten tot het diagnosticeren van een onderliggend ziektebeeld. Bij de overige gevallen spreekt men van idiopathisch plotseling perceptief gehoorverlies. De mogelijke onderliggende ziektebeelden worden onderverdeeld in infectieuze processen, neoplasmata, doorbloedingsstoornissen, systeemziekten, neurologische aandoeningen en externe oorzaken.

Virusinfecties met virussen uit de herpesfamilie, zoals herpessimplex-, varicellazoster-, cytomegalovirus en het Epstein-Barrvirus maar ook het mazelen-, influenza- en rubellavirus en de hepatitisvirussen hebben alle bewezen te kunnen leiden tot plotseling perceptief gehoorverlies.

In toenemende frequentie komen infecties met *Borrelia burgdorferi* (ziekte van Lyme) voor, waarbij het gehoorverlies nogal eens plotseling en bilateraal is. *Treponema pallidum*-(lues)infecties zijn daarentegen zeldzamer geworden.

Neoplasmata van het rotsbeen, inwendige gehoorgang of achterste schedegroeve zijn in 1 tot 2 % van de gevallen verantwoordelijk voor het plotseling gehoorverlies. Het eerder beschreven n.vestibularis-schwannoom kan zich presenteren als een plotseling gehoorverlies, vandaar de vroeger gebruikte benaming 'acousticus neurinoom'. Ook andere neoplasmata, zoals primaire hersentumoren en metastasen, en het plasmocytoom kunnen zich als plotseling gehoorverlies manifesteren.

Doorbloedingsstoornissen van het binnenoor kunnen optreden ten gevolge van micro-emboliëen, trombose, hyperviscositeit, stollingsstoornissen of bloedingen. Plotseling perceptief gehoorverlies wordt gezien na hartoperaties en andere operatieve ingrepen, waarbij micro-emboliëen worden verondersteld verantwoordelijk te zijn voor het gehoorverlies. Ook hypercoagulabiliteit, zoals gevonden wordt bij onder andere Waldenströms macroglobulinemie en leukemie, kan leiden tot plotseling perceptief gehoorverlies. Vasculitiden, zoals de ziekte van Buerger, polyarteritis nodosa, de ziekte van Wegener en arteritis temporalis kunnen leiden tot plotseling perceptief gehoorverlies. Systeemziekten die zich kunnen presenteren met plotseling perceptief gehoorverlies zijn onder andere lupes erythematosus, sarcoïdose, diabetes mellitus, colitis ulcerosa en het syndroom van Cogan.

Neurologische aandoeningen die zich presenteren als plotselinge doofheid zijn meningitis, multipele sclerose, ischemie van de pons en carcinomateuze encefalopathie. Als externe oorzaak van plotseling perceptief gehoorverlies dienen ototoxische medicatie en trauma te worden uitgesloten. Ten slotte dient een niet-organische oorzaak van het gehoorverlies te worden uitgesloten.

Idiopathisch plotseling perceptief gehoorverlies

Bij de meeste patiënten met een plots gehoorverlies zal de oorzaak van het gehoorverlies onbekend blijven. Men spreekt dan van een idiopathisch plotseling perceptief gehoorverlies. Voor deze groep patiënten worden drie mogelijke oorzaken verondersteld: een subklinische virale infectie, een cochleaire doorbloedingsstoornis of een intracochleaire membraanruptuur. Geen van deze hypothesen kan het klinische beloop van idiopathisch plotseling perceptief gehoorverlies volledig verklaren.

Aan een subklinische virale infectie als oorzaak van idiopathisch plotseling perceptief gehoorverlies wordt gedacht omdat het klinische beloop, en met name het partiële spontane herstel, lijkt op het beloop van een virale labyrintitis. Ook wordt vaak de analogie met *Bell's palsy* getrokken. Virusserologisch onderzoek toont echter niet altijd seroconversie aan voor een van de veronderstelde verwekkers. Histopathologisch onderzoek van het binnenoor van patiënten die in de loop van hun leven een idiopathisch plotseling perceptief gehoorverlies hebben doorgemaakt, lijkt echter sterk op de beschadiging zoals die wordt gevonden bij een virale labyrintitis.

Aan een doorbloedingsstoornis als oorzaak voor idiopathisch plotseling perceptief gehoorverlies wordt vaak gedacht door het plotselinge begin, dat vergelijkbaar is met andere cerebrovasculaire incidenten. De arteria cochlearis is een eindarterie en occlusie leidt tot plotseling, totaal en irreversibel gehoorverlies. Bij een occlusie van de arteria cerebellaris anterior inferior (AICA) treden ook andere neurologische verschijnselen op. Toch hebben verschillende onderzoekers een verminderde bloeddoorstroming van de cochlea vastgesteld. Verondersteld wordt dat deze het gevolg is van een viraal ontstekingsproces en dat zodoende een combinatie met de virale hypothese het idiopathisch plotseling perceptief gehoorverlies verklaart.

Membraanrupturen en perilymfefistels worden als derde verklaring genoemd voor idiopathisch plotseling perceptief gehoorverlies. Deze treden meestal op als gevolg van externe drukfluctuaties, zoals duiken en vliegen. Verondersteld wordt dat een tweede membraanruptuur in het membraan van Reissner, naast de perilymfefistel in de ovale of ronde vensternis, leidt tot vermenging van peri- en endolymfe, en tot een gehoorverlies rond deze ruptuur. Als deze ruptuur sluit zou het gehoor weer kunnen verbeteren. Ook spontane perilymfefistels zijn gerapporteerd, maar komen zelden voor. Middenoorexploratie bij idiopathisch plotseling perceptief gehoorverlies wordt dan ook zelden verricht.

Diagnostiek

De vermelde oorzaken van plotseling gehoorverlies kunnen bijna alle worden uitgesloten door een zorgvuldig uitgevoerd klinisch onderzoek. De meeste kno-artsen hanteren een diagnostisch protocol bij patiënten met een plotseling perceptief gehoorverlies. Dit protocol omvat een zorgvuldige anamnese, kno-onderzoek, stemvorkproeven, audiometrie en beeldvormend onderzoek (MRI) van het binnenoor en de inwendige gehoorgang. Laboratoriumonderzoek vindt op indicatie plaats indien de anamnese aanleiding geeft voor het vermoeden van een infectieuze oorzaak, maar toont zelden afwijkingen.

Behandeling

Behandeling van plotseling perceptief gehoorverlies is in eerste instantie gericht op de onderliggende oorzaak. Is er sprake van idiopathisch perceptief gehoorverlies, dan wordt in het algemeen behandeld met corticosteroïden. Het aantal patiënten dat daarmee herstelt, en de mate waarin het gehoor herstelt, is iets hoger dan het spontane herstelpercentage. Wel geldt: hoe eerder behandelen, hoe beter de prognose. Het starten van orale behandeling later dan tien dagen na het ontstaan van het gehoorverlies is zinloos. Soms wordt als laatste redmiddel dan nog een intratympane behandeling met dexamethason gegeven, met een beperkte klinische respons.

Naast corticosteroïden zijn vele andere behandelmodaliteiten geprobeerd bij idiopathisch plotseling perceptief gehoorverlies, waarvan een groot aantal zorgvuldig is geëvalueerd. Tot nu toe is daarmee de prognose niet verbeterd.

4.5 Oorsuizen tinnitus

Definitie

Oorsuizen of tinnitus is afgeleid van het Latijnse 'tinnere' = klinken. Er wordt een zeer hinderlijk verschijnsel mee bedoeld, waarbij geluiden worden waargenomen door het oor zonder dat er een externe geluidsbron voor bestaat. Men onderscheidt een aantal vormen.
- *Fysiologische* tinnitus. In een volledig stille kamer kunnen de meeste mensen geluiden afkomstig van fysiologische lichaamsprocessen horen, zoals de bloedsomloop en de ademhaling. Ook de spontane ontlading (ruststimulatie) van het orgaan van Corti veroorzaakt een fysiologische ruis. Normaal is er zelfs in een zeer rustige omgeving altijd wel een achtergrondgeluidsniveau van ongeveer 25 à 30 dB en dan vallen deze geluiden weg. Tinnitus wordt een symptoom als het geluidsniveau boven deze drempel uitkomt.
- *Subjectieve* tinnitus. Het geluid wordt in het hoofd of het oor van betrokkene waargenomen, maar niet door de onderzoeker. Er ligt geen externe geluidsstimulus ten grondslag aan het gehoorde geluid. Het geluid kan bijvoorbeeld piepend, ronkend of fluitend van karakter zijn. Dit is de meest voorkomende vorm van tinnitus.
- *Objectieve* tinnitus. Het geluid wordt door de patiënt en ook door de onderzoeker waargenomen, bijvoorbeeld via een microfoontje, of de stethoscoop volgens Toynbee, in de gehoorgang. Vaak is het geluid pulserend of klikkend van karakter. Bekende oorzaken van objectieve tinnitus zijn bijvoorbeeld intracraniële arterioveneuze malformaties, glomustumoren, voortgeleide geruisen uit een arteriosclerotisch vernauwde arterie of een myoclonus van het palatum.

Prevalentie

Tinnitus komt veel voor. Van de volwassenen heeft 15 tot 30 % er op een bepaald moment in hun leven last van, en tussen de 0,5 en 2,4 % in zeer ernstige mate. Tinnitus komt vaak in samenhang met gehoorverlies voor, zodat de prevalentie met het stijgen van de leeftijd toeneemt.

Pathogenese

Alhoewel tinnitus vaak gepaard gaat met gehoorverlies is het niet mogelijk gebleken om een universeel histopathologisch substraat of een pathofysiologisch mechanisme in de cochlea te onderscheiden. Ook patiënten zonder werkende cochlea hebben vaak ernstige tinnitus. Tegenwoordig wordt verondersteld dat het auditieve systeem op verschillende niveaus betrokken is bij de pathogenese van tinnitus. Abnormale neuronale excitatie speelt hierbij een belangrijke rol. Deze kan worden veroorzaakt door een niet-synaptische excitatie van naastgelegen zenuwvezels, leidend tot een synchronisatie van ontladingen, of door een spontane overvloedige influx van kalium- en calciumionen in de haarcellen, leidend tot een spontane synchrone ontlading.

Daarnaast bestaat een scala van ooraandoeningen en systeemziekten waarbij tinnitus als begeleidend verschijnsel optreedt. Tinnitus is een symptoom dat op de voorgrond staat bij de volgende aandoeningen:

- Vaattumoren van het oor, zoals het glomus tympanicum, glomus jugulare en hemangiomen, hebben tinnitus als belangrijk of presenterend symptoom. De tinnitus is meestal polssynchroon en pulserend van karakter.
- Vasculaire malformaties, zoals stenose, aneurysma en voortgeleide hartgeruizen, leiden vaak tot turbulentie en daarmee tot een polssynchrone, pulserende ruis.
- Arterioveneuze shunts komen met name tussen takken van de arteria occipitalis en de sinus transversus voor, en geven een polssynchrone laagfrequente ruis.
- Idiopathische benigne intracraniële hypertensie veroorzaakt een vergelijkbaar laagfrequent geruis, maar gaat vaak gepaard met hoofdpijn en tijdelijke veranderingen van de visus.
- Spontane spieractiviteit; de palatale myoclonus wordt gehoord als het snel ritmisch klikken van de buis van Eustachius als deze wordt geopend door onwillekeurige ritmische contracties van de m.tensor veli palatini. Deze myoclonus kan transoraal of transnasaal worden geobserveerd. Veelal zal er een onderliggend neurologisch ziektebeeld aanwezig zijn. Een tweede vorm van spontane spieractiviteit betreft de myoclonus van de m. tensor tympani of van de m. stapedius.
- Laesies van de gehoorzenuw; de brughoektumor (n.vestibularis-schwannoom) veroorzaakt meestal tinnitus, al dan niet vergezeld van gehoorverlies. Een tweede veroorzaker van tinnitus kan een vaatlus zijn afkomstig van de anterior inferior cerebellar artery (AICA), die een neurovasculair conflict veroorzaakt met spontane activiteit van de gehoorzenuw als gevolg.
- Laesies van de cochlea; presbyacusis, lawaaibeschadiging en bijvoorbeeld de ziekte van Ménière gaan alle gepaard met beschadiging van de cochlea waarbij tinnitus een hinderlijk symptoom is.
- Medicamentgebruik; met name aspirine en kinine zijn bekende veroorzakers van tinnitus, maar ook chemotherapeutica en aminoglycosidenantibiotica zijn cochleotoxisch en veroorzakers van tinnitus.
- Laesies van het middenoor die een conductief gehoorverlies veroorzaken, bijvoorbeeld otosclerose of een cholesteatoom, veroorzaken een maskering van omgevingsgeluiden en een fysiologische tinnitus.
- Het 'patulous Eustachian tube'-syndroom, waarbij de buis van Eustachius open is, veroorzaakt een beweging van het trommelvlies synchroon met de ademhaling en versterkt daarmee het waarnemen van de ademhaling.

Diagnostiek

Een zorgvuldige keel-neus-oorheelkundige anamnese en zorgvuldig onderzoek, met bijzondere aandacht voor de otoscopie, en met auscultatie van de gehoorgang en de hals, dienen bij de klacht 'tinnitus' te worden uitgevoerd. Om de beschreven differentiaaldiagnose af te werken kan verwijzing naar de kno-arts zinvol zijn. Daarnaast zullen de stemvorkproeven worden uitgevoerd en wordt er audiometrisch onderzoek verricht. Beeldvormend onderzoek met behulp van MRI (magnetic resonance imaging) en MRA (magnetic resonance angiography) kan daarnaast een aantal genoemde oorzaken van tinnitus uitsluiten.

Behandeling

Behandeling van tinnitus is afhankelijk van het onderliggende ziektebeeld. In de meeste gevallen zal echter ondanks gericht onderzoek geen oorzaak worden gevonden ofwel kan de oorzaak niet verholpen worden (zoals gehoorverlies). In deze gevallen is er een aantal behandelmogelijkheden, alle met een beperkte toepasbaarheid. Het optimaliseren van het gehoor bij patiënten met een gehoorverlies kan ervoor zorgen dat het oorsuizen minder op de voorgrond staat. Ook maskering van de tinnitus met een hoorapparaat dat een bandruis genereert met dezelfde karakteristieken als de tinnitus, wordt soms toegepast. Naar medicamenteuze behandeling van tinnitus, onder andere met trimetazidine, vitamine A, lidocaïne en carbamazepine, is veel onderzoek gedaan. Van deze behandelingen is een zeer beperkt positief effect te verwachten. Chirurgische behandeling, bijvoorbeeld cochleaire implantatie, heeft ook een positief effect op de tinnitus. Voorwaarde voor het overwegen van deze ingreep is wel een volledige binnenoordoofheid. Het doorsnijden van de n.cochlearis helpt niet. Voor sommige patiënten, die geïnvalideerd worden door hun tinnitus, kan behandeling gericht op het leren leven met tinnitus – 'tinnitus retraining'-therapie – een mogelijkheid zijn.

Hoortoestellen en implantologie

J.H.M. Frijns en J.A.H. Eekhof

5.1 Hoortoestellen – 72
Achter-het-oortoestellen (AHO) – 73
In-het-oor-, kanaal- en compleet-in-het-kanaaltoestellen – 74
Bediening en connectiviteit met mobiele telefoon en televisie – 74

5.2 Chirurgische mogelijkheden tot gehoorverbetering – 75
Paracentese en trommelvliesbuisjes – 75
Stapedotomie bij otosclerose – 76
Trommelvliessluiting en gehoorbeenketenreconstructies – 77
Implanteerbare beengeleidingstoestellen – 78
(Semi-)implanteerbare hoortoestellen – 79
Cochleaire implantatie: de elektrische binnenoorprothese – 80

© Bohn Stafleu van Loghum is een imprint van Springer Media B.V., onderdeel van Springer Nature 2019
A. De Sutter, I. Dhooge en J. W. van Ree (Red.), *Keel-neus-ooraandoeningen*, Praktische huisartsgeneeskunde,
https://doi.org/10.1007/978-90-368-2005-9_5

> **Casus**
>
> Meneer Habets, 77 jaar, komt samen met zijn echtgenote bij de huisarts. Zij zegt dat hij niet goed meer hoort – de tv moet 's avonds zo hard staan dat zij het voor haar zelf te hard vindt. Ook moet ze de hele dag door vaak dingen herhalen. Meneer vindt het wel meevallen: 'Mensen praten gewoon een stuk zachter tegenwoordig.' De huisarts informeert naar wat meneer Habets zoal doet en of hij dan zelf iets merkt van minder horen. Hij zegt weinig last te hebben thuis en als hij met zijn zus en zwager een dagje uitgaat. Feestjes en verjaardagen mijdt hij liever; dat vindt hij te druk en iedereen praat door elkaar.
>
> Het audiogram laat zien dan meneer beiderzijds een gehoorverlies heeft (Fletcherindex-rechts 50 dB en -links 42 dB). De huisarts stelt de diagnose presbyacusis, bespreekt de uitslag en legt uit dat meneer Habets veel informatie mist, omdat hij niet goed hoort. Nog steeds is meneer Habets niet geheel overtuigd dat zijn gehoor zo slecht is. Op aandringen van zijn vrouw en de huisarts gaat hij toch met enige tegenzin naar de kno-arts. De kno-arts bevestigt de diagnose en verwijst hem naar de audicien om hoortoestellen te laten aanmeten.
>
> Na enige maanden komt meneer Habets weer op het spreekuur van de huisarts. Als de huisarts vraagt hoe het met de hoortoestellen gaat, zegt meneer Habets dat hij in het begin wel erg heeft moeten wennen. Het instellen van het apparaat kostte enige moeite omdat hij moest wennen aan het feit dat alle geluiden versterkt worden. Nu hij het apparaat al wat langer heeft, is hij toch blij dat hij het heeft gedaan. Thuis en als hij met zus en zwager uitgaat hoort hij hen veel beter dan vroeger. De tv hoeft ook niet meer zo hard.

Slechthorenden ervaren als belangrijkste probleem niet zozeer het feit dat ze zachtere geluiden niet meer horen, maar vooral dat ze meer moeite hebben met het verstaan van spraak. Enerzijds komt dit doordat hun gehoordrempel verhoogd is, waardoor spraak simpelweg te zacht is om goed te kunnen waarnemen. Anderzijds gaat bij perceptieve verliezen ook het vermogen om fijne details uit het geluid waar te nemen verloren, wat leidt tot bijvoorbeeld een abnormale luidheidsperceptie (*loudness recruitment*) en slechter verstaan van spraak in achtergrondruis (zie ▶ H. 1).

Gehoorverlies is een beperking die van persoon tot persoon verschilt en een individuele oplossing vereist. De klassieke oplossingen zijn het dragen van hoortoestellen of gehoorverbeterende chirurgie; de laatste jaren beschikken we ook over actieve implantaten.

5.1 Hoortoestellen

In de afgelopen honderd jaar hebben de hoortoestellen een indrukwekkende ontwikkeling doorgemaakt. Na akoestische oplossingen – zoals de hoorslang met aan het uiteinde een trechter – kwamen elektrische en elektronische technieken in gebruik. Inmiddels worden ook digitale geluidsbewerkingstechnieken standaard toegepast in elk hoortoestel.

Alle moderne hoortoestellen hebben hetzelfde basisontwerp: een microfoontje vangt het geluid uit de omgeving op, waarna het geluid elektronisch zo bewerkt wordt dat het gehoorverlies van de drager zo goed mogelijk gecompenseerd wordt. Bij klassieke analoge toestellen werden de binnenkomende signalen versterkt, gecomprimeerd (in verband met de loudness recruitment en om te voorkomen dat het geluid harder wordt dan de pijngrens) en zo gefilterd dat de frequenties die voor de verstaanbaarheid van belang zijn bevoordeeld werden. Vervolgens ging het signaal via een versterkertje naar een luidsprekertje, een 'telefoontje', dat het geluid naar het oor doorgaf.

Bij de huidige digitale toestellen gaat dat anders. De signalen afkomstig uit het microfoontje worden eerst gedigitaliseerd, waarna het gecodeerde signaal in een microprocessor in het apparaat veel gevarieerder bewerkt kan worden dan analoog mogelijk was. Pas daarna wordt het resultaat weer omgezet in een analoog signaal dat het luidsprekertje goed hoorbaar weergeeft.

De huidige generatie digitale toestellen is in staat om veel geavanceerder berekeningen en bewerkingen uit te voeren op het binnenkomend geluidssignaal. Daarmee kan bijvoorbeeld rondzingen (feedback) veel beter worden voorkomen, lawaai worden onderdrukt, en met de zichzelf instellende richtinggevoelige microfoons is gericht horen beter mogelijk. Dat levert niet alleen betere verstaanbaarheid van spraak op, maar ook meer draagcomfort. Het geluidsbeeld komt beter overeen met de werking van een normaal werkend oor, zodat verstaan minder inspanning kost. Bij de nieuwste apparaten kunnen het linker- en het rechtertoestel onderling communiceren voor optimale prestaties in moeilijke luisteromstandigheden.

In Nederland is de hoortoestelverstrekking en -vergoeding geregeld via de veldnorm van het NOAH-protocol en het ZN-hoorprotocol. Daarbij kunnen slechthorenden van 67 jaar en ouder zich ook rechtstreeks melden bij een geregistreerde audicien, die na een triageonderzoek zal besluiten om al dan niet door te verwijzen naar een kno-arts of audiologisch centrum. Zo niet, dan volgt de audicien een vast hoorhulpmiddelenprotocol om te bepalen welk hoortoestel de beste mogelijkheden biedt voor de zorgvraag en de persoonlijke situatie van de cliënt. Dit heet 'functiegerichte hoortoestelverstrekking'. De vraag is dan welk hoortoestel het beste past bij de problemen van de patiënt. Voor sommigen is een digitaal toestel met uitgebreide programma's noodzakelijk, maar voor anderen voldoet een eenvoudiger toestel ook. Aan de hand van het hoorhulpmiddelenprotocol wordt op basis van het audiogram en de persoonlijke situatie van de patiënt bepaald of volstaan kan worden met een eenvoudig hoortoestel bij een beperkt probleem dan wel een uitgebreid hoortoestel bij een complex probleem.

Slechthorenden hebben tegenwoordig de keus uit een breed scala aan toestellen, zoals achter-het-oortoestellen (AHO), in-het-oortoestellen (IHO), kanaaltoestellen en compleet-in-het-kanaaltoestellen (CIC). Kasttoestellen en beengeleidingshoorbrillen zijn de laatste jaren in onbruik geraakt.

Achter-het-oortoestellen (AHO)

De naam zegt het al: deze toestellen worden achter de oorschelp gedragen. Om het geluid hoorbaar te maken zijn er tegenwoordig twee mogelijkheden. De klassieke manier is dat het geluid van de luidspreker in het hoortoestel hoorbaar wordt via een slangetje dat aan het toestel bevestigd zit, en naar het speciaal op maat gemaakte oorstukje in het oor wordt gebracht. Daarnaast wordt steeds vaker gebruikgemaakt van de mogelijkheid om wel uit te gaan van een kastje achter het oor, maar de luidspreker wordt dan in het oorkanaal geplaatst. Dit heeft het voordeel dat een grote versterking mogelijk is met een relatief klein kastje achter de oorschelp. Voorwaarde is wel dat het oor droog is.

De laatste jaren maakt digitale feedbackonderdrukking het mogelijk dat bij lichte en matige gehoorverliezen een zeer open, universeel oorstukje wordt toegepast, waardoor het draagcomfort aanzienlijk groter wordt en het geluid ook natuurlijker blijft klinken. Bij de keuze voor een AHO is verder van belang dat het toestel robuuster is en voorzien kan worden van een grote batterij die langer meegaat. Om die laatste reden zijn deze apparaten ook geschikt voor mensen met ernstig gehoorverlies. Ook zijn ze gemakkelijk te onderhouden. Inmiddels is het formaat van de toestellen zodanig klein geworden dat de meeste toestellen, mede dankzij het dunne slangetje, nog maar beperkt zichtbaar zijn (◘ fig. 5.1).

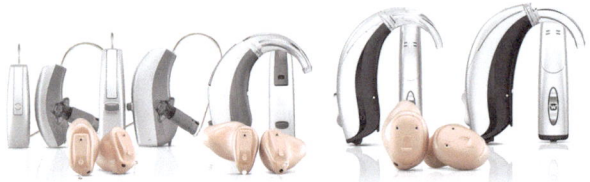

◘ **Figuur 5.1** Een volledig overzicht van actueel beschikbare hoortoestellen; de achterste rij betreft AHO-toestellen met van links naar rechts toenemende sterkte; de voorste rij zijn IHO-toestellen; de twee AHO-toestellen links zijn CIC-toestellen die geheel in de gehoorgang verdwijnen en met het doorzichtige koordje uitgenomen worden (met toestemming overgenomen van Widex ApS, Værløse, Denemarken)

In-het-oor-, kanaal- en compleet-in-het-kanaaltoestellen

Bij in-het-oortoestellen (IHO) zitten de microfoon, de versterker en de telefoon en de batterij in één en dezelfde behuizing. Het toestel bevindt zich in het oor en is door het kleine formaat weliswaar onopvallend te dragen, maar heeft als zeer groot nadeel dat het oor geheel wordt afgesloten (◘fig. 5.1). Dit is nadelig voor het draagcomfort en sluit ook natuurlijk geluid buiten. Een nog kleinere variant van in-het-oortoestellen zijn de zogenoemde 'kanaaltoestellen'. CIC-toestellen (*completely in the canal*) zijn de allerkleinste in-het-oor-hoortoestellen, die diep in het oor zitten en daardoor nagenoeg onzichtbaar te dragen zijn. Door middel van een dun doorzichtig koordje zijn ze uit het oor te halen. CIC-apparaatjes zijn niet voor iedereen geschikt, omdat de gehoorgang zowel wat betreft vorm als grootte aan een aantal eisen moet voldoen.

Een kleiner formaat stelt hogere eisen aan de motoriek van de gebruiker en betekent ook een kleinere batterij en minder versterking. Daarom zijn in-het-oortoestellen het meest geschikt voor mensen met gering tot matig gehoorverlies. Verder is de kans dat defecten optreden groter dan bij toestellen die achter het oor gedragen worden, en is een goede discipline van de gebruiker bij het onderhoud vereist: cerumen moet regelmatig worden verwijderd en het filtersysteem dat ervoor zorgt dat de telefoon niet verstopt raakt, moet regelmatig vervangen worden.

Bediening en connectiviteit met mobiele telefoon en televisie

Met de komst van de digitale geluidsbewerking is de noodzaak om het toestel met de hand te bedienen steeds minder vaak aanwezig. Fabrikanten kiezen er daarom steeds vaker voor om geen bedieningsknopjes meer aan te brengen op het apparaat. Dit vergroot de bedrijfszekerheid en maakt het toestel kleiner. Indien bediening toch noodzakelijk is (bijvoorbeeld bij wisselende gehoorverliezen) dan wordt steeds vaker gebruikgemaakt van de mogelijkheid om het toestel te bedienen met een speciale afstandsbediening. Inmiddels zijn er ook toestellen op de markt die met een app op de mobiele telefoon bediend kunnen worden. Deze afstandsbedieningsmogelijkheden zijn een aanzienlijke verbetering voor mensen met een verminderde handfunctie.

De meest recente toestellen hebben daarnaast de mogelijkheid om het toestel draadloos aan te sluiten op een mobiele telefoon of een speciaal kastje bij de televisie. De luisteraar krijgt het geluid van de telefoon of tv dan draadloos en direct via het hoortoestel te horen.

5.2 Chirurgische mogelijkheden tot gehoorverbetering

Omdat hoortoestellen meestal maar een gedeeltelijke oplossing van iemands hoorproblemen kunnen bieden, is er alle reden om – wanneer het kan – een afwijking blijvend te verhelpen. Een aantal gehoorproblemen is het gevolg van een onderbreking van het ingenieuze doorgiftesysteem dat geluid van het trommelvlies via de drie gehoorbeentjes (hamer, aambeeld en stijgbeugel) naar het binnenoor leidt (zie ▶ H. 1). Voor het herstel van onderbrekingen van de gehoorbeenketen zijn vele technieken beschikbaar, waarvan sommige gebruikmaken van lichaamseigen weefsels, andere van donormateriaal en weer andere van prothesen in allerlei kunstmaterialen. Met name de laatste decennia is de kennis op het gebied van zogenoemde 'biomaterialen' voor medische toepassing enorm toegenomen.

Voor een geleidingsgehoorverlies bestaat dus vaak een heelkundige oplossing, maar dat geldt niet voor perceptief verlies. De chirurgische mogelijkheden voor gehoorproblemen die samenhangen met aandoeningen van het binnenoor zijn nog steeds uiterst beperkt, doordat het slakkenhuis (de cochlea) en het orgaan van Corti zo klein en complex zijn, dat een binnenooroperatie ondenkbaar is. Technieken om haarcellen te later regenereren bevinden zich nog in een pril dierexperimenteel stadium en het is zeer de vraag of ze in de toekomst klinische toepassing zullen vinden. Alleen bij ernstige tot zeer ernstige slechthorendheid of totale doofheid hebben we sinds halverwege de jaren tachtig van de vorige eeuw de beschikking over een cochleair implantaat (CI), een prothese in de vorm van een elektrode, die door elektrische prikkeling van de gehoorzenuw de functie van het binnenoor als het ware zo goed mogelijk imiteert.

In deze paragraaf volgt in kort bestek een overzicht van de meest gebruikte chirurgische hulpmiddelen.

Paracentese en trommelvliesbuisjes

Als otitis media met effusie (OME) niet, zoals gebruikelijk, binnen drie maanden vanzelf overgaat, zijn er een paar mogelijkheden om te zorgen dat het middenoor weer gevuld raakt met lucht, in plaats van met vocht, dat veel slechter geluid geleidt. De meest voor de hand liggende methode: een gaatje prikken in het trommelvlies (paracentese) en vervolgens het vocht wegzuigen, is meestal niet voldoende. Het gehoor verbetert dan wel onmiddellijk, maar binnen een week is het trommelvlies weer dichtgegroeid, en het middenoorslijmvlies heeft meer tijd nodig om te herstellen. Wordt er met behulp van lasertechnieken een gaatje in het trommelvlies gemaakt, dan duurt het een paar maanden voor de wondranden hersteld zijn, en kan vocht uit het middenoor dus langer wegvloeien.

De meest gebruikte methode is echter het inbrengen van een trommelvliesbuisje in de paracenteseopening: een kunststof buisje met aan beide zijden van het trommelvlies een flensje (◘ fig. 5.2). De randen van de opening groeien binnen één à twee weken weer tegen het buisje aan, waardoor het buisje in het trommelvlies vast komt te zitten. Dit is echter een levend vlies, dat in de daaropvolgende periode (gemiddeld in veertien maanden) het buisje langzaam maar zeker weer naar buiten werkt. Het trommelvlies groeit daarna weer dicht, meestal met achterlating van een klein litteken. Over het algemeen duurt dat proces lang genoeg om het opnieuw optreden van een middenoorontsteking te voorkomen. Zo niet, dan kan eventueel opnieuw een trommelvliesbuisje geplaatst worden.

Er bestaan overigens ook buisjes, de zogenoemde 'T-tubes' (◘ fig. 5.3), die zo gevormd zijn dat ze niet spontaan uit het trommelvlies uitgestoten worden en chirurgisch verwijderd moeten worden. Deze buisjes leveren meer risico op complicaties op. Met name het risico op

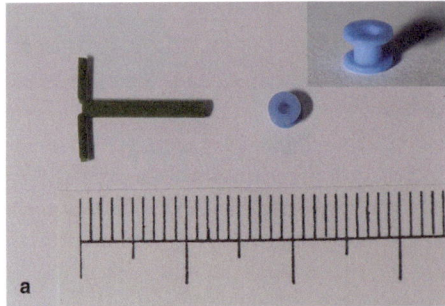
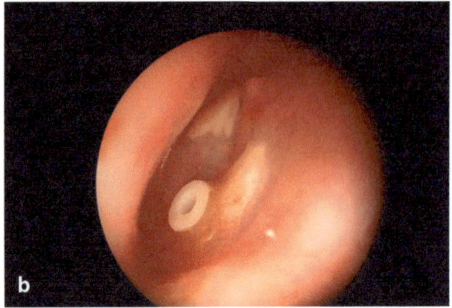

Figuur 5.2 **a** rechts (en in de inzet) het meest gebruikte type trommelvliesbuisje (blauw) met een flens voor aan beide zijden van het trommelvlies; links een T-tube (groen), waarbij de flapjes in het middenoor komen en het buisje door de paracenteseopening naar buiten steekt; **b** een trommelvliesbuisje met twee flenzen in een linkeroor; de witte plekken in het trommelvlies zijn tympanosclerotische plaques, zoals die vaker voorkomen na oorontstekingen of eerdere buisjes, zonder dat dit consequenties voor het gehoor heeft

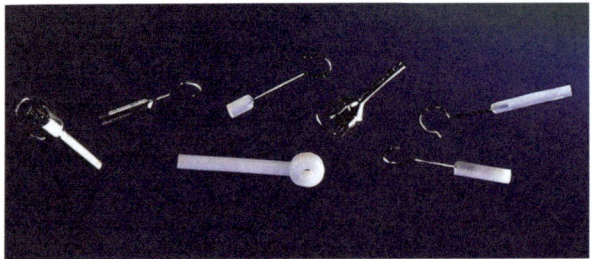

Figuur 5.3 Diverse soorten stijgbeugelprothesen, van Teflon®, titanium, roestvrij staal en combinaties hiervan; de gemiddelde lengte is 4,5 mm, de dikte tussen 0,4–0,6 mm. (Bron: Medtronic©, Inc.)

het ontstaan van een blijvende perforatie na verwijdering en het risico op cholesteatoom, een chronische ontsteking door woekering van huidcellen in het middenoor, maakt dat T-tubes veel minder vaak worden toegepast.

Stapedotomie bij otosclerose

Wanneer de stijgbeugel bij otosclerose gefixeerd is in het ovale venster, lijkt het opnieuw mobiliseren van de stijgbeugel de voor de hand liggende oplossing. In de praktijk is echter gebleken dat dit slechts een paar maanden werkt. Daarom wordt er tegenwoordig een stapedotomie verricht, waarbij een prothese met een diameter van ongeveer 0,5–0.8 mm en een lengte van circa 4,5 mm aan het lange been van de incus wordt aangebracht. De stijgbeugelprothese kan vrij heen en weer bewegen in een gaatje dat gemaakt wordt in de stapesvoetplaat en geeft de geluidstrillingen door aan de perilymfe in het slakkenhuis. Er bestaan diverse prothesen, gemaakt van bijvoorbeeld teflon, teflon en roestvrijstaal, titanium of goud, met allemaal hun specifieke voor- en nadelen (fig. 5.4).

De zeer verfijnde operatie is niet zonder risico's omdat per definitie het binnenoor geopend moet worden om de prothese te kunnen plaatsen. Ook in de meest ervaren handen zal tot 1 % van de operaties resulteren in een ernstig perceptief verlies, waarbij ook een

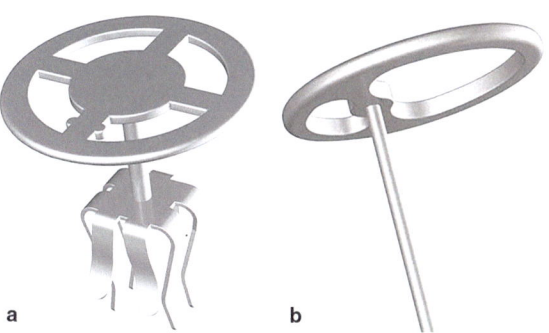

Figuur 5.4 **a** titanium PORP, bedoeld om een verbinding te maken tussen stijgbeugelkopje en het trommelvlies. **b** titanium TORP, die de verbinding moet maken tussen de stijgbeugelvoetplaat en het trommelvlies. (Bron: Atos Medical BV)

hoortoestel nog maar weinig soelaas zal kunnen bieden. Daar staat tegenover dat als de operatie volledig slaagt (in 80 tot 90 % van de gevallen), het geleidingsverlies (dat tot 40 dB kan bedragen) en het pseudoperceptieve deel van het verlies opgeheven zijn. In veel gevallen leidt dit dan ook tot een vrijwel normaal gehoor.

Trommelvliessluiting en gehoorbeenketenreconstructies

Een geleidingsgehoorverlies dat het gevolg is van afwijkingen aan het trommelvlies of aan de gehoorbeentjes kan in veel gevallen chirurgisch worden verbeterd. Het is echter niet zinvol om elk geleidingsverlies te willen opereren. Er moet een functionele verbetering te behalen vallen, en het risico op een verslechtering moet beperkt zijn. Er bestaat een aantal methoden om in te schatten of een operatie het gewenste en voldoende effect zal hebben, waarbij onder meer de vraag van belang is of beide oren daarna samen zullen kunnen werken.

Het sluiten van een trommelvliesperforatie (myringoplastiek) om het gehoor te verbeteren gebeurt zelden, omdat een trommelvliesperforatie meestal geen functioneel belangrijk gehoorverlies veroorzaakt. Een uitzondering daarop kan zijn als de perforatie zeer groot is of zich in het achter-bovenkwadrant bevindt, waar zich de stijgbeugel en de ovale nis bevinden. Veel vaker vindt een myringoplastiek plaats om het middenoor te beschermen tegen de schadelijke invloeden van water bij zwemmen, baden en douchen. Water in het oor levert een groot risico op middenoorinfecties op. Onder de operatiemicroscoop wordt het trommelvlies opgeklapt, samen met een deel van de huidbekleding van de gehoorgangsachterwand. Vervolgens wordt een lapje (veelal lichaamseigen) weefsel onder de perforatie gelegd, gesteund met wat steunmateriaal (gelatinesponsjes), waarna lapje, trommelvlies en huid weer teruggelegd worden. Het lapje dient als tijdelijke weefselbrug waarover het oorspronkelijke trommelvlies weer dicht kan groeien. De laatste jaren zijn ook methoden in zwang gekomen om (kleinere) trommelvliesperforaties te sluiten zonder dat het trommelvlies hoeft te worden opgeklapt. Voorbeelden zijn het gebruik van een diabolo, gemaakt van lichaamseigen kraakbeen, en het gebruik van een propje lichaamseigen vetweefsel, afgedekt met hyaluronzuur.

Dezelfde toegangsweg kan gebruikt worden bij zogenoemde 'ketenreconstructies', waarbij de verbinding tussen trommelvlies en stapesvoetplaat hersteld wordt, zodat geluidstrillingen (weer) de normale weg naar het binnenoor kunnen afleggen. Meestal gaat het om de gevolgen van een ontsteking, of van een operatie waarbij een ontsteking verwijderd is. Bij een heftig trauma (bijvoorbeeld een auto-ongeval) kan ook een onderbreking van het gewrichtje tussen incus en stapes optreden. Is het aambeeld nog gedeeltelijk aanwezig, dan kan het soms zo bijgeboord worden dat het toch als brug kan dienen tussen de stijgbeugel aan de ene kant en de hamersteel (in het trommelvlies) aan de andere.

Gaat dat niet, dan kunnen ofwel donorgehoorbeentjes gebruikt worden, of een prothese van kunstmateriaal. Sinds het midden van de jaren zeventig van de vorige eeuw is daar een heel scala aan ontwikkeld, en is de kans op afstoting fors teruggebracht. Het meest gebruikte biomateriaal voor gehoorbeenprothesen op dit moment is titanium (◘ fig. 5.4). Het is een makkelijk buigbaar, maar wel sterk materiaal dat uitstekend geschikt is gebleken voor gebruik in het middenoor, onder meer omdat het een actieve binding aangaat met het lichaam die bestand is tegen de zo vaak voorkomende middenoorinfecties.

Voorwaarde voor een ketenreconstructie is wel dat de stapesvoetplaat nog mobiel is, omdat alleen dan de geluidstrillingen aan het binnenoor kunnen worden doorgegeven. Tijdens een operatie test men daarom of het zogeheten *jeu de fenêtres*, het spel der vensters, gespeeld kan worden. Dat gaat als volgt. Met een instrumentje wordt voorzichtig geprobeerd de stapesvoetplaat licht in te drukken. Als deze mobiel is, dan zet dat de vloeistof in het binnenoor in beweging, en is te zien dat het ronde venster juist naar buiten stulpt.

Titanium is een buigbaar metaal, dat daardoor mechanische voordelen heeft. De basisprincipes van de reconstructie met titaniumprothesen, die niet als lichaamsvreemd worden herkend, zijn verder in hoge mate gelijk aan die van andere materialen.

Implanteerbare beengeleidingstoestellen

Soms is het niet mogelijk om iemands gehoor te verbeteren met een gehoorbeenreconstructie, bijvoorbeeld omdat er te veel littekenweefsel in het middenoor zit. Als ook het dragen van een klassiek hoortoestel leidt tot veel problemen – wat vooral het geval is bij mensen met een loopoor – dan kan een beengeleidingsimplantaat (BGI) uitkomst brengen (◘ fig. 5.5). Het idee van een beengeleidingsimplantaat is dat het geluid direct via trillingen naar het slakkenhuis wordt overgebracht. In het toestel zit een trilblokje dat de schedel, en daarmee het slakkenhuis, in trilling brengt. Voorwaarde voor het succes van een dergelijk toestel is wel dat de geleiding van geluidstrillingen door het bot goed genoeg gaat (de beengeleidingsdrempel mag niet te hoog liggen), anders blijft het verstaan van spraak een groot probleem. BGI's worden ook toegepast wanneer iemand zonder gehoorgang wordt geboren (gehoorgangsatresie), wat leidt tot een groot geleidingsverlies.

Er zijn verschillende mogelijkheden: plaatsing van een titaniumschroef met trilelement achter het oor en plaatsing van een trilelement in/op het mastoïd onder de huid:

- Bij een BGI wordt achter het oor, in het bot van de schedel een titaniumschroefje met koppelstuk (abutment) ingebracht. Na 6 tot 8 weken zit het schroefje vast genoeg en kan het hoortoestel aan het abutment vastgemaakt worden. Met tandimplantaten gaat het al tientallen jaren precies zo – de techniek is van tandartsen afkomstig.
- Sinds enige jaren bestaat er ook een mogelijkheid om een BGI te gebruiken met een intacte huid. Bij deze techniek wordt onderhuids een magnetische schijf op het titanium implantaat geschroefd, waarop aan de buitenzijde het beengeleidingstoestel met een

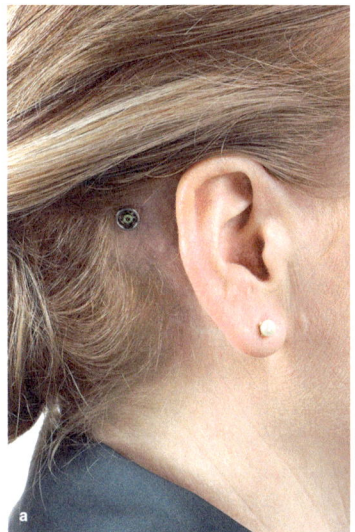 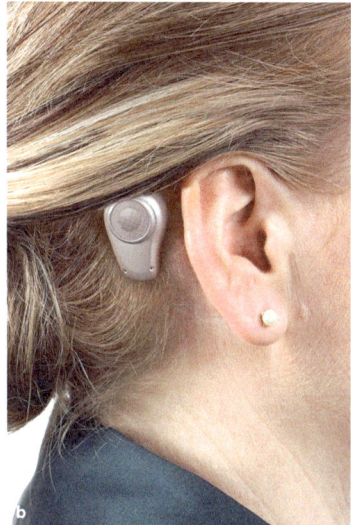

Figuur 5.5 Een voorbeeld van een beengeleidingsimplantaat: **a** door de huid is een titanium abutment zichtbaar, dat op een titanium schroefje in het bot is bevestigd; **b** op de abutment wordt het eigenlijke beengeleidingstoestel geklikt, dat via de abutment en de schroef in het bot de schedel in trilling brengt (beengeleiding). (Bron: Oticon Medical)

magnetische koppeling kan worden bevestigd. Doordat het tussenliggende huid-, vet- en spierweefsel dempend werken op de geluidstransmissie, is deze oplossing alleen goed toepasbaar als het perceptieve deel van het gehoorverlies beperkt is.

Voor de nabije toekomst komen van diverse fabrikanten beengeleidingsimplantaten beschikbaar waarbij het trilelement onderhuids, direct in of op het mastoïd wordt geplaatst. De kno-ingreep is uitgebreider dan alleen het plaatsen van een titaniumschroef, maar heeft het voordeel dat er geen implantaat door de huid steekt. De daadwerkelijke introductie van deze apparaten is mede afhankelijk van de kostprijsontwikkeling en vergoedingsregels.

(Semi-)implanteerbare hoortoestellen

Om cosmetische redenen bestaat al een aantal jaren belangstelling voor volledig implanteerbare – dus onzichtbare – hoortoestellen. Problemen die daarbij opgelost moeten worden zijn onder andere: waar laat je de microfoon, waar komt de energie vandaan en hoe draag je die over op de gehoorbeenketen?

Een bekend voorbeeld is de *Vibrant Soundbridge*, waarbij een trilsysteem dat aangedreven wordt met onderhuids geïmplanteerde elektronica, aan het aambeeld wordt opgehangen of tegen het ronde venstermembraan geplaatst. De microfoon en de batterij worden (net als bij een CI, zie verder) door middel van een magneet uitwendig tegen het hoofd bevestigd (fig. 5.6).

De *Otologics MET* en de volledig implanteerbare opvolger, de *Carina*, werken door middel van een elektrisch aangedreven titanium pennetje, dat de incus in trilling brengt. Een belangrijk nadeel is dat de gehoorbeenketen tijdens de operatie op mechanische voorspanning moet

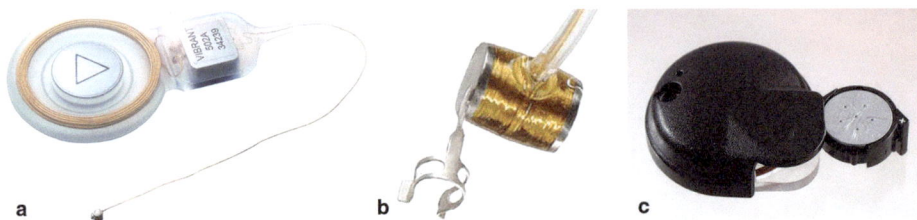

Figuur 5.6 a het geïmplanteerde deel van de Vibrant Soundbridge met aan het eind de floating mass transducer; b de floating mass transducer (voor rechteroor); c de audioprocessor wordt met een magneet op het interne deel geklikt; energie en geluid worden via een zend- en ontvangstspoel hieraan doorgegeven (met toestemming overgenomen van MED-EL, Innsbruck, Oostenrijk)

worden gebracht, wat kan leiden tot een toegenomen geleidingsverlies, en dan is een nieuwe operatie nodig. Het moge duidelijk zijn dat in verband met de praktische problemen en risico's de toekomst voor totaal implanteerbare hoortoestellen nog onduidelijk is.

Cochleaire implantatie: de elektrische binnenoorprothese

Wanneer conventionele hoortoestellen bij een zeer groot perceptief verlies onvoldoende soelaas bieden, kan elektrische stimulatie van de gehoorzenuw door cochleaire implantaten (CI) uitkomst bieden. Moderne meerkanaals implantaten (met 12 tot 22 contacten) maken gebruik van de tonotopische opbouw van de cochlea, waar de hoge en de lage frequenties op verschillende plaatsen gecodeerd worden (zie ▶H. 1). Het inbrengen van de elektrode array heeft overigens meestal als gevolg dat eventuele nog aanwezige hoorresten verdwijnen.

Het geïmplanteerde deel van het CI wordt van energie en informatie voorzien door middel van een zendspoel, die met een magneet tegen de huid wordt aangebracht. Die zendspoel wordt weer aangestuurd door een uitwendig gedragen spraakprocessor (meestal in de vorm van een oorhanger), die het met een microfoon opgevangen geluid analyseert, en bepaalt hoe het implantaat de zenuw moet prikkelen (fig. 5.7). De afregeling van de spraakprocessor is per patiënt verschillend en vereist regelmatige bijstelling door een audioloog.

Zelfs met de huidige geavanceerde CI's wijkt het geluid dat ermee waargenomen wordt toch sterk af van normaal. Daarom is het noodzakelijk dat de patiënten een intensieve, gestructureerde revalidatieperiode doormaken, waarin ze onder leiding van een gespecialiseerd logopedist (een zogenoemde 'hoortherapeut') opnieuw leren horen. Het eindresultaat is over het algemeen pas na ongeveer een jaar goed te beoordelen.

In eerste instantie werd de operatie alleen gedaan bij volledig doven, maar op dit moment worden al patiënten geïmplanteerd die vóór de operatie tot 80 % van de spraakklanken in stilte kunnen verstaan, omdat het resultaat met een CI weliswaar niet geheel voorspelbaar, maar vrijwel altijd beduidend beter is. Zo blijkt uit recente onderzoeken dat meer dan 90 % van de patiënten die zijn geïmplanteerd, in staat is een telefoongesprek te voeren, ook met onbekenden. Dat is des te indrukwekkender omdat spraakafzien ('liplezen') daarbij niet mogelijk is. Ook het spraakverstaan met achtergrondruis gaat met de moderne CI's veel beter. De muziekperceptie van CI-dragers laat echter meestal nog te wensen over. Inmiddels hebben over de hele wereld wel meer dan 500.000 personen een cochleair implantaat, waarvan ongeveer de helft kinderen.

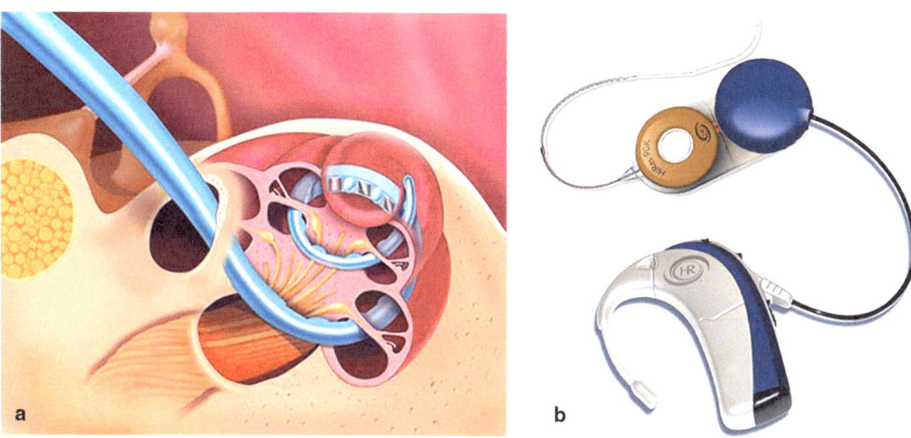

Figuur 5.7 a bij een cochleair implantaat wordt een elektrode (lichtblauw in de figuur) via een cochleostomie-opening bij het ronde venster in de cochlea geschoven; de grijze vlakjes zijn de contacten waarmee de gehoorzenuw direct elektrisch gestimuleerd wordt; b de elektrode wordt samen met hermetisch verpakte elektronica in het rotsbeen geïmplanteerd; deze ontvangt de signalen via een antenne (de blauwe schijf in de figuur), die met een magneet tegen de schedel wordt vastgeklikt; de spraakprocessor kan een kastje zijn dat aan de broekriem wordt gedragen, of (zoals hier te zien) de vorm hebben van een achter-het-oor (AHO)-toestel. Ook bestaan er processoren uit één stuk, die als een wat grotere schijf tegen het hoofd geklikt worden. (Bron: Advanced Bionics)

Kleine kinderen die doof geboren zijn, kunnen met een CI gesproken taal leren gebruiken. Hoe jonger ze geopereerd worden (liefst vóór ze anderhalf jaar oud zijn, maar zeker vóór hun zesde), des te beter hun kansen en prestaties. Implantatie op later leeftijd bij doofgeborenen leidt tot teleurstellende resultaten, doordat het taalleervermogen bij hen onvoldoende is. Voor een aanzienlijk aantal van de jonge geïmplanteerde kinderen is het mogelijk regulier basisonderwijs te volgen in plaats van het doven- of slechthorendenonderwijs.

Doven zagen, en zien vaak nog, in CI's een bedreiging voor hun moedertaal en cultuur. Naarmate meer doofgeboren kinderen met behulp van een CI spraak leren verstaan, zullen immers minder mensen een gebarentaal als moedertaal krijgen. Extra lastig in die discussie is dat ouders de beslissing voor hun kind moeten nemen.

Een recente ontwikkeling is de zogenoemde 'elektroakoestische stimulatie' (EAS) bij mensen die in de lage frequenties (tot 1000 Hz) nog een redelijk gehoor hebben, maar daarboven vrijwel niets horen. Er wordt gebruikgemaakt van elektroden en operatietechnieken die het restgehoor kunnen sparen, dat dan tegelijkertijd met een hoortoestel gestimuleerd wordt.

Deel II Het evenwichtssysteem

Hoofdstuk 6 **Anatomie en fysiologie van het evenwichtssysteem – 85**
L. Maes, C. Dhondt, L. Leyssens en I. Dhooge

Hoofdstuk 7 **Aandoeningen van het evenwicht – 97**
F. Gordts en D. Devroey

Hoofdstuk 8 **Ziektebeelden van de nervus facialis – 111**
H.A.M. Marres

Anatomie en fysiologie van het evenwichtssysteem

L. Maes, C. Dhondt, L. Leyssens en I. Dhooge

6.1 Anatomie en fysiologie van het evenwichtssysteem – 86

6.2 Onderzoek bij patiënten met duizeligheid of evenwichtsstoornissen – 90
 Anamnese – 90
 Algemeen fysisch onderzoek – 92
 Nystagmusonderzoek – 92
 Oculomotore testbatterij – 93
 Vestibulo-oculaire reflexen – 93
 Vestibulospinale reflexen – 94
 Positioneringstest – 95
 Uitgebreid evenwichtsonderzoek – 95
 Relevante websites – 96

© Bohn Stafleu van Loghum is een imprint van Springer Media B.V., onderdeel van Springer Nature 2019
A. De Sutter, I. Dhooge en J. W. van Ree (Red.), *Keel-neus-ooraandoeningen*, Praktische huisartsgeneeskunde,
https://doi.org/10.1007/978-90-368-2005-9_6

6.1 Anatomie en fysiologie van het evenwichtssysteem

Ons evenwichtsorgaan of labyrint is opgebouwd uit twee grote structuren die met elkaar in open verbinding staan: de halfcirkelvormige kanalen (HCK) en de otolietorganen (◘ fig. 6.1). Het kanalensysteem bestaat uit drie vrijwel loodrecht op elkaar staande kanalen, waarvan één gelegen in het horizontale vlak (horizontaal HCK), en twee verticaal georiënteerd (anterieur en posterieur HCK).

De kanalen in het linker- en rechterlabyrint zijn paarsgewijs georiënteerd, waarbij beide horizontale kanalen een koppel vormen, en vervolgens telkens een anterieur kanaal aan één zijde parallel loopt met een posterieur kanaal aan de andere zijde (◘ fig. 6.2). De otolietorganen omvatten de utriculus en de sacculus, twee bolvormige uitstulpingen gelokaliseerd onder de halfcirkelvormige kanalen.

Het kanalensysteem is gevoelig voor hoekversnellingen (angulaire versnellingen) van het hoofd, terwijl de otolietorganen gevoelig zijn voor versnellingen in horizontale en verticale richting (lineaire versnellingen) en voor houdingsveranderingen van het hoofd of lichaam ten opzichte van de zwaartekracht. Deze versnellingen worden gedetecteerd door gevoelige haarcellen die zich in elk van de vijf compartimenten van ons evenwichtsorgaan bevinden.

De haarcellen in de halfcirkelvormige kanalen staan ingeplant op de crista ampullaris, een boogvormige structuur die zich in de ampulla bevindt, een verdikking van de kanalen ter hoogte van de overgang naar de utriculus (◘ fig. 6.3). Boven op de haarcellen staan trilharen (stereociliën) ingebed in een gelatineuze massa, de cupula genoemd, die reikt tot aan de bovenwand van de ampulla. De trilharen zijn gerangschikt van klein naar groot, waarbij de grootste en dikste trilhaar het kinocilium wordt genoemd. Wanneer het hoofd een draaibeweging ondergaat, zal de cupula in de tegenovergestelde richting gaan afbuigen, wat resulteert in een afbuiging van de trilharen. Wanneer deze afbuiging zich voordoet in de richting van het kinocilium, krijgen we een depolarisatie of stijging van de ontladingsfrequentie van de zenuwvezels. Een afbuiging weg van het kinocilium resulteert in een hyperpolarisatie of daling van de ontladingsfrequentie van de zenuwvezels. De paarsgewijze oriëntatie van de halfcirkelvormige kanalen in beide labyrinten is geassocieerd met een *push pull*-verandering in het kanalensysteem: wanneer een kanaal langs één zijde een positieve of excitatoire prikkel krijgt (depolarisatie), zal het contralateraal gepaarde kanaal een negatieve of inhibitoire impuls krijgen (hyperpolarisatie).

In de otolietorganen bevinden de haarcellen zich in de maculae (◘ fig. 6.4), ovaalvormige structuren in de bodem van de utriculus en sacculus. Net zoals bij het kanalensysteem zijn de trilharen boven op de haarcellen ingeplant van klein naar groot. Ook hier geldt weer dat afbuiging in de richting van het kinocilium resulteert in een depolarisatie en afbuiging weg van het kinocilium in een hyperpolarisatie. Beide maculae kunnen opgesplitst worden in twee deelgebieden met de striola als denkbeeldige scheidingslijn, en vertonen een tegengestelde polarisatie aan beide zijden van deze lijn. De otolietorganen werken hierdoor ook volgens een push pull-principe, waarbij depolarisatie aan één zijde van de macula gepaard gaat met hyperpolarisatie van het andere deel. De trilharen zijn ingebed in een gelatineus otolietenmembraan, opgebouwd uit calciumcarbonaatkristallen. Deze otolieten zorgen ervoor dat wanneer het hoofd geprikkeld wordt door lineaire versnellingen, het zware otolietenmembraan achterop blijft, waardoor de trilharen afbuigen en er prikkeling van de zenuwvezels ontstaat. De otolieten zijn veel zwaarder dan de cupula bij het kanalensysteem, waardoor de utriculaire en sacculaire maculae ook gevoelig zijn voor zwaartekrachtveranderingen.

Haarcellen zijn dus biologische sensoren die zorgen voor een transformatie van mechanische energie (afbuiging trilharen) in bio-elektrische prikkeling van de vestibulaire zenuwvezels (stijging of daling ontladingsfrequentie), waardoor informatie over onze evenwichtsfuncties wordt doorgegeven en verwerkt.

6.1 · Anatomie en fysiologie van het evenwichtssysteem

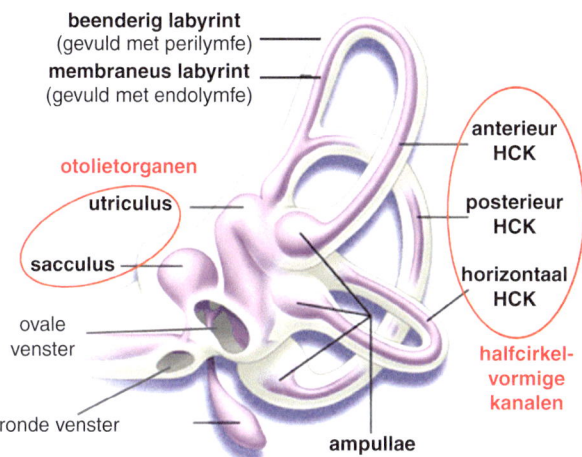

Figuur 6.1 Anatomische weergave van het evenwichtsorgaan (met toestemming vertaald en overgenomen uit: Parnes LS, et al. Canadian Medical Association Journal 2003, 169(7): 681–693)

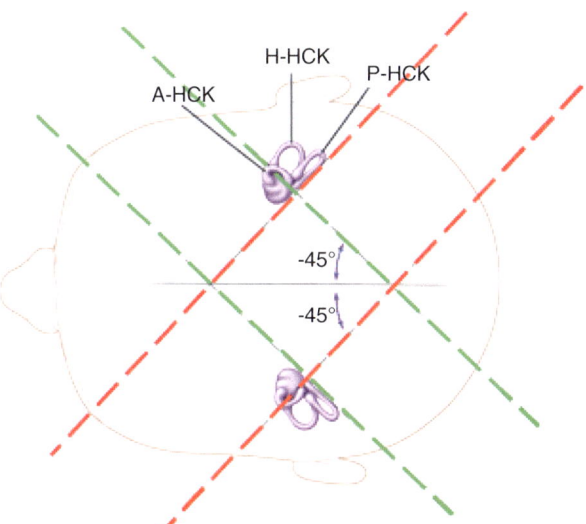

Figuur 6.2 Oriëntatie van de halfcirkelvormige kanalen in het hoofd (met toestemming vertaald en overgenomen uit: Parnes LS, et al. Canadian Medical Association Journal 2003; 169(7): 681–693)

Onze evenwichtsorganen leveren dus nauwkeurige informatie over zwaartekrachtveranderingen en de angulaire en lineaire versnellingen van het hoofd. Behalve via de evenwichtsorganen, krijgt de mens ook informatie over zijn houding en evenwicht via andere zintuiglijke inputsystemen, met het visueel en proprioceptief systeem als de belangrijkste (fig. 6.5). Via de visus (en in mindere mate ook het gehoororgaan) krijgen we een idee over hoe het lichaam zich situeert en beweegt ten opzichte van de omgeving. Het proprioceptief systeem geeft via de stand van de gewrichten en de spanning in de spieren informatie over hoe het lichaam zich beweegt of in welke houding het staat. Vooral de spieren van de kuit,

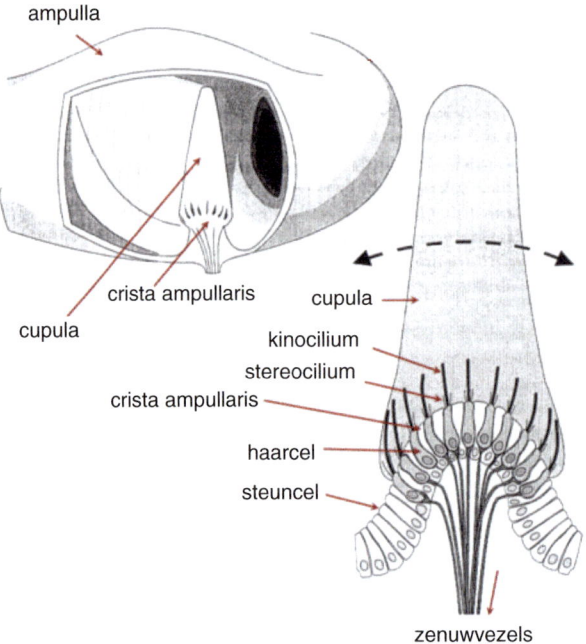

◘ **Figuur 6.3** Schematische weergave van de ampulla van de halfcirkelvormige kanalen (met toestemming overgenomen uit: Kapteyn en Lamoré 2000. Ontwikkeling en anatomie van zintuigen, gehoor- en evenwichtsorgaan; syllabus uit het curriculum van de Medische Faculteit van de VU Amsterdam voor het blok Zintuigen. 6.3.1(2) De functies van het perifere gehoor- en evenwichtsorgaan. Wouterlood FG en Hoogland P)

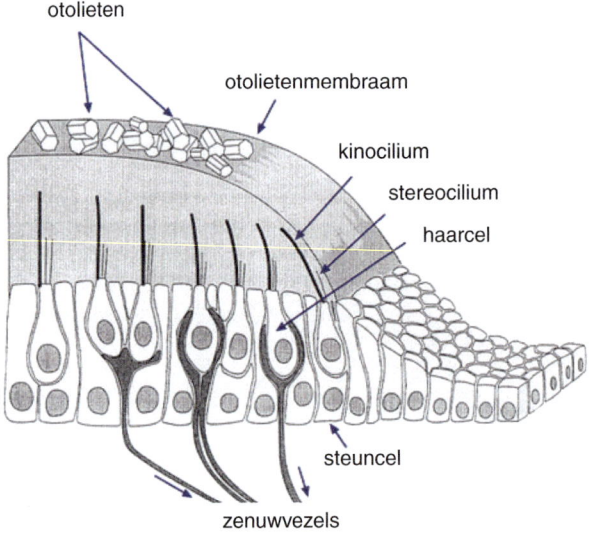

◘ **Figuur 6.4** Schematische weergave van de maculae van de otolietorganen (met toestemming overgenomen uit: Kapteyn en Lamoré 2000. Ontwikkeling en anatomie van zintuigen, gehoor- en evenwichtsorgaan; syllabus uit het curriculum van de Medische Faculteit van de VU Amsterdam voor het blok Zintuigen, 6.3.1(2) De functies van het perifere gehoor- en evenwichtsorgaan. Wouterlood FG en Hoogland P)

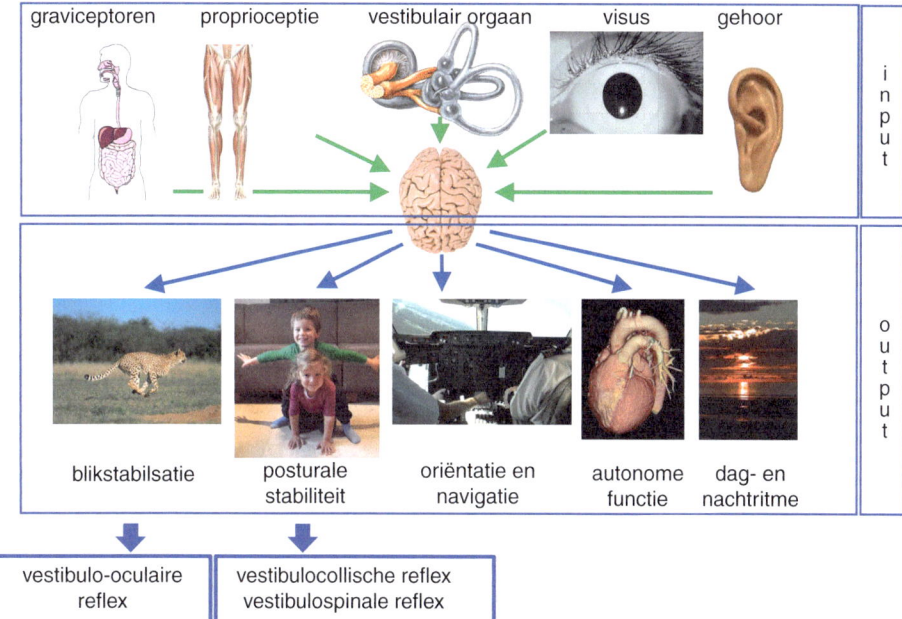

Figuur 6.5 Overzicht van de verschillende inputsystemen, centrale verwerking en motorische outputreflexen, verantwoordelijk voor onze houding en evenwicht (gebaseerd op figuur van F. Wuyts).

voetzolen en hals zouden hierbij heel belangrijk zijn. Als laatste wordt door de ophanging van de organen in het lichaam ook vanuit de graviceptoren in het gastro-intestinaal stelsel bijkomende informatie aangeleverd over stand en beweging.

Deze sensorische informatie wordt centraal verwerkt in de vestibulaire kernen en het cerebellum. De vestibulaire kernen gebruiken deze informatie om een subjectieve gewaarwording te creëren van de positie van het hoofd ten opzichte van de omgeving, waardoor oriëntatie en navigatie in de ruimte mogelijk wordt. Bovendien wordt hier de sensorische inputinformatie gekoppeld aan motorische outputreflexen, terwijl het cerebellum eerder een adaptieve functie vervult.

Motorische reflexen spelen een belangrijke rol in de controle van onze evenwichtsfuncties. De vestibulo-oculaire reflex (VOR) zorgt via het sturen van informatie naar de extraoculaire spieren dat bij beweging van het hoofd compensatoire oogbewegingen uitgelokt worden, waardoor het beeld stabiel op ons netvlies geprojecteerd blijft (blikstabilisatie). De vestibulospinale reflexen (VSR) en vestibulocollische reflexen (VCR) dienen om een rechtopstaande houding te handhaven en het hoofd te stabiliseren ten opzichte van de zwaartekracht (posturale stabiliteit). Dit gebeurt via het sturen van prikkels naar de spieren van de ledematen en de nekspieren.

Naast de motorische reflexen oefenen de verschillende inputsystemen eveneens een belangrijke invloed uit op de regulatie van het dag- en nachtritme en de autonome functie. Zo zal het hartritme toenemen bij specifieke houdingsveranderingen van het lichaam, bijvoorbeeld bij het overeind komen.

Duizeligheid kan veroorzaakt worden door tegenstrijdige informatie en/of een gestoorde verwerking van de verschillende inputsystemen. Men spreekt van een 'sensorisch conflict' omdat de verwerking van de sensorische inputsystemen niet meer adequaat verloopt. Naast duizeligheid en evenwichtsstoornissen kunnen ook visusstoornissen, zoals nystagmus, en een onstabiel of 'dansend' beeld voorkomen. Nystagmus is een onwillekeurige ritmische beweging van de ogen in een bepaalde richting, en wordt gekenmerkt door een trage en een snelle fase. De richting van de nystagmus wordt altijd benoemd volgens de richting van de snelle fase, omdat die fase met het blote oog het best waarneembaar is. Een sensorisch conflict kan ook vegetatieve verschijnselen veroorzaken zoals transpireren, misselijkheid en braken, te wijten aan verbindingen met het autonome zenuwstelsel. De adaptieve eigenschappen van het cerebellum maken het mogelijk dit conflict te herstellen via het proces van centrale compensatie, waarbij een beroep wordt gedaan op de intacte functies van de overige sensorische inputsystemen. Centrale compensatie kan alleen optreden wanneer de oorzaak van het conflict zich voordoet op perifeer niveau. Verder kan duizeligheid ook te wijten zijn aan problemen op centraal niveau. Ons vestibulair systeem is dan niet in staat tot een herstel van de evenwichtsfuncties, waardoor de klachten ook veel langer zullen aanhouden, of zelfs permanent aanwezig zullen blijven.

6.2 Onderzoek bij patiënten met duizeligheid of evenwichtsstoornissen

Anamnese

Onderzoek van patiënten met klachten van duizeligheid begint steeds met een grondige anamnese. De patiënt wordt gevraagd in eigen woorden een omschrijving te geven van de klachten. Het gesprek kan gestuurd worden aan de hand van een aantal gerichte vragen. Het mnemonisch hulpmiddel 'SO STONED', ontwikkeld door Wuyts et al. (2016), omvat acht verschillende dimensies die de klachten van de patiënt kunnen karakteriseren. Hierdoor kan het verdere onderzoek doelgerichter verlopen en resulteren in een eventuele doorverwijzing naar een specialist. ◘Tabel 6.1 geeft een overzicht van de acht verschillende dimensies en bijhorende vragen.

- **S: Symptomen**

Karakterisatie van de symptomen helpt het probleem of letsel te lokaliseren. Heeft de patiënt het gevoel zelf te draaien of het gevoel dat de omgeving draait, dan spreekt men van vertigo. Vertigo of draaiduizeligheid wijst op een illusie van beweging, wordt vaak ervaren als een rotatie of draaibeweging en wijst altijd op onvoldoende evenwicht binnen het vestibulair systeem. Bij een symmetrisch verminderde werking van beide evenwichtsorganen zal de patiënt voornamelijk algemene instabiliteit en een afgenomen blikstabilisatie bij hoofdbewegingen (oscillopsie of 'dansend beeld') rapporteren. Klaagt de patiënt eerder over een licht gevoel in het hoofd, een zwevend of dronken gevoel, een onzeker gevoel bij het lopen, zwakte in de ledematen, of wazig zicht, dan kan dit ook wijzen op duizeligheid van niet-vestibulaire oorsprong.

- **O: Om de hoeveel tijd**

Ook de frequentie van voorkomen van de klachten kan richtinggevend zijn om tot een correcte diagnose te komen. Gaat het om een eenmalig probleem of is het eerder aanvalsgewijs of continu? Eenmalig optreden van acute vertigo komt bijvoorbeeld voor bij neuronitis vestibularis, maar kan eveneens wijzen op een beroerte. Herhaaldelijke aanvallen van duizeligheid

◨ **Tabel 6.1** 'SO-STONED' – overzicht van acht verschillende dimensies en bijbehorende vragen

	dimensies	vragen
S	symptomen	wat zijn de symptomen?
O	om de hoeveel tijd	hoe vaak treden de symptomen op?
S	sinds	sinds wanneer zijn de symptomen aanwezig?
T	trigger	welke factoren kunnen de symptomen uitlokken en/of erger maken?
O	otologie	gaan de symptomen gepaard met otologische klachten en wanneer treden deze op?
N	neurologie	gaan de symptomen gepaard met neurologische klachten en wanneer treden deze op?
E	evolutie	hoe evolueren de symptomen?
D	duur	wat is de duur van de symptomen?

kunnen voorkomen bij verscheidene aandoeningen, zoals de ziekte van Ménière, benigne paroxysmale positionele vertigo (BPPV), vestibulaire migraine, superieure kanaaldehiscentie enzovoort, waarbij specificatie van de frequentie (dagelijks/wekelijks/maandelijks) kan bijdragen tot de juiste diagnose. Continu aanwezige klachten kunnen bijvoorbeeld het gevolg zijn van een bilaterale vestibulopathie of kunnen ook kaderen binnen persistente posturale perceptuele duizeligheid (PPPD).

- **S: Sinds**

Hierbij wordt bevraagd of de symptomen gesitueerd kunnen worden in de tijd of gelinkt kunnen worden aan bepaalde veranderde omstandigheden. Is de duizeligheid plots of eerder geleidelijk opgekomen? Is de duizeligheid recent opgetreden of heeft de patiënt reeds weken, maanden of jaren last? Is de duizeligheid na een specifieke gebeurtenis ontstaan (bijvoorbeeld na een virale infectie, hoofdtrauma of chirurgische ingreep)?

- **T: Triggers**

Klachten kunnen enerzijds spontaan optreden, maar anderzijds ook gekoppeld zijn aan bepaalde factoren, bijvoorbeeld bepaalde lichaamsposities of bepaalde bewegingen van hoofd en lichaam (bijvoorbeeld in geval van BPPV). Loopt de duizeligheid parallel met perioden van vermoeidheid, emoties, geneesmiddelen- en drankgebruik, dan is dit eerder indicatief voor vestibulaire migraine of de ziekte van Ménière. Duizeligheid bij veranderingen van de middenoordruk (hoesten, niezen, duwen, heffen) of bij luide geluiden, is typisch voor een perilymfatische fistel of superieure kanaaldehiscentie.

- **O: Otologie**

Bij verscheidene aandoeningen is de duizeligheid geassocieerd aan otologische symptomen, zoals oorsuizen (tinnitus), hyperacusis, gehoorsdaling, een drukgevoel in de oren en autofonie. Een plots unilateraal gehoorverlies in combinatie met acute vertigo kan bijvoorbeeld wijzen op labyrintitis. Het samen voorkomen van tinnitus, drukgevoel, gehoorverlies en vertigo is suggestief voor de ziekte van Ménière.

- **N: Neurologie**

Tal van neurologische symptomen kunnen samengaan met de duizeligheid of sterk aanwezig zijn in de voorgeschiedenis van de patiënt: hoofdpijn/migraine, fotofobie, fonofobie, paresthesieën, scotoma, spraakstoornissen, hyperventilatie, *drop attacks* enzovoort. Aanwezigheid van zulke klachten wijst vaak op een centrale component.

- **E: Evolutie**

Fluctuerende klachten kunnen voorkomen bij vestibulaire migraine of de ziekte van Ménière. Daarnaast kunnen de symptomen ook stabiel blijven (bijvoorbeeld bij superieure kanaaldehiscentie), progressief toenemen (bijvoorbeeld bij PPPD) of afnemen (bijvoorbeeld bij neuronitis vestibularis).

- **D: Duur**

Duurt de duizeligheid slechts enkele seconden (bijvoorbeeld BPPV) of uren (bijvoorbeeld ziekte van Ménière of vestibulaire migraine), blijft ze dagen aanhouden (bijvoorbeeld neuronitis vestibularis, virale neurolabyrintitis, infarct van cerebellum of hersenstam) of is ze constant aanwezig (bijvoorbeeld neurologische stoornis, psychogeen probleem)?

Bijkomend kan gepeild worden naar de (familiale) medische voorgeschiedenis, drink- en rookgewoonten, medicatiegebruik en eventuele psychische problemen. Ook de vraag naar voorafgaande gelijkaardige onderzoeken kan interessante informatie bieden.

Algemeen fysisch onderzoek

Inspectie van de neus-, keel- en oorholten, en onderzoek van het gehoor en de visus is noodzakelijk. Een verminderde visus, zeker bij oudere mensen, kan aan de basis liggen van de evenwichtsproblemen. De werking van de craniale zenuwen dient onderzocht te worden en de functie van het cerebellum kan nagegaan worden via een simpele vinger-neusproef. De bloeddruk dient zowel in rechtopstaande als in liggende houding afgenomen te worden om orthostatische hypotensie op te sporen. Indien nodig kunnen bijkomende onderzoeken aangevraagd worden (bijvoorbeeld urine- of bloedonderzoek).

Nystagmusonderzoek

Tijdens het nystagmusonderzoek worden onwillekeurige oogbewegingen geobserveerd en geïnterpreteerd. Ideaal wordt hierbij gebruikgemaakt van een frenzelbril. De sterk positieve glazen van deze bril elimineren de mogelijkheid tot fixeren en via een lampje op de bril kan de onderzoeker de ogen van de patiënt duidelijk (vergroot) bestuderen. Indien er geen frenzelbril ter beschikking is, kan men de patiënt naar een punt op 2 meter afstand laten kijken, de ogen laten sluiten en de bewegingen van de oogbol onder de oogleden bestuderen. Om een spontane nystagmus op te sporen laat men de patiënt zitten en vraagt men hem, zonder het hoofd te bewegen, eerst recht voor zich uit te kijken, daarna naar rechts (ongeveer 30°) en vervolgens naar links. Indien een nystagmus gezien wordt met de frenzelbril of onder gesloten oogleden, spreekt men van een spontane nystagmus die vestibulair is van oorsprong. Hierbij is het belangrijk te achterhalen of de nystagmus perifeer of centraal van oorsprong is. Een perifere nystagmus is duidelijk aanwezig in het donker, wordt onderdrukt zodra de patiënt een lichtpuntje kan fixeren, en is overwegend horizontaal van aard. Indien de nystagmus niet beantwoordt aan deze karakteristieken, moet men bedacht zijn op een centrale pathologie en eventueel doorverwijzen naar een neuroloog.

Oculomotore testbatterij

Ook deze tests zijn vooral belangrijk om een onderscheid te maken tussen centrale en perifere pathologie. Bij het uitvoeren van deze tests dient men rekening te houden met het alertheidsniveau en de leeftijd van de patiënt, en met medicatie-, alcohol- of druggebruik, aangezien dat invloed kan uitoefenen op het correct uitvoeren van de opdracht en de bijbehorende resultaten. Bij afwijkende resultaten is doorverwijzing naar de neuroloog noodzakelijk.

Saccadetest

Om deze test uit te voeren gaat de onderzoeker voor de patiënt staan met beide wijsvingers omhoog op een afstand van 30 cm van elkaar in het horizontaal of verticaal vlak. De patiënt wordt gevraagd de blik te fixeren op een van de vingers en zo, zonder het hoofd te bewegen, met de ogen de andere vinger te fixeren, en dit een aantal keer na elkaar. Bij normale personen worden de vingers telkens met één enkele vloeiende oogbeweging gefixeerd. Wanneer deze saccadische oogbewegingen te snel, te traag, te ver of sprongsgewijs verlopen, moet men bedacht zijn op een onderliggende centrale oorzaak.

Smooth pursuit-test

Hierbij neemt de onderzoeker plaats voor de patiënt (meer dan 1 meter afstand) en beweegt hij langzaam de wijsvinger in een vloeiende beweging van links naar rechts, of van boven naar onder. De horizontale en verticale uitwijkingen mogen niet meer dan 30° bedragen ten opzichte van de middenpositie. De patiënt moet zonder het hoofd te bewegen de vinger volgen. Bij een normale werking van het oculomotore systeem, zal de vinger van de onderzoeker met een gladde oogbeweging gevolgd worden. Haperende oogbewegingen, gedisconjugeerde oogbewegingen (waarbij beide ogen een verschillende beweging maken) en asymmetrische volgbewegingen (vloeiend in één richting, haperend in de andere richting) wijzen op een centrale pathologie.

Vestibulo-oculaire reflexen

De werking van de vestibulo-oculaire reflexbaan kan eenvoudig getest worden aan de hand van de Hoofd Impuls Test (HIT). Wanneer een patiënt met hevige draaiduizeligheid zich aanmeldt, kan deze test van cruciaal belang zijn om het onderscheid te maken tussen een acuut perifere aandoening (bijvoorbeeld neuronitis vestibularis) of een ernstige centrale pathologie.

Met de HIT kan het functioneren van elk halcirkelvormig kanaal afzonderlijk geëvalueerd worden. Hiervoor neemt de onderzoeker plaats voor de zittende patiënt zodat de oogbewegingen goed bestudeerd kunnen worden. Aan de patiënt wordt gevraagd de neus van de onderzoeker te fixeren terwijl de onderzoeker het hoofd van de patiënt draait met een snelle beweging in het vlak van het kanaal dat men wenst te onderzoeken. Deze snelle beweging kan een aantal keer herhaald worden, met afwisseling van richting zodat de patiënt niet kan anticiperen. Normaal zal bij een vlugge beweging van het hoofd in de ene richting, de vestibulo-oculaire reflex ervoor zorgen dat de ogen een compensatoire oogbeweging in de tegengestelde richting maken. Bij een unilateraal perifeer probleem, zal bij het draaien van het hoofd in het vlak van het aangetaste kanaal de patiënt niet in staat zijn de ogen in de tegenovergestelde richting te sturen. De ogen zullen dus eerst meedraaien in de richting van de hoofdbeweging, gevolgd door een correctiesaccade in de tegengestelde richting, waardoor de neus van de onderzoeker opnieuw gefixeerd wordt. Het zijn deze correctiesaccades die erop wijzen dat het onderzochte kanaal minder goed functioneert. Wanneer deze correctiesaccades niet voorkomen bij een patiënt met hevige draaiduizeligheid, wijst dit eerder op een centrale oorzaak.

Hierbij dient echter opgemerkt te worden dat de correctiesaccades, zelfs voor een geoefende onderzoeker, niet altijd goed zichtbaar zijn met het blote oog. Daarom zijn tegenwoordig systemen beschikbaar waarbij de oogbewegingen geregistreerd worden met behulp van een camera. Hierbij kunnen de oogbewegingen niet alleen vertraagd en herhaald afgespeeld worden, ook wordt hierdoor een kwantitatieve beoordeling van de adequaatheid van de oogbewegingen (weergegeven als een gain-waarde) mogelijk, waardoor de test nog gevoeliger is. Deze video-Hoofd Impuls Test (vHIT) is dus een snelle, niet-invasieve onderzoekstechniek die objectieve informatie kan geven over het functioneren van elk halfcirkelvormig kanaal afzonderlijk. De uitvoering van de vHIT is gelijkaardig aan de eerder beschreven test. Tijdens de manipulatie van het hoofd neemt de onderzoeker hierbij echter plaats achter de patiënt en wordt deze laatste gevraagd om zijn ogen op een punt op de muur te fixeren.

Vestibulospinale reflexen

Deze omvatten de klassieke tests van Romberg en Unterberger. Ze zijn alleen geschikt voor het opsporen van acute unilaterale vestibulaire pathologieën, waardoor hun diagnostische waarde dan ook zeer beperkt is. Praktisch gezien kan men zelfs stellen dat indien de patiënt in staat is met gesloten ogen op één been te blijven staan, er geen ernstige afwijkingen van de vestibulospinale reflexboog gevonden zullen worden en het uitvoeren van verdere tests overbodig is. Bij het uitvoeren van deze reflextests is het uiterst belangrijk dat de patiënt zich op geen enkele manier kan oriënteren aan de hand van externe informatiebronnen zoals geluiden of licht.

- **Proef van Romberg**

De patiënt moet gedurende 20 tot 30 seconden rechtop blijven staan met de voeten tegen elkaar, de armen langs het lichaam en de ogen dicht. Bij een eenzijdige acute vestibulaire uitval zal de patiënt zijdelings vallen in de richting van de aangetaste zijde. Alle andere vormen van valneiging zijn atypisch en kunnen wijzen op een centrale aandoening.

- **Pas-op-de-plaatsproef van Unterberger**

Bij deze proef wordt aan de patiënt gevraagd om gedurende één minuut ter plaatse te stappen met de knieën zo hoog mogelijk opgetrokken. Hierbij worden de armen voor het lichaam uitgestrekt en zijn de ogen dicht. Bij acute unilaterale vestibulaire aandoeningen zal de patiënt rond zijn as draaien in de richting van het letsel. Wanneer deze draaiing meer dan 45° bedraagt ten opzichte van de startpositie, wijst dit in de richting van een eenzijdige uitval van het vestibulair systeem.

Positioneringstest

Dit is de meest gebruikte test in de huisartspraktijk. De test wordt voornamelijk uitgevoerd om BPPV op te sporen, een aandoening waarbij de calciumcarbonaatkristallen uit de utriculus onjuist in een van de halfcirkelvormige kanalen zijn terechtgekomen (zie ▶H. 7). Bij de positioneringstest worden de oogbewegingen bestudeerd na het uitvoeren van een positieverandering. De manoeuvre die hier standaard voor gebruikt wordt is de Dix-Hallpikemanoeuvre, die op twee manieren kan worden uitgevoerd. Bij de achterwaartse uitvoering zit de patiënt met de benen uitgestrekt op het bed en wordt het hoofd 45° gedraaid in de richting van de te onderzoeken zijde. Daarna wordt de patiënt met het hoofd in die positie achterwaarts op het bed gelegd, waarbij het hoofd afhangt van het onderzoeksbed. Na het bestuderen van de oogbewegingen wordt de patiënt weer rechtgezet en wordt opnieuw gecontroleerd of er nystagmus optreedt. De manoeuvre dient daarna herhaald te worden aan de andere zijde. Er bestaat ook een zijdelingse variant van de Dix-Hallpike-manoeuvre die vooral bij zwaarlijvige patiënten of patiënten met rugklachten de voorkeur geniet. De patiënt zit op het midden van het bed, met de benen van het bed. Het hoofd wordt 45° gedraaid naar de contralaterale zijde en de patiënt wordt zijdelings op het bed gelegd, waarbij op het achterhoofd wordt gerust. Daarna volgt de repositie naar de zittende positie en de herhaling aan de andere zijde.

De positioneringstest wordt voornamelijk uitgevoerd om BPPV van de verticale halfcirkelvormige kanalen op te sporen. Indien in de neerwaartse positie, na een latentie van een aantal seconden (kan tot 45 seconden oplopen), een gecombineerde rotatoir-verticale nystagmus te zien is, kan BPPV vermoed worden. Zowel de nystagmus als de vertigo blijven slechts een aantal seconden aanhouden, en bij herhaling van de Dix-Hallpike-manoeuvre nemen beide beduidend af in intensiteit.

Naast de Dix-Hallpike-manoeuvre, die de verticale halfcirkelvormige kanalen onderzoekt, kan ook de *roll test* worden gebruikt om BPPV in de horizontale kanalen op te sporen. Hierbij moet de patiënt op de rug gaan liggen met ongeveer 30° inclinatie van de nek en het hoofd in de middenpositie, en wordt het hoofd naar rechts en daarna naar links gedraaid. In beide posities wordt opnieuw gekeken of er nystagmuspatronen zichtbaar zijn die typisch zijn voor een BPPV van het horizontaal halfcirkelvormig kanaal.

Uitgebreid evenwichtsonderzoek

Afname van de beschreven onderzoeken zal in een aantal gevallen reeds tot een diagnose leiden. In de andere gevallen kunnen bijkomende onderzoeken aangewend worden om te kunnen differentiëren tussen perifeer en centraal vestibulaire aandoeningen, ernstige en minder ernstige stoornissen. Bij perifere problemen, gekenmerkt door hevige rotatoire vertigo, vaak vergezeld van bijkomende klachten zoals gehoorverlies, oorsuizen, misselijkheid en braken, moet een keel-neus-oorarts geraadpleegd worden. Centrale problemen, die vaak gematigder zijn, langer aanhouden en gepaard gaan met neurologische symptomen zoals visus- en spraakstoornissen, paresthesieën, paresen en bewustzijnsverlies, behoren tot het vakgebied van de neuroloog.

Bij de keel-neus-oorarts zal naast een gehoortest ook een uitgebreid evenwichtsonderzoek afgenomen worden. Hierbij wordt gebruikgemaakt van allerlei meetapparatuur waarmee de onwillekeurige oogbewegingen kwantitatief geregistreerd kunnen worden. Deze bewegingen kunnen in kaart gebracht worden via videonystagmografie (VNG), waarbij de ogen gefilmd worden en op een videoscherm geprojecteerd en/of geanalyseerd. Vaak wordt gebruikgemaakt van elektronystagmografie (ENG), waarbij elektroden rond de ogen geplakt worden om zo de dipoolveranderingen tussen retina en cornea, die optreden tijdens oogbewegingen, te registreren.

Alle onderzoeken uit de huisartspraktijk kunnen herhaald worden met behulp van VNG of ENG, waardoor de resultaten op een objectieve manier bestudeerd kunnen worden. Van meer belang zijn de extra onderzoeken die uitgevoerd kunnen worden, zoals het calorisch onderzoek, de rotatietest en de vestibulair geëvoceerde myogene potentialen (VEMP).

Tijdens het calorisch onderzoek wordt de uitwendige gehoorgang achtereenvolgens gespoeld met warm (44 °C) en koud (30 °C) water. Dit leidt tot opwarming en afkoeling van de endolymfe in de horizontale halfcirkelvormige kanalen, met een horizontale nystagmus naar het gestimuleerde oor bij warme irrigaties, en een horizontale nystagmus weg van het gestimuleerde oor bij koude irrigaties. Analyse van deze reacties laat toe uitspraken te doen over beide labyrinten afzonderlijk, waardoor het calorisch onderzoek de meeste waarde heeft bij unilaterale pathologieën. Hierbij wordt nagegaan of een van beide labyrinten meer of minder functioneert (labyrintvoorkeur), en in welke richting de nystagmusslagen het meest prominent aanwezig zijn (nystagmusvoorkeur). Fixatiesuppressie kan nagegaan worden door de patiënt zich op een lichtpuntje te laten fixeren na de irrigatie. Hierbij geldt dat het niet kunnen onderdrukken van de reactie, indicatief is voor een centrale pathologie.

Bij de rotatietest wordt de patiënt in het horizontale vlak rondgedraaid, waarbij een rotatie naar rechts zal leiden tot een horizontale nystagmus naar rechts, en een rotatie naar links tot een horizontale nystagmus naar links. Net zoals bij het calorisch onderzoek wordt ook hier de nystagmusvoorkeur opgemeten. Daarnaast worden eveneens de adequaatheid van de oogbewegingen (gain) en het tijdsverloop van de oogbewegingen (fase) nagegaan. De rotatietest wordt vooral gebruikt om centrale compensatie aan te tonen, en is door het prikkelen van beide evenwichtsorganen tegelijk ideaal om bilaterale problemen op te sporen. Ook hier kan fixatiesuppressie getest worden door een lichtje (of vinger van de patiënt) met dezelfde snelheid als de stoel te laten meedraaien.

Zowel het calorisch onderzoek als de rotatietest onderzoekt de werking van de vestibulo-oculaire reflex via prikkeling van de horizontale halfcirkelvormige kanalen. Verscheidene laboratoria zijn reeds in staat om ook de werking van de sacculus en de utriculus te onderzoeken, via de VEMP (vestibulair geëvoceerde myogene potentiaal)-test. Er bestaan twee varianten van deze test: de cVEMP (cervicale VEMP), die de sacculaire functie evalueert, en de oVEMP (oculaire VEMP), die de utriculaire functie onderzoekt. Bij beide varianten worden klikgeluidjes aangeboden via dopjes in de gehoorgang, een beentriller of minishaker. Het antwoord hierop is een myogene potentiaal die gemeten wordt ter hoogte van een spier in de nek (musculus sternocleidomastoideus) bij de cVEMP en ter hoogte van een oogspier (musculus obliquus inferior) bij de oVEMP. Hiervan worden dan de amplitude, latentie en drempel bepaald en vergeleken tussen beide oren.

Het houdingsevenwicht, ten slotte, kan objectief gekwantificeerd worden door gebruik te maken van posturografie. Dit is een techniek waarbij de werking van de vestibulospinale reflexen geëvalueerd kan worden door de verplaatsing van het lichaamszwaartepunt te registreren terwijl de patiënt op een posturografisch platform staat dat op verschillende manieren gemanipuleerd kan worden.

Relevante websites

▶ www.dizziness-and-balance.com.

Aandoeningen van het evenwicht

F. Gordts en D. Devroey

7.1 **Benigne paroxysmale positieduizeligheid (BPPD) – 99**
Klinisch beeld – 99
Pathogenese – 100
Behandeling – 100

7.2 **Neuritis vestibularis – 101**
Klinisch beeld – 102
Behandeling – 102

7.3 **Ziekte van Ménière – 102**
Klinisch beeld – 103
Behandeling – 104

7.4 **Duizeligheid bij ouderen – 104**
Diagnostiek – 105
Behandeling – 105

7.5 **Whiplash – 105**
Klachten – 106
Diagnostiek – 106
Onderzoek – 107
Behandeling – 107
Prognose – 107
Preventie – 108

7.6   Zeldzame aandoeningen – 108
      Labyrintitis – 108
      Vestibulair schwannoom – 108
      Migraine en multipele sclerose – 108
      Bilaterale labyrintuitval – 109

      Leesadvies – 109

7.1 Benigne paroxysmale positieduizeligheid (BPPD)

> **Casus**
>
> Een vrouw van 70 jaar komt op uw spreekuur in verband met aanvallen van draaiduizeligheid. Deze aanvallen worden uitgelokt door veranderingen van de stand van het hoofd en duren enige seconden tot enkele minuten. Zij heeft geen klachten van oorsuizen of gehoorsvermindering. Zij was een paar weken eerder bij uw HAIO die haar uitleg gegeven had over 'gruis' in haar oor. Hij stelde haar voor om voorlopig af te wachten omdat dit vaak vanzelf voorbijgaat. De klachten zijn echter nog niet weg en ze is wat ongerust. Na onderzoek komt u tot dezelfde diagnose als uw jonge collega, en u geeft haar nog wat meer uitleg over het 'gruis' in de endolymfe in de halfcirkelvormige kanalen (canalolithiasis). U voert of laat een bevrijdingsmanoevre uitvoeren. U raadt haar aan na de bevrijdingsmanoevre vijfmaal per dag de oefeningen volgens Brandt-Daroff uit te voeren. Daarbij moet zij met gesloten ogen op de rand in het midden van het bed zitten. Zij gaat dan op de ene zij liggen, komt weer overeind als de duizeligheid weg is, en gaat dan op de andere zij liggen. Ze gaat zo door met afwisselend op de linker- en rechterzijde te liggen totdat de symptomen uitdoven.

Een frequent voorkomende vorm van draaiduizeligheid betreft de benigne paroxysmale positioneringsduizeligheid (BPPD). Uit de benaming blijken diverse kenmerken van deze entiteit: de duizeligheid wordt uitgelokt door snelle positieveranderingen (positionering) van het hoofd in de ruimte en het is een benigne aandoening, dit ondanks het paroxysmale, vaak spectaculaire karakter van de aanvallen en in tegenstelling tot sommige vormen van positienystagmus die veroorzaakt worden door ernstige neurologische aandoeningen.

Klinisch beeld

De patiënt klaagt over het plotselinge optreden van draaiduizeligheid, bijvoorbeeld bij het gaan liggen en/of vanuit liggende houding weer rechtop komen, of het draaien in bed van de ene zij naar de andere. De klachten treden overigens vaker 's nachts of bij het ontwaken op, mogelijk doordat anorganisch materiaal, afkomstig van het statolietenmembraan, naar beneden is gezakt in het laagst gelegen posterieure halfcirkelvormige kanaal (◐ fig. 7.1). Ook bij het naar boven reiken om de was op te hangen of iets van een hoger gelegen rek te pakken, of bij het vooroverbuigen om veters te knopen, kunnen dezelfde verschijnselen uitgelokt worden. Er zijn geen klachten van oorsuizen of drukgevoel op het oor. Er is zelden geassocieerde misselijkheid of braken. De patiënt meldt geen gehoorverlies.

Bij BPPD kan een karakteristieke nystagmus opgewekt worden door uitvoering van de Dix-Hallpike-manoeuvre (zie ▶ H. 6). De kenmerken van deze nystagmus zijn als volgt samen te vatten:
– ontstaat na een latentietijd van enkele seconden;
– intensiteit vertoont een crescendo-decrescendoverloop;
– houdt hooguit 40 seconden aan;
– is snel uitputbaar.

Het laatste kenmerk heeft praktische consequenties bij het onderzoek. Omwille van het uitputbare karakter dient deze manoeuvre vóór alle eventuele andere testen uitgevoerd te worden en dient de patiënt bovendien liefst eerst op de anamnestisch meest verdachte zijde gepositioneerd te worden.

De nystagmus is meestal goed met het blote oog te zien. Het gebruik van een frenzelbril vergroot de oogbewegingen.

Pathogenese

De klachten die gepaard gaan met BPPD kunnen verklaard worden doordat de kristallen (otolieten) van de otolietenorganen (utriculus en sacculus, zie ▶H. 6) in de halfcirkelvormige kanalen van het evenwichtssysteem terechtkomen. Er wordt steeds meer geloof gehecht aan de zogenoemde 'canalolithiasis'. Hierbij zou een relatief grote hoeveelheid gedegenereerde otolieten niet langer opgelost kunnen worden in de endolymfe en bijgevolg gaan samenklonteren in een van de drie halfcirkelvormige kanalen. Al naargelang het getroffen kanaal zullen de karakteristieken van de nystagmus verschillen en dienen varianten van de klassieke Dix-Hallpike-manoeuvre aangewend te worden om de nystagmus op te wekken. In de overgrote meerderheid van de gevallen betreft dit echter het posterieure verticale kanaal, omdat de opening van dit kanaal in rugligging net onder de utriculus komt te liggen. De losgekomen statoconia bezinken dan ook bij voorkeur in dit kanaal.

Zelden is er een aannemelijke reden voorhanden waardoor de statoconia zijn losgekomen. Een hoofdtrauma en oorchirurgie worden vaak gesuggereerd. Ook wordt bedlegerigheid of oudere leeftijd (de incidentie van BPPD neemt toe met de leeftijd) als oorzaak genoemd. BPPD wordt ook gezien in de herstelfase van een neuritis vestibularis (een variant die mogelijk wat moeilijker te behandelen is), bij multipele sclerose en bij een aantal patiënten met de ziekte van Ménière. In de meerderheid van de gevallen zal men het optreden van de BPPD echter als van onbekende oorsprong dienen te bestempelen. Bijgevolg dient benadrukt te worden dat canalolithiasis uiteindelijk een uitsluitingsdiagnose is. Indien de anamnese, het kno- en het evenwichtsonderzoek bijkomende afwijkingen opleveren en/of de opgewekte nystagmus niet volledig karakteristiek is, dienen andere aandoeningen uitgesloten te worden.

Behandeling

Bij de aanpak van BPPD zijn geruststelling en het verklaren van de ontstaanswijze (onder meer door demonstratie van de uitlokkende positieverandering) van de paroxysmale verschijnselen erg belangrijk. De patiënt zal ook graag vernemen dat de klachten meestal spontaan verdwijnen in de volgende weken tot maanden. Medicijnen hebben geen plaats bij de behandeling. De zogenoemde 'bevrijdingsmanoeuvres' (waarbij aan de hand van een specifieke opeenvolging van houdingsveranderingen het debris van de otolieten uit het kanaal 'gerepositioneerd' wordt tot in de utriculus, (◘fig. 7.1)) zijn veilige en effectieve behandelingen die de klachten sneller kunnen laten verdwijnen. Van de bevrijdingsmanoeuvres zijn diverse varianten bekend (Epley, Parnes en Sémont). Omdat het uitvoeren ervan voldoende vaardigheid vereist, wordt de patiënt liefst verwezen naar een zorgverlener die hiermee voldoende vertrouwd is. De oefeningen gebaseerd op het herhaaldelijk door de patiënt zelf uitlokken van de duizeligheid (aan de hand van schriftelijke en geïllustreerde instructies van het type Brandt-Daroff), zijn vooral bedoeld om recidieven te voorkomen.

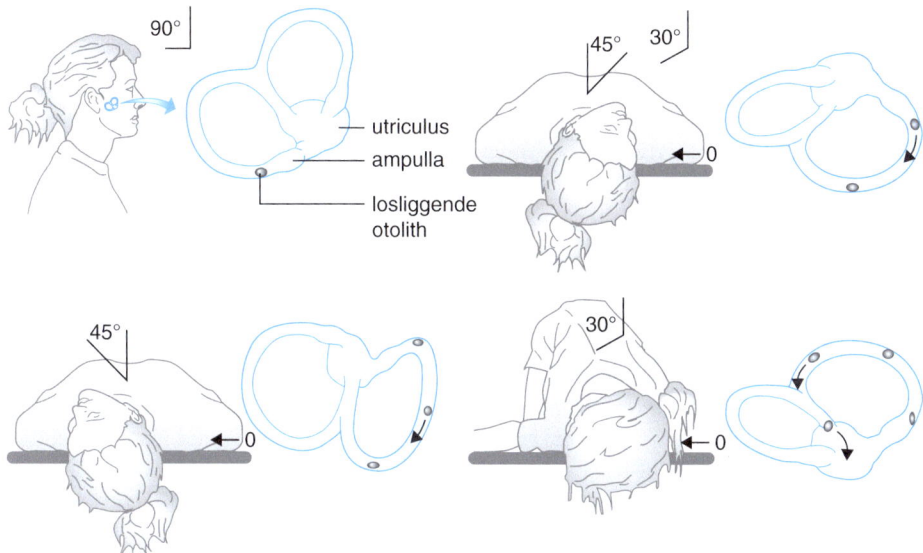

Figuur 7.1 Oriëntatie van het hoofd en labyrint tijdens de bevrijdingsmanoeuvre volgens Parnes en Epley

7.2 Neuritis vestibularis

Casus

Een vrouw van 30 jaar kwam vorige week consulteren wegens neusloop. De diagnose van een virale rinitis werd gesteld en zij kreeg ontzwellende neusdruppels voorgeschreven. Vier dagen later roept zij u voor een spoedvisite in verband met constante heftige draaiduizeligheid. Zij ligt in bed, moet braken, ziet bleek en is angstig. Zij heeft geen gehoorstoornissen. Het mobiliseren van de patiënte doet de klachten van duizeligheid toenemen. Er wordt een spontane nystagmus opgemerkt. De diagnose van neuritis vestibularis wordt gesteld. Ze krijgt uitleg over de aandoening en er wordt verteld dat medicatie de genezing niet kan versnellen. Ze krijgt metoclopramide voorgeschreven tegen de misselijkheid. De huisarts stimuleert de patiënt om normaal te blijven bewegen. Een paar dagen later verdwijnen de klachten geleidelijk.

Bij een neuronitis vestibularis ('acute unilaterale vestibulopathie') wordt meestal een virale etiologie verondersteld. Bij navraag blijkt vaak sprake te zijn van een voorafgaande luchtweginfectie. Voor het klinische beeld is vooral van belang dat het hier gaat om een acute, eenzijdige uitval die beperkt is tot het perifere evenwichtsorgaan. Indien ook sprake is van een acuut ontstaan gehoorverlies, al dan niet met klachten van tinnitus, dient onder meer een labyrintitis overwogen te worden.

Klinisch beeld

De aandoening treft vooral gezonde volwassenen, vaak in de leeftijdsgroep 30 tot 60 jaar. Bij anamnese wordt hevige draaiduizeligheid gemeld, die soms zo uitgesproken is dat in eerste instantie centraal neurologische aandoeningen overwogen worden. Bij neuronitis vestibularis ontbreken echter neurologische klachten en tekens en is er geen gehoorverlies of tinnitus. Wel is er sprake van misselijkheid en braken en toename van de duizeligheid bij bewegen van het hoofd. Aanvankelijk ziet men steeds een uitgesproken overwegend horizontale nystagmus, met de snelle fase gericht naar het gezonde oor. Al na enkele dagen zwakt de nystagmus sterk af, zodat het gebruik van een frenzelbril soms nodig kan zijn om hem nog waar te nemen. Behalve de richting van de nystagmus dienen ook de valneiging en de vinger-neusproef concordant te zijn met de regels van de 'harmonie vestibulaire': langzame fase van de nystagmus naar het aangedane labyrint en snelle fase bijgevolg naar de gezonde zijde; valneiging naar het aangedane labyrint; voorbij wijzen naar het aangedane labyrint. Verder mag het klinisch onderzoek geen bijzonderheden opleveren: normale trommelvliezen, luchthoudende middenoren en geen afwijkingen van de andere craniale zenuwen en, afgezien van de onstabiliteit, geen neurologische symptomen. De meest voorkomende vorm betreft een gedeeltelijke aantasting van het superieure deel van de nervus vestibularis. Bij aantasting van het inferieure deel kan zich een minder typisch beeld voordoen dat mogelijk ten onrechte een centrale oorzaak suggereert. De prognose is meestal goed. In de loop van enkele dagen tot weken nemen de duizeligheidsklachten af. Indien de patiënt na enkele dagen nog steeds erg duizelig is, onderzoekt men de patiënt bij voorkeur opnieuw om neurologische afwijkingen uit te sluiten. Recidieven doen zich slechts zelden voor. Onder specifieke omstandigheden kunnen nog restverschijnselen opgemerkt worden, waaronder een persisterende verminderde prikkelbaarheid van het aangedane labyrint en klachten bij snelle hoofdbewegingen in het duister. Ook al is het klinische beeld meestal duidelijk en de prognose goed, toch dient neuronitis vestibularis als een uitsluitingsdiagnose beschouwd te worden. Zeker bij oudere patiënten dienen cerebellaire en/of hersenstambloedingen of -infarcten tijdig onderkend te worden.

Behandeling

De eerste dagen van de behandeling kan men medicijnen voorschrijven tegen de misselijkheid, bijvoorbeeld domperidom of metoclopramide rectaal, of suppressieve medicijnen zoals promethazine intramusculair of dimenhydrinaat rectaal met kortdurende bedrust. Met het oog op een 'centrale compensatie' dient de patiënt zo snel mogelijk gemobiliseerd te worden en worden geen sederende medicijnen voorgeschreven.

7.3 Ziekte van Ménière

Casus

Een vrouw van 45 jaar komt op uw spreekuur met spontane aanvallen van draaiduizeligheid met eenzijdige gehoorvermindering en oorsuizen (tinnitus). De aanval bereikt binnen 20 minuten tot enkele uren een maximale intensiteit en na de aanval ervaart patiënte gedurende enkele dagen nog een gevoel van licht in het hoofd. Op een audiogram wordt een eenzijdige gehoorvermindering voor de lage tonen waargenomen. De meest voor de hand liggende diagnose bij deze vrouw is de ziekte van Ménière. Na het verdwijnen van de duizeligheidsklachten blijft zij nog wat oorsuizingen hebben.

De ziekte van Ménière is een aandoening van het labyrint, gekenmerkt door plots optredende vertigoaanvallen met een gehoorverlies van het perceptietype en tinnitus of een drukgevoel ter hoogte van het aangedane oor. Als onderliggend pathofysiologisch mechanisme vermoedt men een endolymfatische hydrops van onbekende oorsprong. Deze aandoening dient onderscheiden te worden van bekende oorzaken van endolymfatische hydrops of aandoeningen die vergelijkbare symptomen opwekken. Endolymfatische hydrops kan immers ook secundair optreden, onder meer bij een trauma van hoofd of binnenoor, ooroperaties, auto-immuungemedieerde, infectieuze of aangeboren binnenooraandoeningen. Hoewel de lijst van differentiaaldiagnosen dus uitgebreid is, zal men in de praktijk vooral afgaan op de klinische verschijnselen om te beslissen óf en welke bijkomende onderzoeken nodig zijn om andere aandoeningen uit te sluiten. In de eerste plaats wordt hierbij aan een MR-scan gedacht, ter uitsluiting van een brughoektumor of labyrintitis. In sommige centra kan men met specifieke Magnetische Resonantie-sequenties en met toediening van contrast de endolymfatische hydrops aantonen. Hydrops wordt echter soms ook bij asymptomatische patiënten gevisualiseerd.

Klinisch beeld

Bij het typische klinische beeld van de ziekte van Ménière staat de aanvalsgewijze en onvoorspelbare draaiduizeligheid op de voorgrond, vaak samen met uitgesproken vegetatieve verschijnselen zoals nausea, braken en angstgevoelens. Bovendien moeten er klachten zijn van oorsuizen en/of drukgevoel in het aangetaste oor. Deze slechthorendheid is meestal (maar niet altijd) fluctuerend van aard en vaak meer uitgesproken voor de lagere frequenties (in tegenstelling tot de meeste andere gehoorverliezen van het perceptietype waarbij eerder de hoge frequenties aangetast zijn). De aanvallen duren een kwartier tot enkele uren en worden gevolgd door slaperigheid en een onstabiel katergevoel de volgende dag. Tijdens de aanvallen kunnen de patiënten hun beroeps- of sociale bezigheden niet handhaven. Een van de meest hinderlijke kenmerken van de ziekte betreft het sterk wisselende en onvoorspelbare karakter van de duizeligheidsklachten. Bij veel patiënten gaat de aandoening dan ook gepaard met een forse daling van de levenskwaliteit. De ziekte van Ménière treft mannen en vrouwen in gelijke mate, en begint vaak op een leeftijd van 20 tot 50 jaar. In ruim de helft van de gevallen zal de ziekte op termijn beide oren treffen. Na verloop van jaren kunnen de duizeligheidsaanvallen uitdoven. Aangezien echter de evenwichtsfunctie door de aandoening afneemt, zal de patiënt, zeker indien beide oren zijn aangetast, een algemene onstabiliteit ervaren. Het gehoor gaat ook progressief achteruit met een belangrijke impact op spraakverstaan. Patiënten klagen over vervorming van het geluidssignaal en abnormale luidheidstoename, wat hun intolerantie voor lawaai verklaart. Om de evolutie in de tijd te volgen kan het daarom nuttig zijn een gestandaardiseerd 'binnenoorprofiel' bij te houden, gebaseerd op een kwantificering van de gehoordrempel, spraakverstaanbaarheid, tinnitus, drukgevoel, vertigofrequentie, onstabiliteit, onbekwaamheid en functioneringsniveau.

Behandeling

Een echt afdoende behandeling van de ziekte van Ménière is nog steeds niet voorhanden. De aanpak is dan ook uitsluitend symptomatisch en zo nodig stapsgewijs. Van het allergrootste belang is het verlenen van steun, gebaseerd op grondige en begrijpelijke informatie over de verschillende aspecten van de aandoening. Naast de algemene behandelaspecten van duizeligheid kunnen in de acute fase bij de ziekte van Ménière anti-emetica (bijvoorbeeld domperidom), vestibulosedatieve antihistaminica (bijvoorbeeld meclozine) en centraal sedatieve medicijnen met vestibulosuppressieve of anti-emetische werking overwogen worden (bijvoorbeeld diazepam, sulpiride, droperidol), zo nodig via rectale of parenterale toediening. De langetermijnbehandeling van de ziekte van Ménière berust enerzijds op (genuanceerde) adviezen betreffende zoutrestrictie, vermijden van cafeïne, alcohol en nicotine en het omgaan met stress, en anderzijds op geneesmiddelen zoals bètahistine en sommige diuretica. Een minderheid van de patiënten heeft het laagste niveau van algemeen functioneren (als onderdeel van het eerder vermelde binnenoorprofiel) en onvoldoende respons op de conservatieve aanpak. Bij hen kan een intratympanische toediening van methylprednisolone worden overwogen. Indien deze behandeling de aanvallen van draaiduizeligheid niet onderdrukt, wordt een intratympanische toediening van gentamycine overwogen. Deze behandeling is echter niet volledig zonder risico voor het gehoor.

7.4 Duizeligheid bij ouderen

Evenwichtsstoornissen, in het bijzonder instabiliteit, zijn een zeer frequent symptoom bij oudere patiënten. De vrees voor een val, met soms bijzonder ernstige gevolgen, geeft deze patiënten bovendien een permanent gevoel van onveiligheid. Duizeligheid bij ouderen vertegenwoordigt geenszins een aparte of eenvormige entiteit. Hoewel ter hoogte van het binnenoor leeftijdsgebonden histopathologische veranderingen optreden, betreft het een echt multifactorieel probleem. Ouderen zijn immers vatbaar voor vele chronische aandoeningen met een weerslag op het evenwicht: arteriële hypertensie, diabetes mellitus, hart- en vaatziekten, proprioceptieve stoornissen, gewrichtsproblemen, artritis en spierzwakte door een bewegingstekort spelen alle een rol. Ook de invloed van polymedicatie mag zeker niet uit het oog verloren worden.

Bij de anamnese kan het nuttig zijn in te gaan op de volgende elementen: gaat het om instabiliteit, angst om te vallen, duizeligheid of echte vertigo (draaiduizeligheid), of mogelijk zelfs (pre)syncope?

Vertigoklachten kunnen suggestief zijn voor een perifeer vestibulair probleem. Toch is dit bij ouderen slechts zelden het geval. Een uitzondering is benigne paroxysmale positioneringsvertigo waarvan de prevalentie toeneemt met de leeftijd. De anamnese en het onderzoek van deze entiteit zijn relatief specifiek (▶ par. 7.1). Ook is het belangrijk om te vragen naar vooraf bestaande bekende kno-problemen. Zeker bij ouderen mag de algemene anamnese naar alle mogelijk andere comorbiditeiten niet ontbreken.

Klachten van syncope of vallen, zeker in combinatie met vasculaire comorbiditeit, is meer suggestief voor cardiovasculaire aandoeningen. Meestal zal het echter vage instabiliteitsklachten betreffen, die eerder wijzen op stoornissen ter hoogte van het proprioceptief systeem of het centrale zenuwstelsel.

Wanneer oudere patiënten klinische verschijnselen vertonen van een neuronitis vestibularis, dient men steeds te denken aan een hersenstaminfarct of cerebellair infarct of bloeding. Vooral bij bijzonder uitgesproken vertigo en aanhoudend braken kan het een lateraal medullair of lateraal pontomedullair syndroom betreffen, waarbij er ook een aantasting van verschillende craniale zenuwen en een verlies van pijngevoeligheid en temperatuursensatie voor het lichaam aanwezig kunnen zijn. Toch gaan door het uitgesproken braken van de patiënt veel van deze tekens verloren.

Een geïsoleerd cerebellair infarct (zonder hersenstamletsel) geeft eveneens zeer ernstig braken en vertigo. Juist door het ontbreken van hersenstamsymptomen wordt dit vaak gezien als acuut perifeer vestibulair lijden. Cerebellaire tekens kunnen de arts echter op het juiste spoor zetten. Indien deze aandoening miskend wordt, kent zij uiteindelijk een fataal verloop. Bij een cerebellaire bloeding zijn de neurologische tekens, zoals nekstijfheid en cerebellaire verschijnselen, duidelijker. Met vroege neurochirurgie bestaat er nog een kans op overleven.

Diagnostiek

De diagnostiek vormt een echte uitdaging. De anamnese en een algemeen klinisch onderzoek blijven hierbij zeer belangrijk. Verder kan men een spontane nystagmus opsporen, en door na te gaan of deze al dan niet verdwijnt of verschijnt bij het sluiten van de ogen, proberen te differentiëren tussen perifeer vestibulair lijden en centrale pathologie (▶ par. 7.5). Het opsporen van benigne paroxysmale positioneringsvertigo, door het uitvoeren van een Dix-Hallpike-manoeuvre, is in deze leeftijdscategorie eveneens relevant. Elektronystagmografisch onderzoek (ENG) of videonystagmografie (VNG) bij duizelige patiënten boven de 65 jaar is niet zinvol, omdat de test bij deze groep slechts een beperkt onderscheidend vermogen heeft.

Behandeling

De behandeling zal zo specifiek mogelijk afgestemd zijn op de onderliggende oorzaak of oorzaken. Medicatie (bijvoorbeeld bètahistine) kan overwogen worden in de zeldzame gevallen waarin het zou gaan om zuiver perifeer vestibulair lijden, maar de werkzaamheid hiervan staat niet vast. Nog meer dan bij andere leeftijdsgroepen, waar men omwille van fenomenen van adaptatie en habituatie de medicatie zo snel mogelijk afbouwt, zal men zeker in deze leeftijdsgroep bijzonder spaarzaam zijn met het voorschrijven van bijkomende sederende medicatie. Bij oudere patiënten met vage instabiliteitsklachten en angst om te vallen, kan het bijzonder nuttig zijn hen te stimuleren om – binnen veilige perken – in beweging te blijven. Vooral het voorschrijven van vestibulaire revalidatieoefeningen is erg belangrijk.

7.5 Whiplash

Whiplash (letterlijk: zweepslag) wordt gedefinieerd als een 'non-contact acceleratie-deceleratie hoofd- en nektrauma'. Deze definitie verwijst enerzijds naar de mechanische wetten volgens welke het trauma ontstaat, en benadrukt ook de soms minder onderkende, maar uiterst belangrijke betrokkenheid van de intracraniële structuren. Hoewel de eerste vermelding van het whiplashtrauma reeds tachtig jaar geleden toegeschreven wordt aan H.E. Crowe, naar aanleiding van een mededeling op een congres voor orthopedisten in San Francisco, is het whiplashtrauma vooral vandaag, in onze sterk gemotoriseerde samenleving, een prominente plaats gaan innemen. De allerbelangrijkste oorzaak van het acceleratie-deceleratiefenomeen is immers een achterwaartse aanrijding. Hierbij is vooral de zeer plotse en uitgesproken hyperextensie van de nek van belang: in amper 20 msec kan de wervelkolom tot 5 cm verlengd worden, daar waar de reactietijd van de spieren om deze beweging tegen te gaan 50 msec vereist. Door deze uitgesproken hyperextensie kunnen werkelijk alle nek- en halsstructuren, evenals de intracraniële delen, letsels vertonen. Zo zijn traumata mogelijk van de ligamenten (met retrofaryngeaal hematoom als teken), gewrichten, botten en spieren van de halswervelkolom, evenals vasculaire letsels, met ook beschadiging van de zenuwen, en zelfs traumata door rotatie van de hersenen in de schedel, met ontstaan van een *contre coup*-letsel.

Klachten

Bij een zo grote verscheidenheid aan mogelijke letsels, is het begrijpelijk als de klachten sterk wisselend zouden zijn. Toch blijkt er een relatief opvallend constant klachtenpatroon te bestaan. Belangrijk hierbij is echter te beseffen dat er een discordantie kan bestaan tussen de ernst van het trauma en het klachtenpatroon in kwestie. Soms deelt men de traumata in van graad 0 (afwezige nekklachten en geen afwijkingen bij onderzoek) tot graad 4 (nekpijn en fractuur of dislocatie). In de praktijk spreekt men vooral van een whiplashsyndroom, waarbij een onderscheid gemaakt wordt tussen een 'klassiek' versus 'laat' syndroom.

Typisch in het eerste geval is dat de klachten onmiddellijk na het trauma afwezig zijn. Bij een minderheid van de patiënten ontwikkelen de klachten zich binnen het uur, bij de meerderheid pas na enkele dagen. Het gaat dan om klachten van pijn, paresthesieën en tijdelijk krachtverlies, duizeligheid en evenwichtsstoornissen, oorsuizen en visusklachten. In het verloop van enkele maanden verdwijnen deze klachten vaak spontaan of verminderen ze door therapie.

Indien deze klachten echter langer dan zes maanden aanhouden, spreekt men van een 'laat' whiplashsyndroom, waarbij zich bovendien bijkomende klachten en tekens kunnen ontwikkelen. Zo kan er sprake zijn van concentratie-, geheugen- of aandachtsstoornissen, prikkelbaarheid, persoonlijkheidsstoornissen, overgevoeligheid voor geluid en licht, angst, depressie, slaapstoornissen en een belangrijk verlies aan vitaliteit. Ook menstruatiestoornissen door neuro-endocriene letsels worden beschreven.

Duizeligheidsklachten zijn echter de meest constante en invaliderende klachten (in sommige reeksen tot bij 85 % van de patiënten). Ze kunnen op drie verschillende niveaus van het evenwichtssysteem ontstaan: perifeer vestibulair, cervicaal proprioceptief systeem; occulomotorisch systeem, hypothalamus, cerebellum en hersenstam.

Diagnostiek

De diagnose begint zoals steeds met het afnemen van een grondige anamnese, enerzijds naar de omstandigheden van het trauma, anderzijds naar de klachten.

Bij een laat whiplashsyndroom en/of in het kader van medicolegale betwistingen vereist een correcte aanpak minimaal een verwijzing naar de kno-arts, neuroloog, neuropsycholoog en orthopedist. Eventueel kan hierbij gebruikgemaakt worden van specifieke vragenlijsten. De diagnostiek gebeurt vaak in het kader van verzekeringsgeneeskundige geschillen. Daarom is het belangrijk bij de diagnose ook oog te hebben voor andere etiologieën met een vergelijkbaar klachtenpatroon, en zeker voorafbestaande aandoeningen op te sporen. Onderzoek heeft overigens aangetoond dat 40 % van de patiënten last had van chronische nekpijn, en 80 % van chronische hoofdpijn, reeds vóór het ongeval. Hoewel een whiplash zelden aanleiding geeft tot een gehoorverlies, kan het nuttig zijn aan de hand van stemvorkproeven in te schatten of al dan niet sprake is van een gehoorverlies.

Onderzoek

Bij onderzoek zal men eerst nagaan of een spontane nystagmus aanwezig is. Hierbij zoekt men een nystagmus, zowel met open als gesloten ogen (door de dunne oogleden heen kan men de nystagmusslagen observeren), op. Het verdient echter aanbeveling een frenzelbril te gebruiken, liever dan de ogen te laten sluiten. Indien de patiënt geen nystagmus met open ogen vertoont, maar wel bij het sluiten van de ogen en/of gebruik van de frenzelbril, dan betreft het een perifeerbepaalde pathologie. In het kader van een whiplashtrauma zal het echter vaker om een centraalbepaalde spontane nystagmus gaan: hierbij vertoont de patiënt met open ogen een nystagmus, die al dan niet verdwijnt bij het sluiten van de ogen/gebruik van de frenzelbril. De frenzelbril in combinatie met de uitvoering van de Dix-Hallpike-manoeuvre is ook bijzonder nuttig om een eventuele benigne paroxysmale positioneringsvertigo op te sporen (zie eerder). Een hoofdtrauma is immers één van de redenen om BPPD te ontwikkelen.

Behandeling

De behandelmodaliteiten bij een whiplashtrauma zijn uiterst mager. Het kan nuttig zijn de patiënt uitleg te verschaffen over de ontstaanswijze van zijn klachten en het mogelijke verloop in de tijd. Men kan ook rust voorschrijven, met eventueel pijnstilling. Een harde halskraag dient beperkt te worden in de tijd (zie volgende paragraaf over ▶prognose). Lichte bewegingsoefeningen, echter zonder enige vorm van tractietherapie, kunnen helpen. Wandelen blijkt ideaal te zijn.

Prognose

Gelukkig kent de meerderheid van de patiënten die een whiplash opliepen volledig herstel of voldoende verbetering van de klachten. Bij minder dan een kwart van de patiënten treedt echter geen verbetering op. Hierbij dient men goed te beseffen dat een deel van de pathologie in wezen een centraal letsel betreft. In tegenstelling tot zuiver perifeer vestibulair lijden, waarbij fenomenen van habituatie en adaptatie een wezenlijke rol spelen, kan een deel van de whiplashletsels levenslang persisteren. Van enkele factoren meent men te weten dat ze gekoppeld kunnen worden aan een ongunstige prognose. Kennis van deze factoren kan van belang zijn in het kader van verzekeringsgeneeskundige geschillen. Eerdere traumata, aanwezigheid van nek- en hoofdpijn vóór het trauma, het langdurig dragen van een halskraag en ondergaan van tractietherapie, uitstralende pijn naar de armen, lichte torsie van het hoofd naar lateraal op het ogenblik van de aanrijding, sterke emotionele stress op het ogenblik van het trauma, oudere leeftijd en vrouwelijk geslacht, zouden allemaal aanleiding kunnen geven tot een ongunstige prognose.

Preventie

Bij de preventie is het correct instellen van de hoofdsteun in de auto van het allergrootste belang. De hoofdsteun dient op oorhoogte ingesteld te zijn, en maakt liefst contact met het hoofd. Zo weinig mogelijk achteromkijken helpt ook: bij het recht vooruitkijken op het ogenblik van de aanrijding komen duidelijk minder letsels voor dan wanneer er een lichte zijwaartse torsie is.

7.6 Zeldzame aandoeningen

Labyrintitis

Een labyrintitis is een gevreesde binnenooraandoening die maar al te vaak resulteert in een permanent en zeer uitgesproken verlies van de gehoors- en evenwichtsfunctie. Zo kan een bacteriële labyrintitis (naast bijvoorbeeld een toxische of een immuungemedieerde labyrintitis) een hevige afweer uitlokken met als doel een verdere verspreiding van de infectie naar de intracraniële structuren te beletten. Een dergelijk afweermechanisme leidt uiteindelijk echter tot een verbening van het binnenoor.

Vestibulair schwannoom

Het vestibulair schwannoom is een goedaardige tumor die uitgaat van de schwanncellen van de zenuwschede van een van de verschillende delen van de nervus vestibulocochlearis. Omdat de 'centrale compensatie' meestal bij machte is het zich langzaam instellende evenwichtsverlies bij te benen, staan evenwichtsklachten zelden op de voorgrond. Vooral onverklaard eenzijdig oorsuizen, een onverklaard eenzijdig gehoorverlies en een erg slechte spraakverstaanbaarheid die niet meer in verhouding staat tot het gehoorverlies suggereren een dergelijke tumor.

Migraine en multipele sclerose

Vertigo en duizeligheid (maar ook tinnitus en een gehoorsdaling) kunnen neuro-otologische aura zijn van klassieke migraine. Ook basilaire migraine wordt gekenmerkt door een hoge prevalentie van vestibulaire en auditieve symptomen. De combinatie van duizeligheid en (familiale) antecedenten van migraine kan de arts op het spoor zetten van deze migrainevormen.

In het kader van multipele sclerose wordt vertigo als beginsymptoom slechts in 5 tot 10 % van de gevallen gemeld. In de latere stadia van de aandoening wordt vertigo echter vastgesteld bij 50 % van de patiënten.

Bilaterale labyrintuitval

Een bilaterale labyrintuitval is zeer zeldzaam, bijvoorbeeld na toediening van vestibulotoxische medicatie, bij erfelijke of immuungemedieerde binnenooraandoeningen of bij bilaterale schedelbasisfracturen. Hierbij kan de patiënt, zelfs bij minieme hoofdbewegingen, niet langer een vast punt met de ogen fixeren. Het punt maakt schijnbewegingen (oscillopsie). Ook bij het wandelen of fietsen op een hobbelige weg ontstaan vergelijkbare klachten.

Leesadvies

Zie de NHG-standaard Duizeligheid: ▶ www.nhg.org.

Ziektebeelden van de nervus facialis

H.A.M. Marres

8.1 Definitie – 112

8.2 Epidemiologie – 112

8.3 Klachten – 113

8.4 Diagnostiek (door de huisarts) – 114

8.5 Onderzoek van de functie van de nervus facialis – 114
Gradering van de mate van uitval – 114

8.6 Aanvullend onderzoek (tweede lijn) – 117
Gehooronderzoek – 117
Laboratoriumonderzoek – 117
Radiodiagnostiek – 117
Elektromyografisch onderzoek – 117

8.7 Oorzaken – 118
Idiopathische perifere aangezichtsverlamming (verlamming van Bell) – 118
Trauma – 120
Herpes zoster oticus – 120
Middenoorpathologie – 120
Ziekte van Lyme – 121
Beloop en chroniciteit – 121
Chirurgische behandeling – 121
Relevante websites – 122

© Bohn Stafleu van Loghum is een imprint van Springer Media B.V., onderdeel van Springer Nature 2019
A. De Sutter, I. Dhooge en J. W. van Ree (Red.), *Keel-neus-ooraandoeningen*, Praktische huisartsgeneeskunde,
https://doi.org/10.1007/978-90-368-2005-9_8

8.1 Definitie

Indien de n.facialis niet of niet goed functioneert, uit zich dat in een paralyse respectievelijk parese van de spieren van het aangezicht. Uitval van de aangezichtszenuw moet worden beschouwd als een symptoom van een onderliggend lijden dat centraal of perifeer aangrijpt. Indien er geen verklaring kan worden gevonden voor de uitval, is er sprake van een idiopathische (perifere) aangezichtsverlamming, ook wel de verlamming van Bell genoemd. Een centrale uitval heeft tot gevolg dat de spieren van de wang en de mond niet meer geïnnerveerd worden. De oogmusculatuur daarentegen valt niet uit, door de partiële kruisinnervatie op het niveau van de hersenstam.

De nervus facialis heeft naast een motorische innervatie ook een sensorisch deel en een parasympatisch gedeelte ten behoeve van de innervatie van de glandula submandibularis, de glandula sublingualis en de glandula lacrimalis. Op basis van de uitkomsten van de verschillende functietests kan de lokalisatie van de laesie die heeft geleid tot uitval van de zenuw, soms bepaald worden.

Een aangezichtsverlamming heeft in eerste instantie functionele gevolgen die een acute behandeling noodzakelijk maken. Vooral uitval van de musculus orbicularis oculi kan leiden tot blijvende schade ten gevolge van ontsteking van de cornea door afname van de knipperfunctie en uitval van de glandula lacrimalis met uitdroging van het oog als gevolg. Cosmetische gevolgen kunnen in combinatie met onzekerheid over het herstel tot psychische klachten leiden. Het gestoorde zelfbeeld wordt mede ingegeven door reacties van de omgeving.

De elasticiteit van de huid is bij de oudere patiënt verminderd, uitval van de zenuw zal dan ook bij oudere patiënten al in het acute stadium duidelijker zichtbaar zijn. De wang en mondhoek zullen zichtbaar uitzakken met spraakklachten (problemen met articulatie) tot gevolg. Ook het nuttigen van (vloeibaar) voedsel is dan lastig.

8.2 Epidemiologie

De jaarlijkse incidentie van een perifere uitval van de aangezichtszenuw wordt geschat op ongeveer 30 tot 50 op 100.000 personen. In ongeveer de helft van de patiënten kan géén oorzaak worden aangetoond (◘tab. 8.1). Een bilaterale uitval van de nervus facialis kan voorkomen, zowel synchroon als in de loop der tijd. Een enkele keer is er sprake van een congenitale uitval. Was dat in het verleden vaker het gevolg van een geboortetrauma door het gebruik van een forceps, momenteel is er vaker sprake van een syndromale oorzaak.

De vaakst voorkomende oorzaken voor een uitval van de nervus facialis staan genoemd in ◘tab. 8.1. Wanneer de diagnose op een gegeven moment gesteld wordt, dient deze zeker heroverwogen te worden wanneer het beloop afwijkt van wat passend zou zijn bij de gestelde diagnose.

> **Casus**
>
> Een mannelijke patiënt van 43 jaar merkt 's morgens tijdens het scheren dat hij zijn gezicht niet goed meer kan bewegen en belt de huisarts voor een afspraak op het spreekuur.
> Hij blijkt een week geleden griep te hebben gehad en klaagt de laatste dagen over een vage druk rondom het rechteroor. De rechtergezichtshelft functioneert niet goed, hij kan zijn oog niet meer sluiten. De overige anamnese en de voorgeschiedenis bieden geen aanknopingspunten, en er zijn geen andere uitvalsverschijnselen. Er is geen comorbiditeit, hij gebruikt geen medicatie.

Tabel 8.1 Oorzaken van uitval van de nervus facialis

oorzaak	frequentie
verlamming van Bell (idiopatische perifere facialis parese/paralyse)	50 %
trauma (iatrogeen, fractuur, aangezichtstrauma)	20 %
herpes zoster oticus	7 %
diversen, onder andere: tumor, congenitaal, infectie, diabetes	23 %

Tabel 8.2 Anamnese

klachten die kunnen wijzen op een oorzaak	klachten ten gevolge van uitval
acuut of langzaam ontstaan, tijdsduur en beloop van de uitval	oogklachten zoals branderigheid en tranen, visusklachten
progressie in ernst, eventueel herstel	gehoorverlies, tinnitus, hyperacusis
pijn retro- of peri-auriculair	smaakverandering
andere uitvalsverschijnselen	spraakproblemen, slikproblemen, speekselverlies
trauma (met name schedelbasistrauma)	
recente (oor)infecties, aanwezigheid van vesiculae	
(risico van) tekenbeet in (recente) verleden	
zwangerschap	
systeemziekten zoals hypertensie, diabetes, immuunstoornis	

Bij onderzoek worden aan het rechteroor en de huid rondom het oor geen afwijkingen gevonden, er zijn geen vesiculae of andere tekenen van infectie aanwezig. Het otoscopisch beeld is normaal, het middenoor is beiderzijds luchthoudend. Het resultaat van de stemvorkproeven is normaal. In de parotisregio worden geen verdachte afwijkingen gepalpeerd. Er is geen enkele beweging in het rechteraangezicht mogelijk, er is dus sprake van een volledige perifere aangezichtsverlamming. Aangezien er geen aanknopingspunten zijn voor een oorzaak, lijkt hier sprake te zijn van een idiopatische perifere aangezichtsverlamming, ofwel een verlamming van Bell.

8.3 Klachten

De oorzaken van het ontstaan van een uitval van de aangezichtszenuw zijn divers, en dientengevolge ook het klachtenpatroon. De anamnese is van groot belang om een goede differentiaaldiagnose te kunnen stellen (tab. 8.2). Voorop staat natuurlijk de uitval van de zenuw en de gevolgen daarvan voor de mimiek. Doorgaans zijn alle aangezichtsspieren door de zenuw in gelijke mate aangedaan, maar het niet kunnen sluiten van het oog en een afhangende mondhoek staan meestal prominent op de voorgrond. Een langzaam (gedurende enkele weken tot maanden) progressieve uitval is zeer alarmerend en duidt meestal op een neoplasma in het beloop van de zenuw (binnenoor, middenoor, glandula parotidea). Pijn in de oor- of parotisregio is eveneens een alarmsymptoom. Indien oorklachten aanwezig zijn, zoals gehoorverlies, otorroe of oorpijn, duidt dit vaak op een chronische infectie van het middenoor of een cholesteatoom.

8.4 Diagnostiek (door de huisarts)

Het onderzoek van de patiënt met een facialisparese/paralyse wordt mede ingegeven door aanknopingspunten die uit de anamnese volgen.

Bij het klinisch onderzoek wordt het uitwendige oor geïnspecteerd op blaasjes; het trommelvlies en het middenoor worden onderzocht op tekens van infectie. Met de stemvorkproeven (Rinne en Weber) wordt een eventueel gehoorverschil nagegaan. Daarnaast worden de mond- en keelholte, de hals en de parotisregio geïnspecteerd en gepalpeerd om een tumor of lymfeklierzwellingen uit te sluiten. De functie van andere hersenzenuwen, met name de n.VI, n.X, n.XI en n.XII, wordt getest om uitval of asymmetrische functie vast te stellen. Het oog aan de aangedane zijde moet worden onderzocht om een mogelijke ontsteking van het hoornvlies te onderkennen.

8.5 Onderzoek van de functie van de nervus facialis

De patiënt wordt gevraagd de arts recht aan te kijken met een zo ontspannen mogelijk gezicht (●fig. 8.1). Bij een eenzijdige verlamming is er een asymmetrie aanwezig: de rimpels in het voorhoofd zijn verstreken, de wenkbrauw staat lager, de lidspleet is wijder (lagopthalmus), het onderooglid hangt (ectropion), de nasolabiaalplooi is verstreken, de mondhoek hangt en het philtrum is naar de contralaterale zijde getrokken. Bij kinderen kan dit alles beduidend minder uitgesproken zijn!

Daarna wordt de patiënt gevraagd om de volgende bewuste bewegingen/expressies afzonderlijk uit te voeren: optrekken van de wenkbrauwen, het ontspannen sluiten van de ogen en vervolgens het dichtknijpen van de ogen, het optrekken van de neus, glimlachen, het tuiten van de mond en het laten zien van de tanden.

Gradering van de mate van uitval

Om de ernst van de verlamming goed te beschrijven en de mate van uitval op verschillende momenten in de tijd te kunnen vergelijken, wordt doorgaans de gradering volgens de House-Brackmann-classificatie gebruikt (●tab. 8.3). Indien men zich strikt aan de criteria houdt is dit een in hoge mate reproductief gradatiesysteem.

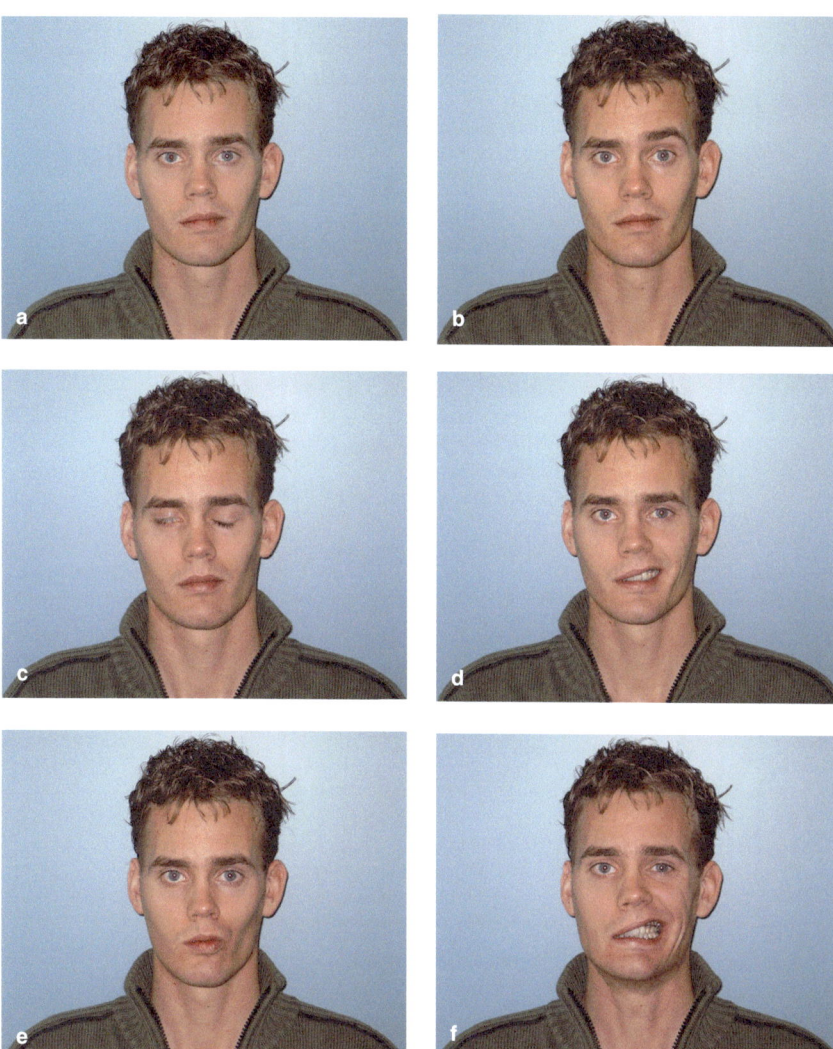

Figuur 8.1 Patiënt met volledige uitval van de n.facialis rechts; **a** in rust; **b** bij het optrekken van de wenkbrauwen; **c** bij het sluiten van de ogen; het wegdraaien van ogen wordt het Bellfenomeen genoemd; **d** bij het optrekken van de neus; **e** bij het glimlachen; **f** bij het laten zien van de tanden

◻ **Tabel 8.3** Graderingsysteem van n.facialis uitval volgens House en Brackmann (1985)

graad	omschrijving	kenmerken
I	normaal	normale functie van het hele gelaat
II	milde parese	algemeen: bij observatie minimale parese zichtbaar; er zijn geringe synkinesen[a] aanwezig in rust: normale symmetrie en tonus bij beweging: – voorhoofd: matig tot goede functie – oog: met geringe moeite complete sluiting – mond: lichte asymmetrie
III	matig-ernstige parese	algemeen: wel zichtbare parese; zichtbare synkinesen, contracturen en/of hemifaciale spasmen in rust: normale symmetrie en tonus bij beweging: – voorhoofd: minimale tot geringe beweging – oog: met moeite complete sluiting – mond: asymmetrie bij beweging
IV	ernstige parese	algemeen: duidelijk aanwezige parese en zichtbare asymmetrie in rust: normale symmetrie en tonus bij beweging: – voorhoofd: geen beweging mogelijk – oog: incomplete sluiting – mond: asymmetrie, ook bij maximale inspanning
V	zeer ernstige parese	algemeen: nauwelijks zichtbare beweging in rust: asymmetrie bij beweging: – voorhoofd: geen beweging mogelijk – oog: incomplete sluiting – mond: minimale beweging mogelijk
VI	paralyse	geen beweging mogelijk

[a]Synkinesen zijn onwillekeurige meebewegingen van spieren van het gelaat.

Casus

Een 63-jarige vrouw is naar de kno-arts verwezen in verband met een parese van de rechter aangezichtsmusculatuur. Patiënte heeft naast de parese al langer matige pijnklachten rondom het rechteroor. De verlamming is in de loop der tijd ontstaan, de eerste verschijnselen ontstonden acht maanden vóór het eerste bezoek. Door het langzaam progressieve beloop en een mogelijke tekenbeet in de zomer ervoor, was in eerste instantie aan de ziekte van Lyme gedacht. Serologisch onderzoek dat door de huisarts was ingezet kon dit echter niet bevestigen. Om die reden werd de diagnose verlamming van Bell aangenomen.

Bij onderzoek van de patiënte worden geen otologische afwijkingen gevonden. Er is sprake van een facialisparese House-Brackmann graad IV. Bij palpatie van de rechter parotisregio wordt een matig afgrensbare tumor gepalpeerd, in de hals worden verder geen afwijkingen aangetroffen. Een cytologische punctie van de tumor laat sterke aanwijzingen zien voor een carcinoom. Aanvullend onderzoek in de vorm van een MRI bevestigt de diagnose: primair parotiscarcinoom. Er worden bij disseminatieonderzoek geen andere afwijkingen aangetroffen. Patiënte is een totale parotidectomie rechts met een lokale klierextirpatie voorgesteld. In verband met de betrokkenheid van de nervus facialis wordt voorzien in reconstructie in aansluiting op de ablatie.

8.6 Aanvullend onderzoek (tweede lijn)

Gehooronderzoek

Gehooronderzoek bestaat uit toonaudiometrie, eventueel gevolgd door impedantiemetrie, stapediusreflexmeting en spraakaudiometrie. Evenwichtsonderzoek (ENG) is alleen noodzakelijk indien er vertigoklachten zijn.

Laboratoriumonderzoek

Laboratoriumonderzoek betreft virustiters voor het herpes zoster, herpessimplexvirus, herpes varicella zoster virus, Epstein-Barrvirus en cytomegalievirus. De waarde van het onderzoeken van de virustiters wordt overigens betwist; er dienen immers twee bepalingen te worden verricht van twee bloedmonsters die met een tussenliggende periode van twee weken worden genomen. Een behandeling dient dan inmiddels al gestart te zijn, zodat de uitkomsten van de bepalingen hierop geen invloed hebben. De uitslag kan echter wel een indruk geven van de prognose. Serologisch onderzoek naar *Borrelia burgdorferi* is aangewezen indien sprake zou kunnen zijn van een tekenbeet of indien ook andere neurologische symptomen aanwezig zijn.

Radiodiagnostiek

Dit onderzoek kan bestaan uit een echografie van de hals, CT-scanning of een MRI. Deze onderzoeken moeten altijd worden verricht als een herstel van de functie van de n.facialis drie maanden uitblijft in het geval van de verlamming van Bell of een herpes zoster oticus.

Wanneer de oorzaak van de uitval in de glandula parotidea wordt vermoed, kan een echografie, vaak in combinatie met een cytologische punctie, van waarde zijn.

Elektromyografisch onderzoek

Elektromyografisch (EMG) onderzoek is het meest waardevolle elektrofysiologische onderzoek om de prognose in te schatten. Met behulp van naaldelektroden, die meestal geplaatst worden in de m.orbicularis oris, de m.orbicularis oculi en de m.frontalis, worden de spontane spieractiviteit en de activiteit bij maximale contractie gemeten. Een EMG heeft pas een voorspellende waarde over de uiteindelijke herstelkans indien deze veertien dagen of later na de uitval wordt verricht. In meer dan 90 % kan een gunstige afloop dan correct worden voorspeld. Een slecht herstel wordt in ongeveer 80 % van de gevallen juist voorspeld. Ook in het vervolg heeft het EMG een duidelijke waarde: hoe langer een te meten re-innervatie uitblijft, hoe kleiner de kans op een (volledig) herstel.

8.7 Oorzaken

Idiopathische perifere aangezichtsverlamming (verlamming van Bell)

Indien geen oorzaak van de aangezichtsverlamming kan worden vermoed op basis van de anamnese en bij onderzoek geen aanwijzingen worden gevonden, kan men spreken van een idiopathische perifere aangezichtsverlamming (IPAV). De verlamming van Bell treedt bijna altijd enkelzijdig op, waarbij de volgende factoren kenmerkend zijn: perifere uitval van alle takken (in 70 % van de gevallen is er sprake van een paralyse), een (sub)acuut (uren tot enkele dagen) ontstaan met snelle progressie in maximaal één week en een spontaan herstel beginnend binnen drie tot zes weken na het ontstaan van de uitval.

Een IPAV wordt vaak voorafgegaan door een bovensteluchtweginfectie, blootstelling aan koude of een periode van verminderde weerstand. Meestal volgen de verlammingsverschijnselen op een korte periode van retro-auriculaire pijn. De uitval van de nervus facialis veroorzaakt vaak smaakverlies of smaakverandering (betrokkenheid van de chorda tympani), evenals hyperacusis (door uitval van de musculus stapedius).

De volgende bevindingen pleiten echter *tegen* een IPAV: een geleidelijk ontstaan, het uitblijven van herstel, oorklachten zoals otorroe, gehoorverlies of oorpijn, andere neurologische symptomen of betrokkenheid van meerdere hersenzenuwen, aanwezigheid van vesiculae en palpabele afwijkingen in dezelfde gelaatshelft. In alle gevallen waar getwijfeld wordt aan de diagnose IPAV, is aanvullende diagnostiek geïndiceerd.

Meestal herstelt de uitval in de loop van enkele weken na de start van de verlamming. Hoe eerder, hoe completer het herstel uiteindelijk zal zijn. Ten tijde van de verlamming dient men aandacht te hebben voor het oog. Oogdruppels, ooggel of oogzalf is in de acute fase zeker noodzakelijk. Soms is gedurende de nacht een horlogeglasverband nuttig om uitdroging van de cornea te voorkomen.

Bij ongeveer 30 % van de patiënten is sprake van een incompleet herstel, en 5 % van de patiënten houdt ernstige klachten. Een restparese gaat vaak gepaard met synkinesen (❯fig. 8.2). Dit is het onwillekeurige meebewegen van spieren: bij lachen sluit bijvoorbeeld ook het oog. Deze synkinesen worden vaak als zeer hinderlijk ervaren.

Het herstel kan worden bevorderd door bij aanvang van de verlamming direct te starten met een behandeling gedurende 5 dagen met methylprednisolon 1 mg/kg/dag, tenzij er contra-indicaties zoals diabetes mellitus aanwezig zijn. In principe heeft deze behandeling alleen haar waarde bewezen indien er minstens sprake is van een House-Brackmann graad IV (dit is goed herkenbaar omdat het oog dan niet meer kan worden gesloten). In verband met de vermoede rol van het herpessimplexvirus in de etiologie van een IPAV wordt ook het gebruik van antivirale middelen geadviseerd zoals famciclovir of valaciclovir; hiervoor is echter geen eensluidend bewijs aanwezig.

Indien herstel van de verlamming meer dan twee maanden uitblijft, is te allen tijde een herhaling van het onderzoek geïndiceerd om de diagnose te bevestigen. In ongeveer 8 % van de initiële diagnose IPAV blijkt later toch een herziening van de diagnose noodzakelijk te zijn!

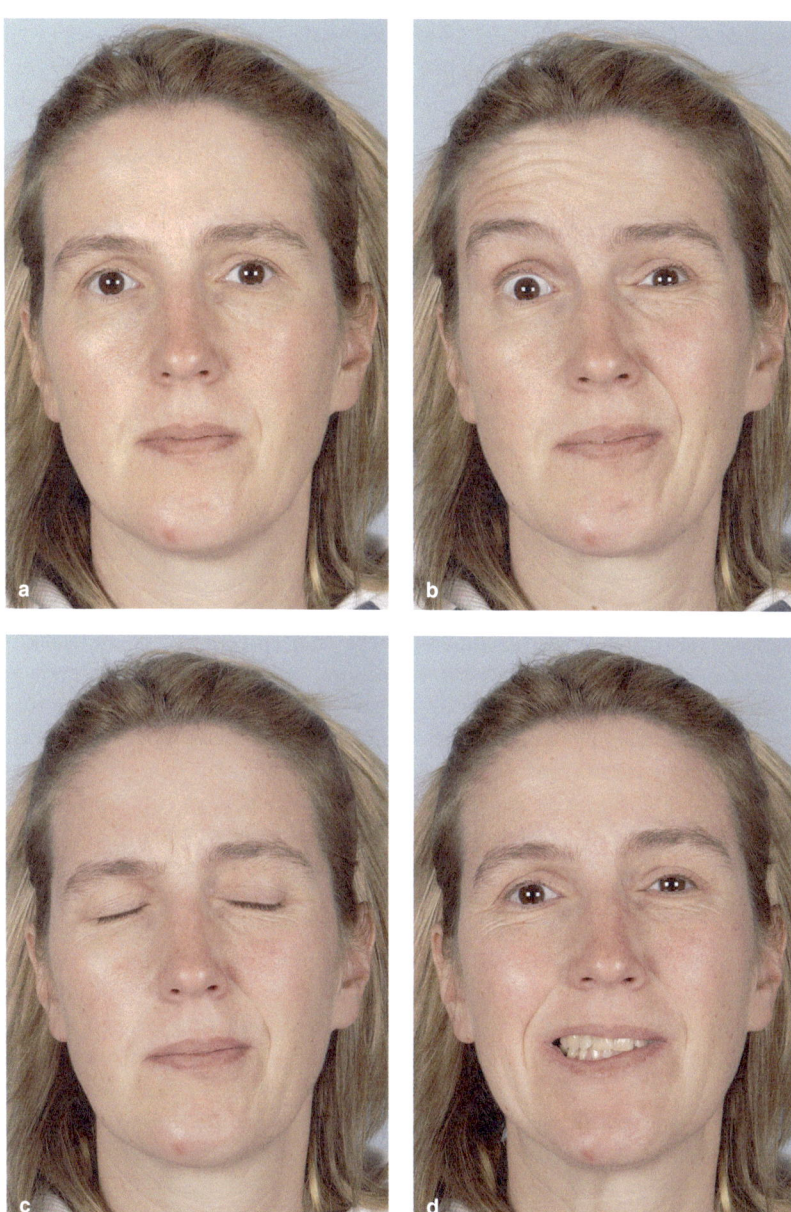

Figuur 8.2 Patiënte, twee jaar na idiopathische perifere aangezichtsverlamming met ernstige synkinesen; ook in rust is sprake van enige hypertonie van de musculus orbicularis oculi; **a** in rust; **b** het optrekken van de wenkbrauwen heeft ook het dichtknijpen van het oog en het optrekken van de mondhoek tot gevolg; **c** bij het sluiten van het oog trekt de mondhoek onwillekeurig op; **d** het oog wordt bijna gesloten wanneer de patiënte haar tanden laat zien

Recidivering van de verlamming kan ook jaren later plaatsvinden en komt ongeveer bij een van de acht patiënten voor, vaker contralateraal.

Trauma

Indien sprake is van een aangezichtstrauma (scherp of stomp) of schedeltrauma, dan is onderzoek van de functie van de nervus facialis ook geïndiceerd. Juist in het geval van scherpe traumata zoals een messteek of glasverwonding is een reconstructie van de uitgevallen takken noodzakelijk, omdat een primaire anastomose doorgaans een redelijk goed resultaat tot gevolg heeft.

Een schedelbasisfractuur kan ook tot uitval leiden. Een uitval van de nervus facialis kan soms het enige symptoom zijn van een schedelbasistrauma.

Bij een vertraagde facialisuitval kan doorgaans volstaan worden met observatie. Corticosteroïden kunnen een positieve invloed hebben op het beloop.

Herpes zoster oticus

Een infectie met het varicella-zostervirus komt algemeen voor en verloopt meestal subklinisch. Een enkele keer leidt een reactivering van de infectie, vaak ten tijde van een periode met verminderde weerstand, tot een ernstiger ziektebeeld zoals gordelroos of een herpes zoster oticus. Deze laatste aandoening kenmerkt zich door een uitval van de nervus facialis en het ontstaan van vesciculae rondom het oor van de aangedane zijde, wijzend op betrokkenheid van de nervus trigeminus. Ook andere hersenzenuwen kunnen betrokken raken. Indien de achtste hersenzenuw ook uitvalt, is sprake van het Ramsay-Hunt-syndroom.

Meestal één week na aanvang van algemene malaise en retro-auriculaire pijn ontstaat er een parese van de nervus facialis, met een progressief beeld in twee tot drie weken. Er kunnen duidelijke vertigoklachten aanwezig zijn (bij circa 75 % van de patiënten) en soms ook een perceptief gehoorverlies (bij 10 % van de gevallen). Vergeleken met de verlamming van Bell is de herstelkans beduidend slechter: slechts bij 10 tot 20 % van de patiënten herstelt de uitval compleet. Zo'n 40 % van de patiënten heeft een redelijk goede uitkomst, maar bij de overige 40 % resteert een matige tot ernstige facialisuitval, terwijl een aantal patiënten langdurig pijnklachten blijft houden. Antivirale medicatie in combinatie met methylprednisolon is de behandeling van keuze, daarnaast is pijnstilling vaak noodzakelijk; meestal volstaan NSAID's. Een bijzondere vorm van een herpes zoster oticus is de herpes zoster oticus sine herpete. De klassieke vesciculae ontbreken dan, maar de pijnklachten zijn duidelijker aanwezig dan bij verlamming van Bell.

Een enkele keer ontstaat een (post)herpetisch pijnsyndroom; middelen als gabapentine en amitriptyline kunnen dan noodzakelijk zijn.

Middenoorpathologie

Uitval van de facialis, vaak in combinatie met een mastoïditis of petrositis, wordt nog maar zeer zelden gezien, maar komt dan het meeste voor bij kinderen. Een middenoordrainage in combinatie met een antibiotische behandeling leidt meestal tot een compleet herstel.

Wanneer sprake is van een chronisch loopoor en een langzaam progressieve aangezichtsverlamming, moet een chronische middenoorinfectie overwogen worden; vaak blijkt er dan een cholesteatoom aanwezig te zijn. De uitval van de zenuw is dus in principe een symptoom van een onderliggende aandoening die dan als zodanig moet worden behandeld om herstel van de functie mogelijk te maken.

Ziekte van Lyme

De ziekte van Lyme wordt veroorzaakt door de spirocheet *Borrelia burgdorferi*. Deze wordt overgebracht door een tekenbeet. Het ziekteverloop kent drie klinische stadia. In stadium 1 ontstaat een kenmerkende huiduitslag ter plaatse van de tekenbeet: het erythema migrans. Tijdens het tweede stadium ontstaat een meer gegeneraliseerd ziektebeeld, maar niet alle verschijnselen hoeven even expliciet voor te komen: meningoradiculitis, meningitis, artritis, carditis, hersenzenuwuitval, waaronder uitval van de nervus facialis, en multipele erythemen. In het derde stadium ontstaat een chronisch beeld waarbij met name de neuroborreliose op de voorgrond staat.

Het komt maar zeer zelden voor dat een aangezichtsverlamming het enige symptoom is van de ziekte van Lyme. Het is daarom niet noodzakelijk om bij een 'idiopathische' perifere facialisverlamming serologisch onderzoek te verrichten. De ziekte van Lyme wordt behandeld met behulp van antibiotica.

Beloop en chroniciteit

Een niet-herstellende aangezichtsverlamming leidt doorgaans tot functionele en psychische gevolgen. Oefentherapie of mimetherapie blijkt een belangrijke behandeling te zijn om het herstel in ieder geval zo optimaal mogelijk te ondersteunen. Ook logopedie kan in het geval van slikstoornissen en spraakstoornissen een waardevolle behandeling zijn om de klachten zo veel mogelijk te beperken. Elektrotherapie wordt afgeraden omdat dit het ontstaan van de zeer hinderlijke synkinesen kan bevorderen. Indien synkinesen leiden tot klachten, kan soms een behandeling met botulinetoxinen uitkomst bieden.

Door de psychosociale gevolgen die een aangezichtsverlamming voor een patiënt heeft, is een tijdige herkenning van depressieve klachten van belang om een adequate behandeling snel te kunnen starten.

Chirurgische behandeling

De keuze voor een chirurgische behandeling is sterk afhankelijk van de oorzaak van de uitval, de duur van de uitval en het gewenste resultaat. Indien de gevolgen van de facialisuitval worden behandeld, zal een keuze worden gemaakt tussen statische en dynamische correcties of reconstructies of een combinatie daarvan.

Voorbeelden van statische correcties zijn: het plaatsen van een goudgewichtje in het bovenooglid om sluiting van het oog te bevorderen, een ectropioncorrectie, een wenkbrauwlift en het herstellen van de nasolabiaalplooi/stand van de mondhoek.

Met een dynamische correctie wordt een herstel van een gedeelte van de bewegingen van het aangezicht beoogd. Het meest succesvol is het herstellen van de continuïteit van de nervus facialis, bij voorkeur door het verrichten van een primaire anastomose van de zenuwuiteinden in het geval van een trauma. Ook is een interpositie van een transplantaat mogelijk om continuïteit van de zenuw te bereiken.

Een spiertranspositie, zoals een transpositie van de musculus temporalis naar de mondhoek, kan eveneens beweeglijkheid herstellen.

Indien geen continuïteit in de zenuwhoofdstam behaald kan worden, is het mogelijk om een deel van de nervus hypoglossus aan te sluiten op het perifere deel van de nervus facialishoofdstam. Door ingroei van axonen ontstaat in verloop van tijd weer tonus in het gezicht zodat in rust weer een goede symmetrie van het gezicht verkregen kan worden. Met gecontroleerde tongbewegingen kan het gezicht deels worden aangestuurd. In een persoonlijke serie van 63 patiënten verbeterde de House-Brackmann van een 6 naar een gemiddelde van 3,7 ($p < 0,01$). Het is ook mogelijk om de nervus massetericus op de hoofdstam of (perifere) takken van de nervus facialis aan te sluiten. Het herstel van tonus en beweging is sneller dan bij het gebruik van de nervus hypoglossus.

Relevante websites

▶ www.cbo.nl.
▶ www.kno.nl.

Deel III De neus

Hoofdstuk 9 Anatomie en fysiologie van de neus – 125
M. Jorissen

Hoofdstuk 10 Neus en neusbijholten – 137
Ph. Gevaert en A. De Sutter

Hoofdstuk 11 Reconstructieve chirurgie van neus en aangezicht – 155
N. van Heerbeek en K.J.A.O. Ingels

Anatomie en fysiologie van de neus

M. Jorissen

9.1 Anatomie en fysiologie van de neus en neusbijholten – 126
Anatomie – 126
Fysiologie – 128

9.2 Onderzoek van de neus en de neusbijholten – 129
Inspectie en palpatie – 129
Rhinoscopia anterior – 130
Rhinoscopia posterior – 130
Neusendoscopie en nasofaryngoscopie – 130
Allergietesten – 131
Neusdoorgankelijkheidsonderzoek – 131
Reukonderzoek – 132
Bijkomend diagnostisch onderzoek – 133
Radiologisch onderzoek – 134

© Bohn Stafleu van Loghum is een imprint van Springer Media B.V., onderdeel van Springer Nature 2019
A. De Sutter, I. Dhooge en J. W. van Ree (Red.), *Keel-neus-ooraandoeningen*, Praktische huisartsgeneeskunde,
https://doi.org/10.1007/978-90-368-2005-9_9

9.1 Anatomie en fysiologie van de neus en neusbijholten

Anatomie

Neus uitwendig

De neus bevindt zich in het midden van het aangezicht, heeft de vorm van een piramide met de neuspunt als apex. De neus bestaat voor een derde deel uit een been en twee derde deel uit kraakbeen (fig. 9.1). Het benige deel wordt gevormd door de neusbeenderen (os nasale) en de frontale uitsteeksels van de kaakbeenderen (processus frontalis maxillae) lateraal en het benige neustussenschot mediaan. De bovenste helft van het kraakbenige deel is het kraakbenig dorsum en bestaat uit de triangulaire kraakbeenderen en het kraakbenig neustussenschot die anatomisch één kraakbeen vormen. De onderste helft is de lobulus en wordt in de eerste plaats gevormd door de alaire kraakbeenderen. We onderscheiden onder meer de neuspunt, de neusvleugels, de columella en de neusgaten.

Neus inwendig

Inwendig wordt de neus in twee helften onderverdeeld door het neustussenschot. Van voren naar achteren onderscheiden we de columella, het vliezig (membraneus) deel en dan het veel grotere kraakbenig deel (cartilago quadrangularis) en het benig deel (lamina perpendicularis ethmoidalis en vomer) (fig. 9.2). Lateraal verdelen drie paar neusschelpen (onderste – middelste – bovenste) de neusholte in de respectievelijke neusgangen. Het voorste deel van neusholte (vestibulum) is bekleed met huid, meer achteraan vinden we een ademhalingsslijmvlies met trilharen. Onder het slijmvlies, en dit het meest uitgesproken ter hoogte van de onderste neusschelp, vinden we een zeer bloedvatrijk weefsel dat functioneert als zwellichaam.

Boven in de neusholte bevindt zich de reukgroeve ter hoogte van de lamina cribrosa.

Neusbijholten

Rondom de neus bevindt zich een aantal luchthoudende ruimten: sinussen of neusbijholten (fig. 9.3). De kaaksinus (sinus maxillaris) ligt in het kaakbeen, onder de oogkas en boven de tandenboog. De voorhoofdssinus (sinus frontalis) ligt in het voorhoofdsbeen, boven de oogkas. Tussen de ogen liggen de zeefbeencellen (sinus ethmoidalis) en achter het oog ligt de wiggebeensinus (sinus sphenoidalis). De sinussen hebben een benige wand en zijn bekleed met een trilhaarepitheel. Het slijm wordt afgevoerd via speciale afvoerwegen door openingen, spleten en dergelijke naar de neusholte. De zeefbeencellen worden nog eens onderverdeeld in een voorste groep (voor en lateraal van de middelste neusschelp) en een achterste groep (achter en mediaal van de middelste neusschelp). De ostiomeatale eenheid is een onderdeel van het voorste etmoïd. Het bevindt zich onderaan en vooraan en speelt een centrale rol in de afvoer van slijm, aangezien het slijm van het voorste etmoïd, de kaaksinus en de frontale sinus er meestal langskomt. Bij de geboorte zijn vooral de ethmoïdale sinussen aanwezig, de kaaksinus is in aanleg aanwezig, de sinus frontalis en sinus sphenoidalis vormen zich later (fig. 9.4).

9.1 · Anatomie en fysiologie van de neus en neusbijholten

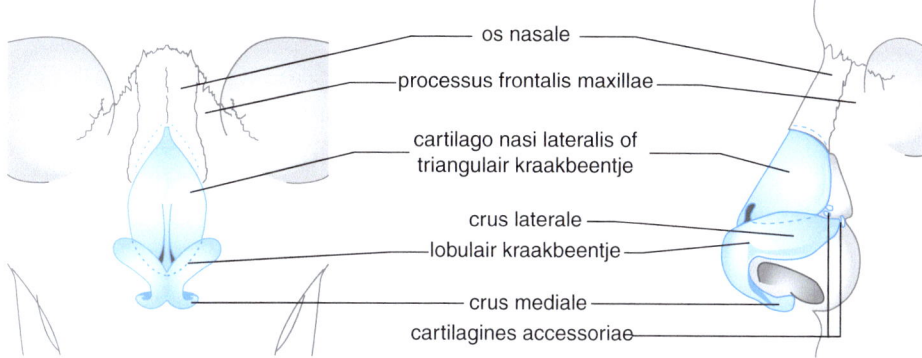

Figuur 9.1 Skelet van de uitwendige neus

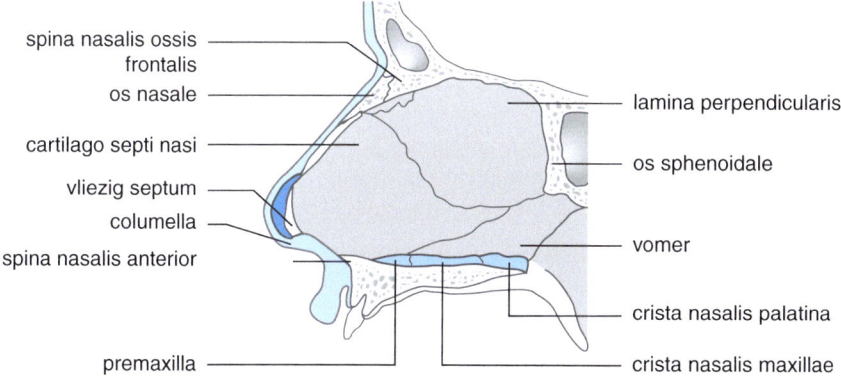

Figuur 9.2 Het neustussenschot

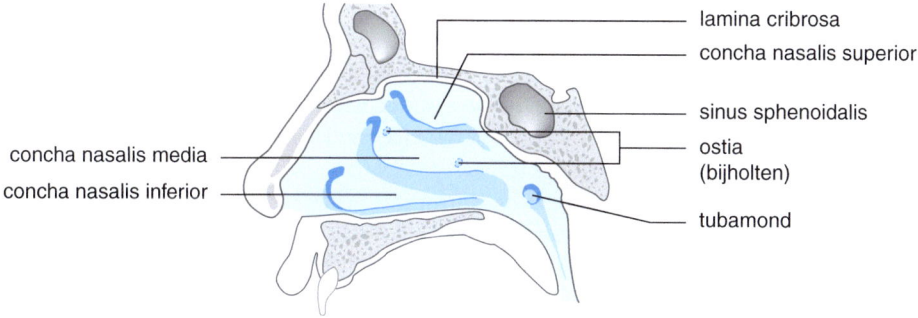

Figuur 9.3 De laterale neuswand

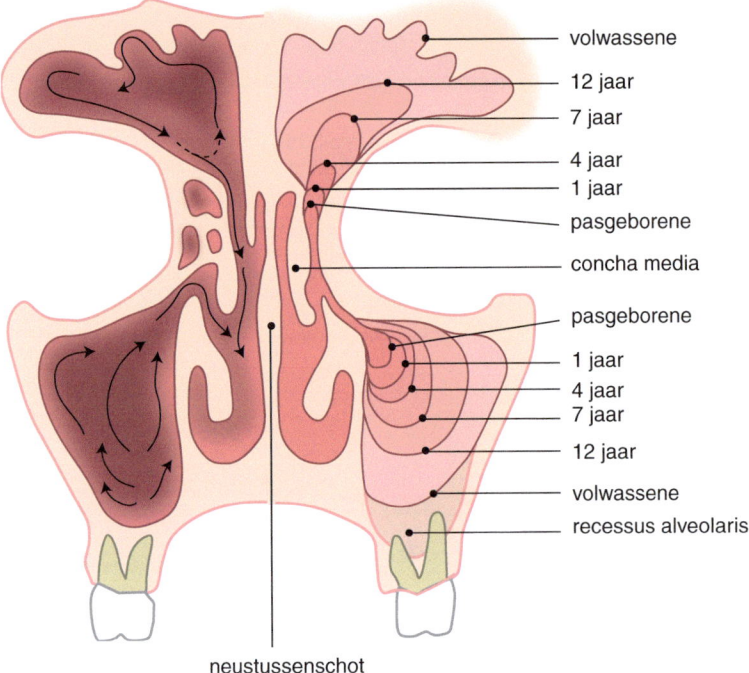

Figuur 9.4 Ontwikkeling van de neusbijholten in functie van de leeftijd

Fysiologie

Ademhalingsfunctie

De ademhalingsfunctie van de neus bestaat uit de regulering van de ademweerstand en de airconditioning van de ingeademde lucht. De neus reinigt, verwarmt en bevochtigt de lucht. De reiniging gebeurt door de vibrissae (haartjes) vooraan in het vestibulum voor de grotere deeltjes, en het vasthouden van de kleinere deeltjes in de slijmlaag op het slijmvlies op het neustussenschot en de neusschelpen. De bouw van de neusholte met de neusschelpen leent zich hier zeer goed toe. Dit slijm wordt continu afgevoerd naar de neuskeelholte door het mucociliair transport op het respiratoir trilhaarepitheel (fig. 9.5). Door de intense doorbloeding van het slijmvlies wordt de ingeademde lucht snel opgewarmd tot boven de 30 °C in de neuskeelholte. Ook de vochtigheid van de ingeademde lucht neemt toe naar de neuskeelholte.

De neus vormt de belangrijkste weerstand bij de ademhaling. De vorm van de neus, vooral in het voorste deel, speelt hierin een cruciale rol. Deze weerstand is uitermate belangrijk en zorgt voor een optimale werking van de longen door het creëren van een onderdruk bij inspiratie en een overdruk bij expiratie. De zwellichamen in de neusschelpen laten toe dat de weerstand van de neus in belangrijke mate kan variëren. De beide neusholten gedragen zich hierbij verschillend. Meestal blijft de totale neusweerstand stabiel, maar neemt de weerstand in de ene neusholte toe wanneer ze in de andere daalt en omgekeerd. Dit noemt men de neuscyclus. De zwellingstoestand kan door verschillende factoren beïnvloed worden, zoals temperatuur (uitzetten bij warmte), inspanning (uitzetten bij rust), alcohol (uitzetten bij gebruik), positie (uitzetten bij liggen) en irritatie zoals sigarettenrook (uitzetten bij blootstelling). Maar dit alles is sterk individueel.

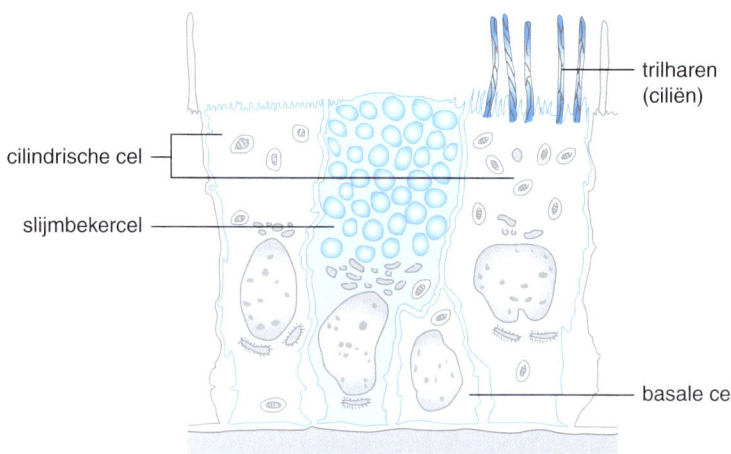

Figuur 9.5 Neusslijmvlies met cilindrische cellen met trilharen, slijmbekercellen en basale cellen

Reuk

De ingeademde lucht bereikt de bovenste regionen van de neusholte en komt daar in contact met het reukepitheel. Dit bevindt zich op een deel van het bovenste deel van het neustussenschot, de lamina cribrosa en het bovenste deel van de bovenste en middelste neusschelp (fig. 9.3). In de loop van de evolutie is het reukvermogen van de mens afgenomen en momenteel is het bijna het minst ontwikkelde zintuig, maar het blijft uitermate belangrijk voor alle facetten van ons leven en functioneren.

Varia

De neusholten en in mindere mate de neusbijholten werken ook als een klankkast, een resonantieruimte. Vooral wanneer het weke verhemelte de neuskeelholte niet afsluit, valt dit op: nasale klanken.

De neus heeft ook een zeer belangrijke esthetische en emotieve functie.

Functie van de neusbijholten

De juiste functies van de neusbijholten zijn niet bekend. Ze zouden een rol kunnen spelen in de mucosale afweersystemen. De holten maken de schedel lichter en vergroten de stevigheid.

9.2 Onderzoek van de neus en de neusbijholten

Inspectie en palpatie

Het klinisch onderzoek van de neus begint met een inspectie van de neus en het aangezicht. Men beoordeelt hierbij de stand en vorm van de neus als geheel en daarna afzonderlijk het benige en kraakbenige gedeelte van de neusrug, de neuspunt en de neusvleugels. Door de patiënt eerst normaal en vervolgens diep te laten inademen, kan men een eventuele inspiratoire collaps van de neusvleugels en neusklep onderkennen. Vervolgens onderzoekt men de overliggende neushuid.

Na de inspectie volgt de palpatie en worden de huid, het onderliggend weefsel, het benige en het kraakbenige skelet op onregelmatigheden, abnormale mobiliteit en drukpijn onderzocht. Verder dient in het kader van sinusitis de aanwezigheid van eventuele drukpijn ter hoogte van de uittreedplaatsen van de n.infra- en de n.supraorbitalis te worden nagegaan.

Inspectie van het vestibulum nasi gebeurt door de tip van de neus met de duim naar omhoog te verplaatsen. Hierdoor krijgt men ook een indruk van de stand van de caudale einden van het septum.

Rhinoscopia anterior

Voorste rinoscopie gebeurt met behulp van een voorhoofdlamp en een neusspeculum (bij kleine kinderen met een aangepast, kleiner neusspeculum of een oorspeculum). Tijdens de inspectie evalueert men de positie en eventuele onregelmatigheden van het septum. Daarnaast let men op de aanwezigheid van secreet en de kleur, consistentie en lokalisatie ervan. Er is ook aandacht voor de kleur en zwellingsgraad van het slijmvlies, de omvang van de neusschelpen en de doorgankelijkheid van de neus. Ten slotte dient men bedacht te zijn op eventuele nieuwvormingen en corpora aliena. Rhinoscopia anterior biedt alleen zicht op het voorste gedeelte van de neusholten. De anatomisch nauwere en klinisch zeer belangrijke regio van de middelste neusgang, alsook de nasofarynx, zijn hiermee meestal niet te beoordelen.

Een rechtshandige onderzoeker neemt het neusspeculum in de rechterhand terwijl hij de linkerhand gebruikt om de positie van het hoofd te sturen. Het speculum wordt met gesloten bladen in het vestibulum nasi geïntroduceerd, waarbij de punt iets naar lateraal wijst. Vervolgens wordt het speculum licht gedraaid en zodanig geopend dat het septum niet wordt aangeraakt, omdat dit pijnlijk kan zijn. Hierdoor worden de neusvleugels en het vestibulum gespreid, hetgeen een goede inspectie van de neusholte toelaat. Door de positie van het hoofd tijdens het onderzoek te veranderen, krijgt men een goede kijk op de verschillende delen van de neusholte terwijl het speculum door de rechterwijsvinger aan de neuspunt gefixeerd blijft. Ten slotte dient het speculum licht geopend uit de neus te worden verwijderd om pijnlijke avulsie van neusharen te vermijden.

Rhinoscopia posterior

Posterieure rinoscopie gebeurt met behulp van een voorhoofdlamp, een tongspatel in de linkerhand en een klein gebogen spiegeltje in de rechterhand. Dit onderzoek wordt verricht om het achterste deel van de neusholte, de choanae, de posterieure delen van de onderste en middelste neusschelpen, de achterrand van het septum, de nasofarynx met eventueel adenoïd en de ostia van de buis van Eustachius te onderzoeken. Het vraagt heel wat vaardigheid en ervaring van de onderzoeker en wordt tegenwoordig meestal vervangen door het neusendoscopisch onderzoek.

Neusendoscopie en nasofaryngoscopie

Neusendoscopie gebeurt met een flexibele of starre endoscoop die via een glasvezelkabel is verbonden met een sterke halogeenlichtbron. Voor het diagnostisch onderzoek wordt meestal een 25°- of 30°-endoscoop gebruikt met een diameter van 2,5 mm tot 4 mm. Dit onderzoek is voorbehouden aan de kno-arts. Neusendoscopie wordt zo nodig voorafgegaan door lokale toediening van een anestheticum, waaraan bij voorkeur een decongestivum is toegevoegd. Eerst gaat men over de bodem van de neus tot in de nasofarynx. Hierbij evalueert men onder meer het neustussenschot, de onderste neusschelp, de choana en de nasofarynx.

In tweede instantie volgt men de onderrand van de middelste neusschelp tot aan het rostrum sphenoidale. Hierbij krijgt men bijkomende informatie over de middelste en bovenste neusschelp, de afvoerwegen van de neusbijholten, eventuele accessoire ostia van de kaaksinus en de opening van de sphenoidale sinus.

Ten slotte probeert men tussen de laterale neuswand en de middelste neusschelp in zicht te krijgen op de ostiomeatale eenheid, de bulla ethmoidalis en de toegang naar de kaak- en voorhoofdssinus.

Allergietesten

Bij vermoeden van atopie wordt de aanwezigheid van specifieke IgE-antistoffen nagegaan. Dit kan door middel van een in-vivohuidtest en/of in vitro serologisch onderzoek (RAST). Bij de priktesten wordt een hoeveelheid allergeen percutaan aangebracht en bij de RAST-test wordt het allergeenspecifieke IgE in het serum bepaald. Beide methodes zijn nagenoeg even gevoelig, goed reproduceerbaar, specifiek en weinig belastend voor de patiënt.

Voor de huisarts geniet de RAST-test – die enkel een bloedafname vereist – de voorkeur Priktesten zijn moeilijker toe te passen in de huisartspraktijk gezien de beperkte houdbaarheid van de testvloeistoffen en de vereiste ervaring met deze techniek.

Bij een percutane priktest wordt een druppel geconcentreerd allergeenextract op de huid aangebracht, waarna men met een scherp naaldje door de druppel tot in de huid prikt. Het onderzoek gebeurt het best op de volaire zijde van de onderarm of op de rug. Na 15 minuten wordt de test afgelezen en wordt een eventuele *wheal and flare*-reactie (kwaddel en roodheid) semikwantitatief (0, +, ++, +++, ++++) of door de effectieve diameter weergegeven. De diameter van de *wheal* is de belangrijkste parameter: deze dient minstens even groot als de positieve controle (histamine) te zijn.

De standaardreeks inhalatieallergenen omvat huisstofmijt, gras-, boom- en onkruidpollen, honden- en kattenepitheel en schimmels, eventueel (op grond van de anamnese) uitgebreid met specifieke allergenen. Daarnaast wordt bij de huidpriktest ook altijd een negatieve (bufferoplossing) en een positieve (histamine en/of codeïne) controle uitgevoerd.

Neusdoorgankelijkheidsonderzoek

Subjectief onderzoek

Om een idee te krijgen van de neusdoorgankelijkheid vraagt men de patiënt eerst rustig en daarna geforceerd in en uit te ademen door beide neusgaten gelijktijdig en vervolgens door elk neusgat afzonderlijk. De nasale weerstand kan ook worden nagegaan door een koude metalen tongspatel of een spiegeltje onder de neus van de patiënt te houden, terwijl deze met gesloten mond in- en uitademt (proef van Zwaardemaker). De vergelijking van grootte van de condensvlekken op de tongspatel geeft een indruk van de expiratoire ademstroom van beide neushelften.

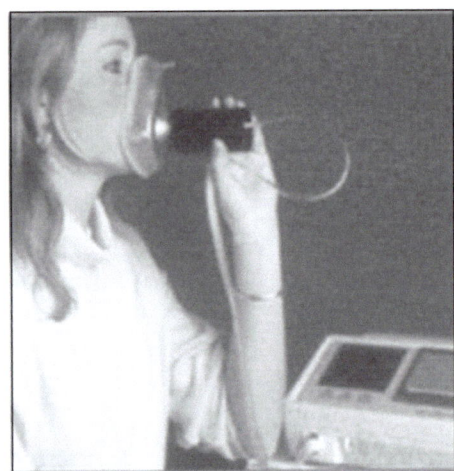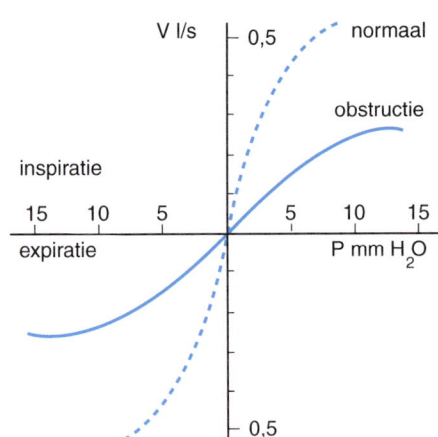

Figuur 9.6 Anterieure rinomanometrie

Objectief onderzoek

Zowel met rinomanometrie als met akoestische rinometrie kan het resultaat van een behandeling worden geëvalueerd.

Rinomanometrie (meestal actieve anterieure rinomanometrie) is een dynamische test om de neusweerstand te berekenen: de verhouding tussen enerzijds ademlucht door de neusholte tijdens normale in- en expiratie (volume ademlucht (V) per tijdseenheid) en anderzijds het drukverval (DP) tussen nares en choanae. Het resultaat wordt weergegeven als een XY-functie (fig. 9.6). Rinomanometrie maakt het mogelijk het bestaan van neusobstructie te bevestigen of te verwerpen en geeft soms een aanwijzing welke structuur de voornaamste rol speelt in het obstructiemechanisme. Bij de interpretatie van de resultaten dient men echter rekening te houden met het feit dat de neusdoorgankelijkheid afhankelijk is van de zwellingstoestand van het neusslijmvlies, waardoor rinomanometrie slechts een momentopname van de nasale weerstand geeft.

Akoestische rinometrie is een statisch onderzoek om specifiek de oppervlakte van de dwarsdoorsnede van de neusholte in functie van de afstand tot de nares te onderzoeken (fig. 9.7).

Reukonderzoek

In de dagelijkse praktijk beschikken we niet over objectieve testen om de reukzin te onderzoeken. De beschikbare testen zijn subjectief en vereisen een nauwe samenwerking met de patiënt voor de bepaling van de reukdetectiedrempel en het vermogen tot discriminatie en/of identificatie van een geur. Deze reuktests maken het mogelijk te differentiëren tussen een normaal reukvermogen, hyposmie en anosmie.

De eenvoudigste methode is het aanbieden van verscheidene geurflesjes met de vraag of de patiënt een geur waarneemt, deze kan omschrijven (classificatie) en kan identificeren. De onderzoeker kan hierbij een persoonlijke selectie van geurstoffen maken. Er dienen echter zowel zuiver olfactorische stoffen, zoals vanille, stoffen met n.trigeminus-componenten, zoals ammoniak, en gemengde geuren met een olfactorische en n.trigeminus-component, zoals citroenzuur, formol of mentholextracten aangeboden te worden. Het niet-reageren op (onderdrukken van) een sterke trigeminale prikkel zoals ammoniak is een aanwijzing voor simulatie.

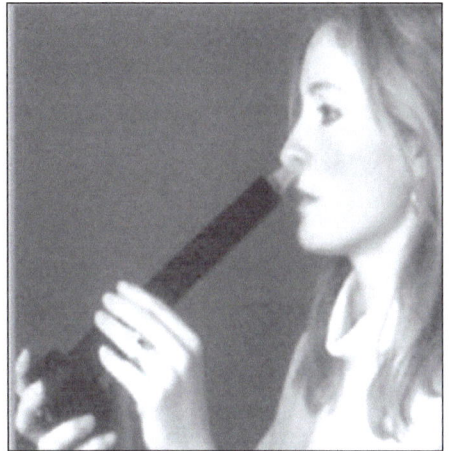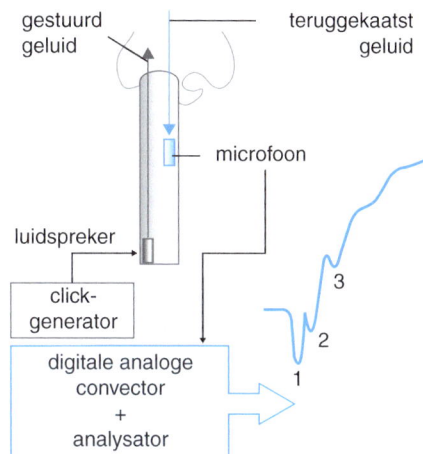

Figuur 9.7 Akoestische rinometrie; techniek en curve

Daarnaast zijn er sets van geurtesten ontwikkeld, zoals de Amerikaanse UPSIT-test (University of Pennsylvania Smell Identification Test, een geforceerde meerkeuzetest) en de Duitse Sniffin' Sticks. Bij deze laatste test bepaalt men eerst de reukdrempel met verschillende concentraties n-butanol. Daarna volgt de discriminatietest waarbij twee identieke en één verschillende geur aangeboden worden. Ten slotte is er de identificatietest waarbij net zoals bij de UPSIT uit vier mogelijkheden gekozen moet worden. Aan het einde van de test wordt de score vergeleken met normale waarden volgens geslacht en leeftijd.

Bijkomend diagnostisch onderzoek

Cytologie
Een uitstrijkje van het neusslijm met bepaling van het aantal neutrofielen en eosinofielen kan nuttig zijn in de differentiaaldiagnose tussen een infectieuze (neutrofielen) en allergische (eosinofielen) rinitis.

Bacteriologisch onderzoek
Het nemen van een kweek kan bij een infectieuze rinosinusitis niet alleen uit diagnostisch maar ook uit therapeutisch oogpunt van belang zijn. Men mag hierbij de huid van het vestibulum niet aanraken om geen contaminatie door huidflora te veroorzaken: coagulase negatieve stafylokokken en *S. aureus*. De bacteriologische onderzoeken van de neusholten zijn niet representatief voor de neusbijholten. Hiervoor dient men een monster te nemen ter hoogte van de middelste meatus of de sinus zelf (bijvoorbeeld bij een sinusspoeling).

Onderzoek van het mucociliair systeem
De snelheid van het mucociliair transport in de richting van de nasofarynx kan met een eenvoudige smaaktest (sacharine) of met een radioactieve isotooptest (technetiumgemerkt albumine) worden gemeten. De normale transportsnelheid van het mucociliair systeem bedraagt ongeveer 6–12 mm per minuut.

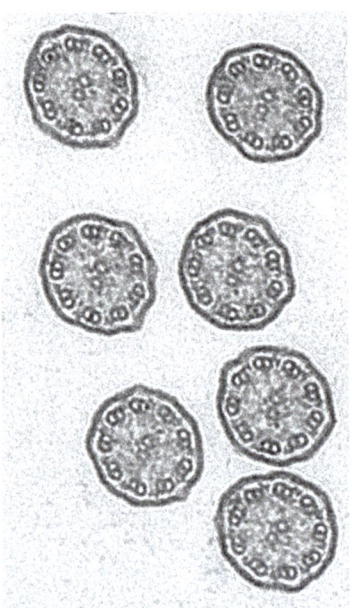

Figuur 9.8 Transmissie-elektronenmicroscopisch beeld van een dwarse doorsnede van een normale trilhaar

Bij vermoeden op specifieke afwijkingen van de trilharen of bij een verlengde mucociliaire klaring kan de ciliaire activiteit en ultrastructuur verder worden onderzocht.

Een slijmvliesbiopt of -schraapsel wordt onder een fasecontrastmicroscoop onderzocht, waarbij het al dan niet aanwezig zijn van trilhaarbewegingen en de frequentie en de coördinatie daarvan worden nagegaan. Bij afwijkingen volgt een elektronenmicroscopisch onderzoek van de ultrastructuur van de cilia (zie ◘ fig. 9.8). Een definitieve, sluitende diagnose omtrent erfelijke trilhaarafwijkingen levert het onderzoek van trilharen na trilhaarvorming in kweek.

Radiologisch onderzoek

Standaardröntgenonderzoek

De indicaties voor overzichtsopnamen van de neus zijn beperkt. Zij hebben alleen (een beperkte) waarde bij een neusfractuur of bij vermoeden van een intranasaal vreemd lichaam. Een accurate evaluatie van de anatomie van de neusholte, alsook van de etmoïdale sinussen en meer specifiek het ostiomeatale complex, is met deze techniek echter onmogelijk wegens superpositie van benige structuren. Bovendien wordt, anders dan bij de duidelijk aantoonbare lucht-vochtniveaus bij acute sinusitis, de mate van chronische inflammatie op overzichtsopnamen onderschat. Daarom geeft men tegenwoordig de voorkeur aan een CT-scan. Het standaardröntgenonderzoek is praktisch obsoleet geworden.

Echografie

Echografie, zelfs in de meest verfijnde vorm, biedt nog minder informatie over de neusbijholten dan de standaardradiografie. Bovendien is dit onderzoek volledig onbetrouwbaar gebleken bij kinderen.

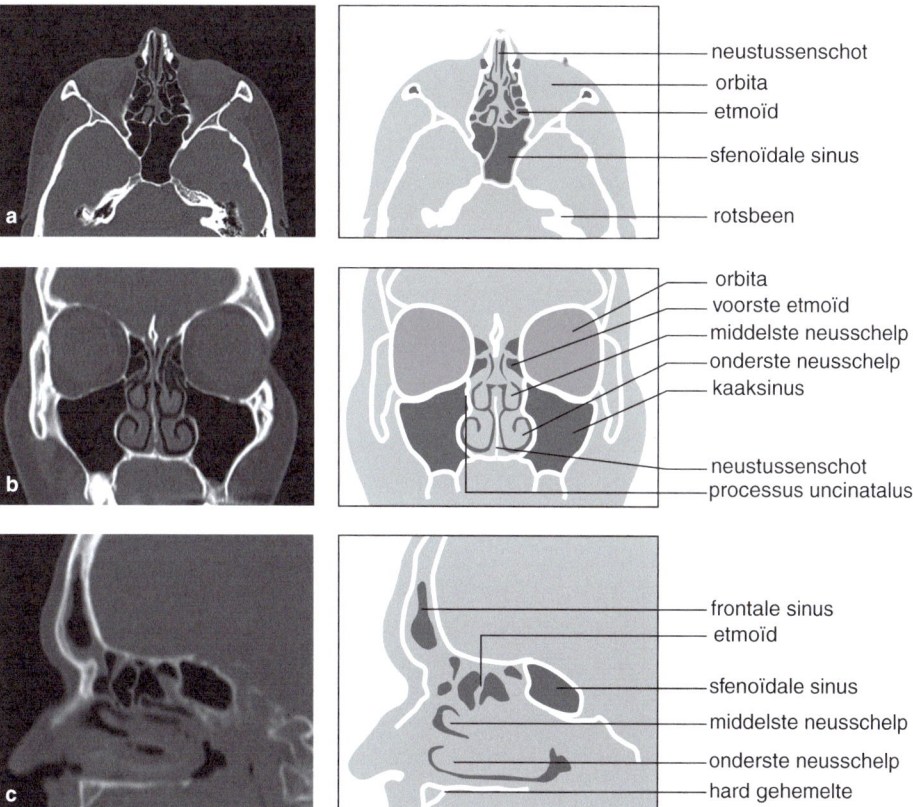

◘ **Figuur 9.9**   CT-sinussen in axiale (**a**), coronale (**b**) en sagittale (**c**) richting

Computertomografie (CT-scan)

De visualisatie van de neusbijholten is aanmerkelijk verbeterd met de komst van de CT-scan in de jaren zeventig van de vorige eeuw (◘fig. 9.9). Een CT-scan van de neusbijholten biedt een zeer accuraat beeld van de anatomie van de neus- en neusbijholten, inclusief de fijne botstructuren van het ostiomeatale complex, waardoor het als een betrouwbare leidraad voor de chirurg kan dienen bij een functionele endoscopische sinusingreep. Bovendien geeft een CT-onderzoek zeer gedetailleerde informatie over de maat van verluchting, slijmvlieszwellingen en secreties in de neusbijholten. De coronale opnamen geven een duidelijke 'chirurgische' afbeelding van het ostiomeatale complex en van de relatie tussen de bijholten en de orbita enerzijds en de hersenen anderzijds. Axiale coupes geven belangrijke bijkomende informatie omtrent het sfenoïd en de sagittale beelden zijn nuttig voor de overgang van het achterste etmoïd naar het sfenoïd en voor de frontale recessus. Voor een optimale evaluatie van de botarchitectuur met zo min mogelijk mucosale inflammatie wordt een CT-scan van de paranasale sinussen bij voorkeur tijdens een niet-acuut moment uitgevoerd.

Nucleaire magnetische resonantie (NMR)

In vergelijking met de CT-scan brengt een NMR-onderzoek van de paranasale sinussen de weke delen beter in beeld. Bovendien krijgt de patiënt geen ioniserende straling. Het nadeel is echter dat benige structuren met MRI niet gevisualiseerd kunnen worden, waardoor de ingewikkelde anatomische relaties van de neusbijholten en hun ostia niet te onderscheiden zijn. Daarom is een NMR-onderzoek van de bijholten vooral geïndiceerd bij de evaluatie van tumoren.

Neus en neusbijholten

Ph. Gevaert en A. De Sutter

10.1   Vestibulitis – 138

10.2   Rinitis – 138
        Epidemiologie en oorzaken – 138
        Diagnose – 139
        Behandeling – 141

10.3   Rinosinusitis – 146
        Epidemiologie en oorzaken – 146
        Diagnose – 147
        Onderzoeken – 148
        Behandeling – 149
        Specifieke vormen – 151

10.4   Reukstoornissen/anosmie – 152
        Epidemiologie en oorzaken – 152

        Leesadvies – 153

© Bohn Stafleu van Loghum is een imprint van Springer Media B.V., onderdeel van Springer Nature 2019
A. De Sutter, I. Dhooge en J. W. van Ree (Red.), *Keel-neus-ooraandoeningen*, Praktische huisartsgeneeskunde,
https://doi.org/10.1007/978-90-368-2005-9_10

10.1 Vestibulitis

Ontsteking van het vestibulum nasi ontstaat meestal als folliculitis in de haarzakjes. Het wordt gekenmerkt door speldenknopgrote pustels met omgevende roodheid. De ontsteking kan zich uitbreiden tot perifolliculitis, met zwelling, roodheid en koorts als symptomen. Een furunkel ontstaat wanneer centrale necrose optreedt. Trombose van de sinus cavernosus en orbitaflegmoon zijn de meest gevreesde complicaties en kunnen leiden tot blindheid en zelfs de dood.

Vestibulitis wordt meestal veroorzaakt door een infectie met stafylokokken. Veel mensen, onder wie gezondheidsmedewerkers, hebben chronisch stafylokokken in hun vestibulum nasi en zijn daarmee potentieel infectieus, ook voor hun omgeving. Een bevorderende factor voor vestibulitis is neuspeuteren. Dit wordt zeker afgeraden om recidieven te vermijden. Andere aandoeningen die het vestibulum kunnen treffen, zijn eczeem, erysipelas en herpes zoster.

In lichte gevallen van folliculitis volstaat een antibioticumhoudende zalf, al dan niet aangebracht op een tampon. Bij ernstigere vormen worden orale antibiotica, gericht tegen stafylokokken, overwogen en bij verergering zijn hoge doses parenterale antibiotica aangewezen.

10.2 Rinitis

> **Casus**
>
> Een meisje van 15 komt naar het spreekuur omdat ze sinds enkele dagen last heeft van niesbuien, jeuk aan de neus, loopneus, neusverstopping en jeukende ogen. De klachten waren het ergst de dag tevoren tijdens een vroege lentewandeling.
> Bij onderzoek stelt u vast dat de ogen flink rooddoorlopen zijn. Zowel ogen als neus vertonen de sporen van veelvuldig wrijven. Gezien het seizoen en de omstandigheden die de klachten erger maakten, acht u een allergie aan berkenpollen het meest waarschijnlijk. U stelt een behandeling voor met een antihistaminicum.

Rinitis is een inflammatie van de neusmucosa en wordt klinisch gedefinieerd door nasale symptomen zoals rinorree, jeuk, niezen en/of neusverstopping. Rinitis kan opgedeeld worden in allergisch, niet-allergisch en infectieus.

Epidemiologie en oorzaken

De prevalentie van allergische rinitis neemt de laatste decennia toe: 10–30 % van de volwassenen en 20–40 % van de kinderen heeft er last van. Een positieve familiale anamnese voor atopie en rinitis zijn geassocieerd met een hoger risico.

Allergische rinitis is een IgE-gemedieerde ontsteking van het neusslijmvlies na blootstelling aan inhalatieallergenen. De belangrijkste seizoengebonden allergenen zijn pollen van bomen (vooral de berk, van februari tot mei) en grassen (van mei tot juli), die tot hooikoorts leiden. Voorbeelden van niet-seizoengebonden allergenen zijn huisstofmijt, dierenepitheel en werkgerelateerde triggers, zoals latex en houtstof.

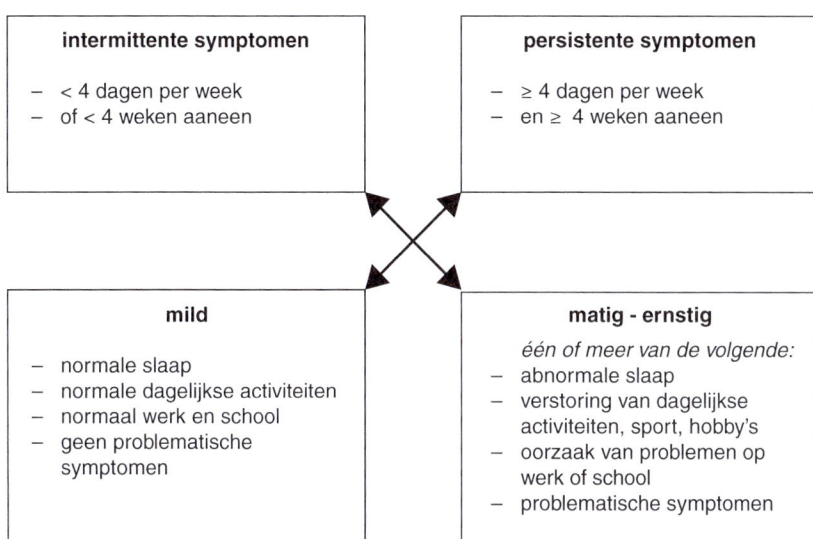

⬛ **Figuur 10.1** Indeling van allergische rinitis (ARIA 2008)

Niet-allergische rinitis kan worden veroorzaakt door overgevoeligheid van het neusslijmvlies voor niet-specifieke prikkels (vasomotorische rinitis). Anatomische afwijkingen, zoals septumdeviaties en conchahypertrofie, kunnen de bijbehorende neusverstopping accentueren. Het gebruik van geneesmiddelen (bijvoorbeeld acetylsalicylzuur, NSAID's, cocaïne, langdurig gebruik van lokale decongestiva) kan leiden tot rinitis medicamentosa. Tijdens de zwangerschap kunnen klachten van rinitis en neusobstructie voorkomen. Bij een deel van de patiënten blijft de oorzaak onbekend (idiopathische rinitis).

Diagnose

De diagnose van rinitis wordt gesteld op basis van de overeenstemming tussen symptomen en diagnostische tests.

Symptomen

- **Niezen, jeukende neus, jeukend verhemelte**

Allergische rinitis is waarschijnlijk. Een verdere specificatie van de diagnose wordt verkregen door het bepalen van de duur (intermittent of persistent) en de impact op de levenskwaliteit (mild of matig tot ernstig; indeling van allergische rinitis, zie ⬛fig. 10.1). Klachten in huis doen denken aan huisstofmijt en huisdieren. Patiënten waarbij het niezen op de voorgrond staat, worden *sneezers* genoemd. Pollenallergie is meer waarschijnlijk bij seizoengebonden symptomen.

- **Nasale obstructie**

Patiënten die voornamelijk last hebben van neusverstopping, worden *blockers* genoemd. Neusobstructie 's nachts en 's morgens doet een huisstofmijtallergie vermoeden. Een neusverstopping wisselend van zijde kan wijzen op een rinitis die de cyclus van de neus aantoont.

- **Rinorree**

Dit kan zowel anterieur als posterieur (postnasale drip) zijn. Heldere neusloop past beter bij allergie, terwijl geelgroene afscheiding gewoonlijk het kenmerk van een infectie is. Allergie en infectie komen vaak ook samen voor. Bij unilateraal vochtverlies moet men denken aan een vreemd lichaam of aan een cerebrospinaal vochtlek. Voor patiënten waar rinorree het dominante symptoom is, wordt de term *runners* gebruikt.

- **Oogsymptomen**

Zijn vaak geassocieerd met allergische rinitis. Dan spreken we over een allergische rinoconjunctivitis. Ze bestaan uit intense jeuk, hyperemie, waterige afscheiding, chemosis en periorbitaal oedeem. De symptomen verdwijnen typisch binnen 24 uur na verwijdering van de bron van allergenen.

- **Nasale korstvorming**

Naast vestibulitis kan korstvorming het gevolg zijn van neuspeuteren, topische neussprays, ozaena (door atrofische rinitis), rinosinusitis, Wegeners granulomatose, sarcoïdose en andere vasculitiden.

- **Lagereluchtwegsymptomen**

Hoesten, piepen en kortademigheid. Aandoeningen van hogere en lagere luchtwegen komen vaak samen voor. Zo heeft 80–90 % van de astmatici klachten van rinitis.

- **Andere symptomen**

Symptomen zoals snurken, slaapproblemen, herhaaldelijk de neus optrekken of een nasale intonatie van de stem kunnen worden veroorzaakt of verergerd door nasale obstructie en rinorree. Bepaalde patiënten met pollenallergie hebben soms tintelen van mond, lippen en keel (oraal allergiesyndroom) door kruisreactie met antigenen in sommige fruit-, groenten- en notensoorten (typisch: berk en appel).

Anamnese

Naast een grondige bevraging van de symptomen (waar, wanneer, hoelang), is het belangrijk ook de volgende punten ter sprake te brengen.

- **Familiale anamnese**

De aanwezigheid van atopie, rinitis of astma in de familie maakt de diagnose van allergische rinitis meer waarschijnlijk.

- **Sociale anamnese**

Bevraging van woonomstandigheden (vocht, schimmelvorming in huis), huisdieren, werk of school.

- **Neustrauma in de voorgeschiedenis?**

Geneesmiddelen

Een gedetailleerde anamnese van het geneesmiddelengebruik is noodzakelijk, omdat medicijnen zoals nasale decongestiva, alfablokkers en andere antihypertensiva, en aspirine en NSAID's, symptomen van rinitis kunnen veroorzaken.

Klinische bevindingen

Het neusslijmvlies is gezwollen en heeft vaak een bleek aspect (vooral concha nasalis inferior), maar ook een rozerode mucosa met seromukeuze secreties is vaak aanwezig. Bij unilaterale klachten moeten we rekening houden met een septumdeviatie, conchahypertrofie of een vreemd lichaam (in mindere mate antrochoanale poliep en tumor).

Aanvullend onderzoek

- **Allergietesten**

Om de symptomatologie te bevestigen, kunnen we allergeenspecifieke IgE's op twee manieren aantonen: specifieke IgE-bepaling in serum (RAST) en huidpriktesten. In de huisartspraktijk wordt gekozen voor bloedonderzoek naar allergeenspecifiek IgE (sensitiviteit 94–97 % en specificiteit 70–89 %). De resultaten moeten worden geïnterpreteerd in het licht van de klachten; minstens 15 % van de personen met een positieve huidpriktest zal geen symptomen ontwikkelen op blootstelling aan het relevante allergeen. In dit geval is het de symptomatologie die primeert. Totaal IgE alleen kan misleidend zijn, maar helpt bij de interpretatie van specifiek IgE.

- **Tests voor astma**

Longfunctiemetingen (expiratoire piekstroommeting en spirometrie) moeten worden overwogen bij alle patiënten met persisterende rinitis.

Behandeling

De therapie van rinitis bestaat enerzijds uit voorlichting en het vermijden van allergenen en irritantia. Ondanks deze maatregelen is het in de meeste gevallen onmogelijk om de blootstelling voldoende te vermijden (zie tab. 10.1). Anderzijds is er de medicamenteuze behandeling die gekozen wordt naar aanleiding van de klachten, de duur en de ernst van allergische rinitis.

Vermijden van allergenen

Raad geven over het vermijden van allergenen is moeilijk en bovendien ontbreekt vaak objectief bewijs voor de maatregelen. Vermijding is zeker gunstig bij allergie voor huisdieren, paarden en sommige werkgebonden allergenen (proefdieren, latex). Een aantal maatregelen om de blootstelling aan mijten te verminderen toonde echter niet het gewenste resultaat.

- **Huisstofmijt**

Dit is het meest voorkomende binnenhuisallergeen dat rinitis veroorzaakt. Het is logisch om aan te nemen dat reductie van allergenen zoals huisstofmijt de symptomen bij gevoelige patiënten zal doen afnemen. Het bewijs om deze hypothese te bevestigen is echter nog niet voorhanden. Algemeen wordt aangeraden om de woning regelmatig te ventileren, stof af te nemen met een vochtige doek en het beddengoed iedere twee weken op 60 °C te wassen.

Tabel 10.1 Vermijden van allergenen en irritantia

maatregelen	bewijs van effect op hoeveelheid allergeen	bewijs op klinische verbetering
huisstofmijt		
omhul beddengoed met ondoorgankelijke overtrekken	matig	– geen (volwassenen): bewijs A – matig (kinderen): bewijs B
was beddengoed warm (55–60 °C)	matig	geen: bewijs A
vervang tapijten door vaste ondergrond	matig	geen: bewijs A
acariciden en/of tanninezuur	zwak	geen: bewijs A
beperk voorwerpen die stof aantrekken	geen	geen: bewijs B
gebruik een stofzuiger met HEPA-filter en een stofzak met dubbele wand	zwak	geen: bewijs B
haal zacht speelgoed weg, was het warm of vries het in	geen	geen: bewijs B
huisdieren		
haal het huisdier weg uit huis	zwak	geen: bewijs B
houd het huisdier weg uit belangrijkste leefruimtes/slaapkamers	zwak	geen: bewijs B
gebruik luchtzuiveringstoestellen met HEPA-filter	matig	geen: bewijs B
was het huisdier	zwak	geen: bewijs B
vervang tapijten door vaste ondergrond	geen	geen: bewijs B
gebruik een stofzuiger met HEPA-filter en een stofzak met dubbele wand	geen	geen: bewijs B
reeks van maatregelen op allergeencontrole	matig	matig: bewijs B

bewijs A: meta-analyse of RCT; bewijs B: ander wetenschappelijk onderzoek.

- **Pollen**

Maatregelen, zoals rekening houden met het weerbericht, ramen gesloten houden en een zonnebril dragen, zijn eerder gebaseerd op een consensus onder experts dan op onderzoeksgegevens. Een goede behandeling wordt echter verkozen boven het binnenhouden van patiënten. Het is immers geen goed advies om bijvoorbeeld een kind met een bomen- en grassenallergie aan te raden om van februari tot augustus binnen te blijven.

- **Huisdieren**

Het huisdier niet in de slaapkamer of leefruimte laten heeft geen enkel effect. Zelfs het weghalen van het huisdier leidt op korte termijn niet steeds tot de gewenste resultaten omdat deze krachtige allergenen nog voor een periode in huis aanwezig zijn. Bij ernstige allergieklachten van zowel bovenste als onderste luchtwegen is het verwijderen van het huisdier aan te raden en de eerste stap in een betere controle van de symptomen.

- **Irritantia**

Veel patiënten met rinitis vertonen nasale hyperreactiviteit voor stoffen zoals rook, polluentia, parfum, stof en temperatuurschommelingen. Behandeling van de onderliggende rinitis leidt tot een verbetering van nasale hyperreactiviteitssymptomen.

Neusspoelingen en -druppels

Zoutspoelingen verminderen de symptomen bij personen met seizoengebonden rinitis. Het is een veilige en goedkope behandeling die additioneel is aan de klassieke rinitistherapie. Er bestaan ook steriele natriumoogdruppels die een eenvoudige, niet-toxische en effectieve toevoeging zijn voor de behandeling van allergische conjunctivitis.

Medicamenteuze therapie

◻Figuur 10.2 toont de medicamenteuze behandeling van allergische rinitis en ◻tab. 10.2 beschrijft de effecten op rinitissymptomen voor de belangrijkste geneesmiddelengroepen.

- **H1-antihistaminica**

Remmen de symptomen die door histamine worden veroorzaakt, zoals rinorree, niezen en jeuk. De tweede generatie orale antihistaminica (desloratadine, fexofenadine, levocetirizine en rupatadine) heeft de voorkeur in verband met het minder sederende effect.

- **Corticosteroïden**

Onderdrukken de inflammatoire cascade en zijn heel effectief voor neusobstructie, neusloop en niezen. Topische intranasale corticosteroïden (beclomethasone, budesonide, fluticasone en mometasone) hebben de voorkeur. Hun effect is superieur aan dat van antihistaminica, maar vereisen een onderhoudsbehandeling. Klinische verbetering is pas na enkele dagen merkbaar en langdurig gebruik is aan te raden. Systemische preparaten zijn zelden geïndiceerd en leiden tot een verhoogd risico voor hyperglycemie en osteoporose.

- **Cromonen (natriumcromoglycaat)**

Gezien het beperkte effect zijn ze geen onderdeel meer van de basisbehandeling. Het is wel een veilig preparaat voor kinderen en zwangeren.

- **Decongestiva**

Hebben via vasoconstrictie een effect op de zwelling van de neusmucosa. Regelmatig gebruik kan leiden tot rinitis medicamentosa: een duidelijke chronische nasale obstructie en nasale irritatie. Daarom wordt aangeraden om decongestiva niet langer dan een week te gebruiken.

- **Topische anticholinergica (ipratropiumbromide)**

Hebben alleen invloed op de rinorree. Ze dienen driemaal daags gebruikt te worden en kunnen ook nuttig zijn bij een gewone verkoudheid.

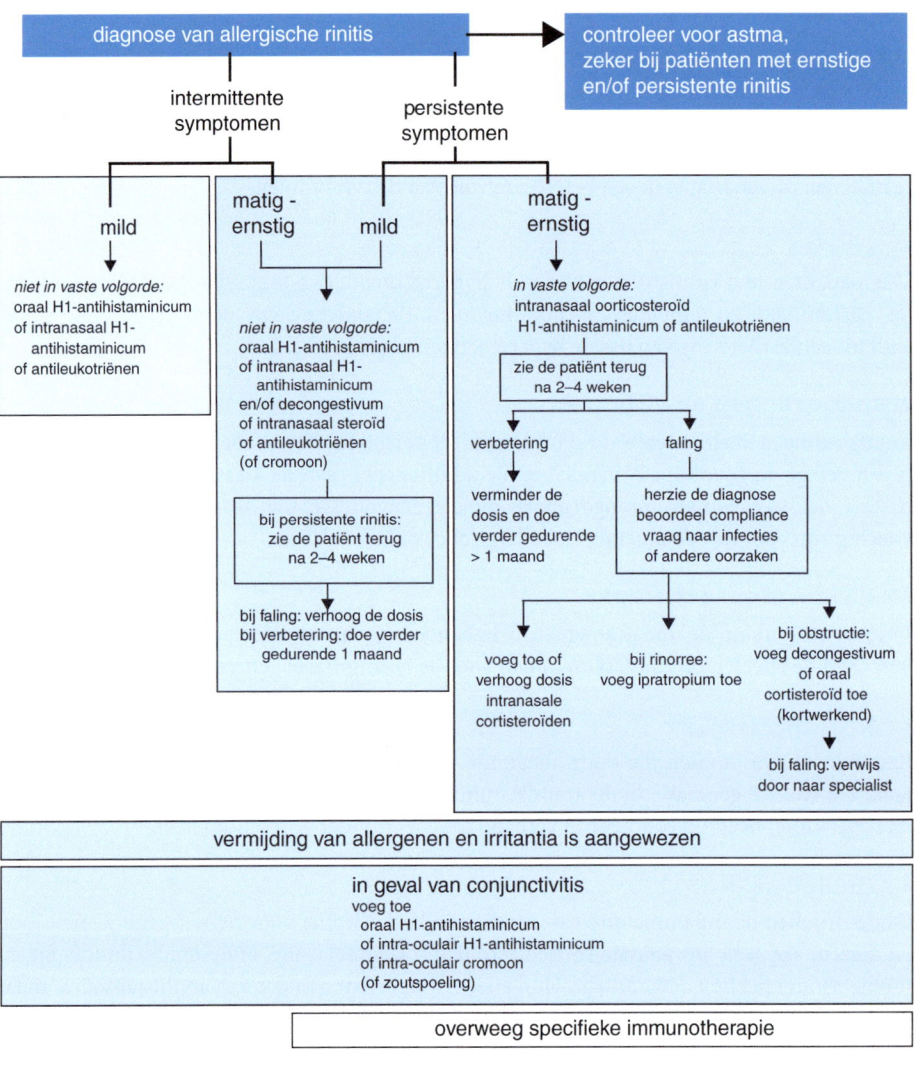

◘ **Figuur 10.2** De medicamenteuze behandeling van allergische rinitis (ARIA 2008)

- **Antileukotriënen (montelukast en zafirlukast)**

Het therapeutisch profiel is vergelijkbaar met antihistaminica, maar ze zijn minder effectief dan intranasale corticoïden. Ze hebben een bijkomend effect op neusobstructie en astma.

- **Immunotherapie**

Bestaat uit het in opklimmende dosis toedienen van allergeenhoudende extracten tot een optimale onderhoudsdosis, om de klachten die veroorzaakt worden door het betreffende allergeen te reduceren. Immunotherapie wordt gestart in een klachtenvrije periode en de behandeling duurt gemiddeld drie tot vijf jaar. De belangrijkste toedieningswegen zijn subcutaan en sublinguaal.

Tabel 10.2 Effect van therapie op rinitissymptomen (aangepast van de British Society for Allergy & Clinical Immunology, tabel 5)

	niezen	rinorree	neusobstructie	nasale jeuk	oogsymptomen
H1-antihistaminica					
oraal	++	++	+	+++	++
intranasaal	++	++	+	++	o
oogdruppels	o	o	o	o	+++
corticosteroïden					
intranasaal	+++	+++	+++	++	++
cromonen					
intranasaal	+	+	+	+	o
oogdruppels	o	o	o	o	++
decongestiva					
intranasaal	o	o	+++	o	o
oraal	o	o	+	o	o
anticholinergica	o	++	o	o	o
antileukotriënen	+	+	++	+	++

Elk van deze geneesmiddelengroepen heeft zijn specifieke indicaties voor de behandeling van rinitis:
- Allergische rinitis. Bij milde intermittente klachten wordt een antihistaminicum, een decongestivum (niet langer dan zeven dagen) of een antileukotriënen voorgeschreven, afhankelijk van het op de voorgrond staande symptoom. Wanneer de klachten echter het dagelijkse leven danig verstoren of persisteren, kan men ook een intranasaal corticosteroïd geven. Bij matig tot ernstig persisterende rinitis schrijft men in ieder geval een topisch corticosteroïd voor, al dan niet gecombineerd met een antihistaminicum of een antileukotriënen. Follow-up is vereist en bij blijvende symptomen kan de dosis van het nasaal corticosteroïd worden opgedreven, kan kortdurend een decongestivum worden toegevoegd of bij overvloedige rinorree een intranasaal anticholinergicum. Falen van deze therapie vereist doorverwijzing naar een specialist. Anatomische afwijkingen dienen te worden gecorrigeerd. Immunotherapie kan in deze groep worden overwogen.
- Niet-allergische rinitis. Deze gaat regelmatig gepaard met een nasale hyperreactiviteit. Doorgaans reageren deze patiënten goed op intranasale corticosteroïden of een combinatie van intranasale corticosteroïden en antihistaminica.
- Rinitis medicamentosa. Hierbij wordt het decongestivum stopgezet en vervangen door intranasale corticosteroïden. Ook de onderliggende oorzaak van neusobstructie, zoals allergieën of anatomische afwijkingen, dient aangepakt te worden.

10.3 Rinosinusitis

> **Casus**
>
> Een 33-jarige man komt naar het spreekuur met de volgende klachten. Vorige week was hij – net zoals de rest van zijn gezin – verkouden. Hij had last van een prikkelhoest, neusverstopping afgewisseld met een loopneus, hoofdpijn en keelpijn bij het slikken. Na enkele dagen ging het al beter. Deze ochtend werd hij echter wakker met een zeurende druk ter hoogte van de linkergelaatshelft, enige pijn aan de bovenste tanden links en hoofdpijn. Hij voelt zich ook 'mottig'. De neus zit rechts helemaal dicht. Links snuit hij overvloedig geelgroen slijm. Bij klinisch onderzoek merkt u de purulente neusloop. Er is ook postnasale drip. U stelt de diagnose van acute rinosinusitis.

Sinusitis houdt inflammatie van de sinuswand in, maar treedt in praktijk zelden op zonder rinitis. Rinosinusitis wordt klinisch gedefinieerd als een inflammatie van de neus en paranasale sinussen, gekenmerkt door twee of meer van de volgende symptomen: neusverstopping/congestie, anterieure/postnasale drip, faciale pijn/druk en verminderde/verdwenen reuk. Rinosinusitis wordt acuut of chronisch genoemd, afhankelijk van het verloop. Acute rinosinusitis duurt minder dan twaalf weken en volgt doorgaans op een virale bovensteluchtweginfectie, terwijl chronische rinosinusitis meer dan twaalf weken duurt en sterk verband houdt met neuspoliepen.

Epidemiologie en oorzaken

Acute virale rinitis

Een acute virale rinitis is de meest voorkomende aandoening bij de mens. Naar schatting zijn volwassenen twee- tot vijfmaal en kinderen zeven- tot tienmaal per jaar verkouden, vooral in de wintermaanden en soms met een epidemisch karakter. Het is een zelflimiterende aandoening die maximaal tien dagen duurt. De oorzaak is een virale infectie, in meer dan de helft van de gevallen door het rinovirus. Symptomen zijn een initiële, snel overgaande keelpijn, neusverstopping, rinorree en hoesten. Enkel een symptomatische behandeling met decongestiva, zoutspoelingen en/of pijnstilling wordt overwogen. Acute virale rinitis kan wel evolueren tot een postvirale inflammatie van de neus en sinussen.

Acute postvirale rinosinusitis

Virale rinosinusitis is een ontstekingsproces van het slijmvlies van de neus en neusbijholten. Een acute postvirale rinosinusitis is gedefinieerd als een acuut ziektebeeld dat over het algemeen ontstaat in aansluiting op een virale luchtweginfectie (verkoudheid) en wordt gekenmerkt door klachten (frontaal, aangezichtspijn en/of kiespijn), malaise, purulente rinorree en neusobstructie. Slechts een klein percentage (< 5 %) van de patiënten zal een acute bacteriële rinosinusitis doormaken.

Beloop verkoudheid en acute postvirale rinosinusitis:
- Van een verkoudheid of virale rinitis spreken we als de symptomen korter dan 10 dagen aanhouden;
- Van een acute postvirale rinosinusitis spreken we wanneer er toename in symptomen is na 5 dagen of de symptomen langer dan 10 dagen aanhouden.
- Een acute bacteriële rinosinusitis is waarschijnlijk indien er minstens drie van de volgende symptomen aanwezig zijn:
    - gekleurd slijm/purulente secretie (vooral met unilateraal predominantie);
    - ernstige lokale pijn (vooral met unilateraal predominantie);
    - koorts > 38 °C;
    - gestegen ESR/CRP;
    - *double sickening*: een verslechtering na een initieel lichtere ziekteperiode.

Chronische rinosinusitis

Chronische rinosinusitis (CRS) wordt gedefinieerd op basis van symptomatologie die langer aanhoudt dan 12 weken: neusverstopping/congestie, anterieure/postnasale drip, faciale pijn/druk en verminderde/verdwenen reuk. Vervolgens wordt het ingedeeld op basis van het neusonderzoek/nasendoscopie als CRS met en zonder neuspoliepen. CRS zonder neuspoliepen komt voor bij 14 % van de bevolking en wordt cytologische vooral gekenmerkt door de aanwezigheid van neutrofielen (bijvoorbeeld bij chronische infectie). CRS met neuspoliepen is te vinden bij 1–4 % van de populatie. Neuspoliepen komen voornamelijk bilateraal voor en zijn meestal eosinofiel.

Diagnose

De diagnose is dus vooral gebaseerd op symptomen, aangevuld met rinoscopie of nasendoscopie.

Symptomen

Rinosinusitis kan met volgende symptomen gepaard gaan: nasale obstructie, rinorree, pijn, reukstoornissen en ondersteluchtwegsymptomen.

Chronische rinosinusitis geeft eerder een drukgevoel/hoofdpijn, postnasale drip en neusobstructie. Wanneer de pijn echter het enige symptoom is, is rinosinusitis onwaarschijnlijk en moeten andere oorzaken worden overwogen.

Patiënten met chronische rinosinusitis en neuspoliepen hebben last van neusobstructie, postnasale drip en hebben meestal geen reuk (anosmie). Neuspoliepen zijn frequent geassocieerd met astma en aspirineovergevoeligheid.

Diagnose van rinosinusitis:
Symptomen (2 van de volgende):
- nasale congestie of obstructie;
- neusloop (anterieur of posterieur);
- aangezichtspijn of -druk;
- reukstoornissen.

> *Anterieure rinoscopie:*
> - poliepen;
> - mucopurulente afscheiding uit de middelste meatus;
> - oedeem/obstructie ter hoogte van de middelste meatus;
> - RX en CT-sinussen = niet aangeraden.
>
> *Acute rinosinusitis:*
> - minder dan 12 weken;
> - volledig verdwijnen van de symptomen.
>
> *Chronische rinosinusitis:*
> - langer dan 12 weken;
> - persisteren van de symptomen.

Reukstoornissen, hyposmie en anosmie kunnen transiënt (door allergische rinitis, virale infectie), en intermittent (door neuspoliepen, infectieuze rinosinusitis) voorkomen.

Aangezien de hoge en lage luchtweg één entiteit vormen, komen verschillende aandoeningen in beide voor. Bij astma met aspirine-intolerantie heeft 36–96 % neuspoliepen met rinosinusitis. COPD-patiënten hebben sneller een hogeluchtweginflammatie en bovendien zijn COPD-exacerbaties frequenter bij personen die vaak een verkoudheid hebben. Neuspoliepen ontwikkelen zich bij meer dan de helft van de patiënten met mucoviscidose.

Onderzoeken

Anamnese

Bij het vermoeden van rinosinusitis wordt zeker geïnformeerd naar alle factoren die kunnen wijzen op allergie en astma. Men vraagt ook specifiek naar aspirine- of NSAID-intolerantie en concomitante aandoeningen, bijvoorbeeld immuundeficiëntie, mucoviscidose of ciliaire dyskinesie.

Klinisch onderzoek

In geval van rinosinusitis ziet men een gezwollen hyperemische mucosa en soms ook secreties, meestal in de middelste of onderste meatus. Grote neuspoliepen kunnen eveneens zichtbaar zijn en kunnen worden onderscheiden van de neusschelpen door hun gevoelloosheid en hun geelgrijze kleur.

Anterieure rinoscopie

Om de diagnose van rinosinusitis te stellen is een grondig neusonderzoek noodzakelijk. Let op het voorkomen van de neusschelpen, de aan- of afwezigheid van purulente secreties en de aan- of afwezigheid van neuspoliepen (hoewel niet alle zichtbaar). De kno-arts zal dit onderzoek met een neusendoscoop uitvoeren en kan zo bijvoorbeeld ook kleine neuspoliepen zien.

Allergietesten

Allergeenspecifieke IgE (huidpriktesten of serum immunoassay wordt bepaald bij vermoeden van allergie).

10.3 · Rinosinusitis

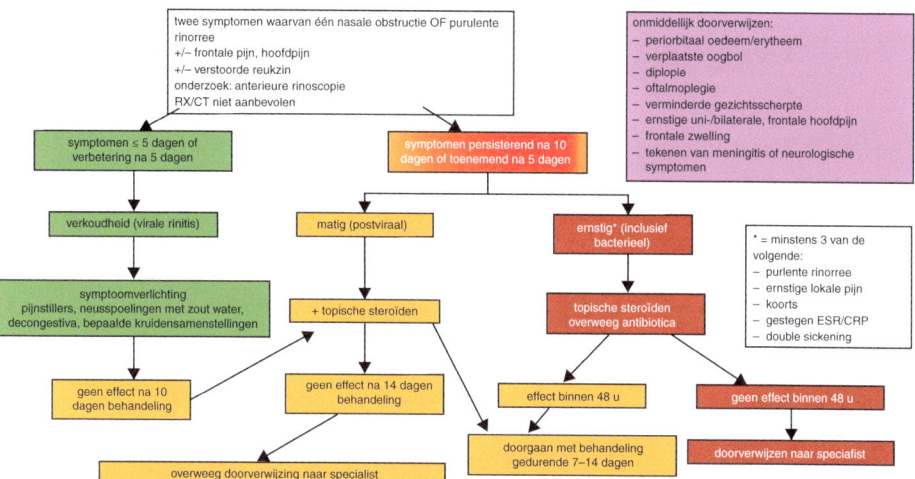

Figuur 10.3 De medicamenteuze behandeling van acute rinosinusitis (European Position Paper on Rhinosinusitus and Nasal Polyps 2012)

- **Reuktesten**

Kunnen geïndiceerd zijn bij langbestaande reukstoornissen.

- **RX-sinussen**

Wordt afgeraden gezien de lage sensiviteit en specificiteit.

- **CT**

Is de gouden standaard qua beeldvorming, maar wordt niet routinematig uitgevoerd bij rinosinusitis. Bij acute rinosinusitis is een CT-scan helemaal niet geïndiceerd, tenzij er complicaties gevreesd worden zoals orbitale cellulitis, abces of meningitis. Het heeft echter wel een onschatbare rol in het preoperatief definiëren van de beenderige anatomie en wordt ook aangeraden bij diagnostische twijfel en bij complicaties, zoals uitbreiding naar het oog en ernstige pijn. Bij chronische rinosinusitis met en zonder neuspoliepen wordt de CT-scan pas gedaan na een optimale medicamenteuze behandeling (en buiten een acute episode), zodat de nood tot chirurgie correct kan worden ingeschat door de kno-arts.

Behandeling

Figuur 10.3 beschrijft de medicamenteuze behandeling van acute rinosinusitis, terwijl fig. 10.4 die van chronische rinosinusitis toont.

- **Neusspoelingen**

Zoutspoelingen van de neus verminderen de symptomen van rinosinusitis en zijn bovendien veilig en goedkoop.

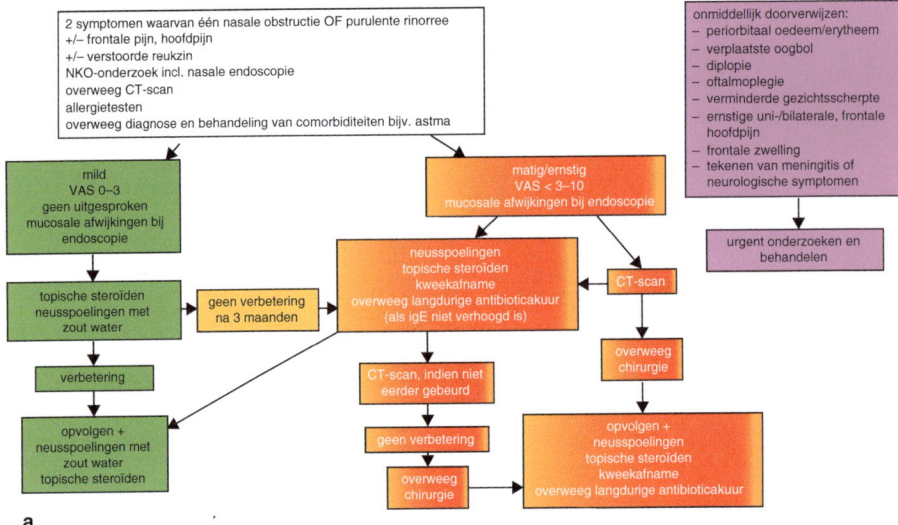

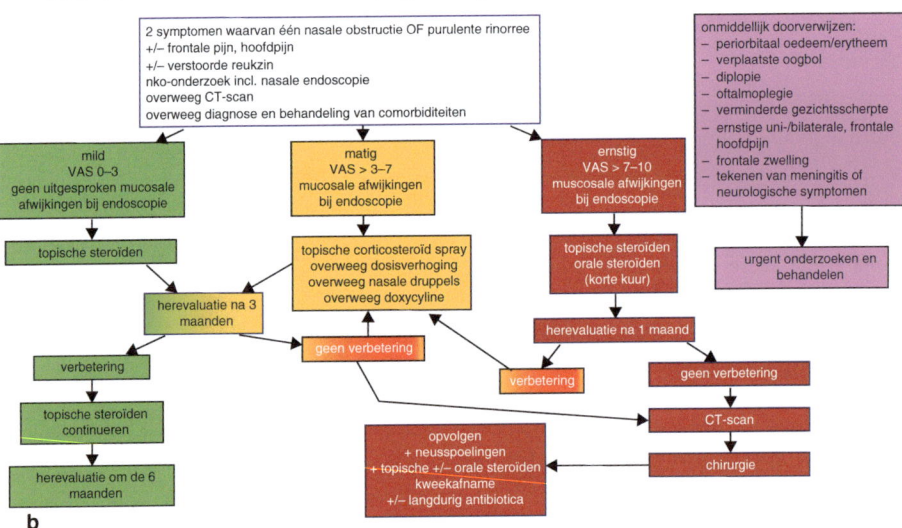

Figuur 10.4 De medicamenteuze behandeling van chronische rinosinusitis (European Position Paper on Rhinosinusitus and Nasal Polyps 2012)

- **Intranasale decongestiva**

Verminderen de symptomen van een verstopte neus en worden voornamelijk gebruikt in de acute fase omdat ze niet langer dan 7 dagen mogen worden gebruikt. Deze preparaten worden ook vaak voorgeschreven in combinatie met een intranasaal corticosteroïd om de neusblokkage op te heffen en zo de steroïde tot werking te laten komen.

- **Corticosteroïden**

Onderdrukken de inflammatoire cascade. Topische intranasale steroïden zijn de hoeksteen van de behandeling bij langdurige of recidiverende klachten van rinosinusitis en bij neuspoliepen. Systemische corticosteroïden hebben geen plaats in de eerstelijnsbehandeling van rinosinusitis.

- **Antibiotica**

Een antibioticakuur is, gezien het grotendeels zelflimiterende karakter van acute rinosinusitis, meestal niet nodig. Bij > 95 % van de patiënten met een acute rinosinusitis betreft het een virale infectie en zijn antibiotica zinloos.

Antibiotica kunnen wel overwogen worden bij een (verhoogd risico op een) afwijkend beloop van de rinosinusitis, vooral bij patiënten met een gestoorde afweer (zoals slecht ingestelde diabetici, chronische corticosteroïdgebruikers, hiv-patiënten met een verlaagd aantal T-cellen, en patiënten die een chemotherapeutische of radiotherapeutische behandeling ondergaan).

Een acute bacteriële rinosinusitis (< 5 % van de patiënten met acute sinusitis) is waarschijnlijk indien er minstens drie van de volgende symptomen aanwezig zijn: gekleurd slijm/purulente secretie (vooral met unilateraal predominantie); ernstige lokale pijn (vooral met unilateraal predominantie); koorts > 38 °C; gestegen ESR/CRP; double sickening: een verslechtering na een initieel lichtere ziekteperiode. Bij deze patiënten kan bij uitgesproken algemene symptomen een korte kuur met antibiotica overwogen worden. Amoxicilline is eerste keuze wegens een goede werking tegen de meest voorkomende bacteriën (*Streptococcus pneumoniae*, *Haemophilus influenzae* en *Moraxella catarrhalis*).

Bij patiënten met ernstige chronische rinosinusitis wordt een langdurige antibiotherapie met macroliden overwogen. Bij patiënten met een matig/ernstige chronische rinosinusitis met neuspoliepen wordt dan weer een langdurige kuur met doxycycline overwogen.

Bij aanwezigheid van de alarmsymptomen (oedeem of roodheid van de oogleden van één oog, visusstoornissen zoals acuut verminderde visus of gestoorde volgbeweging, neurologische symptomen zoals meningeale prikkeling of uitvalsverschijnselen, suf of apathisch gedrag) dient de patiënt onmiddellijk doorverwezen te worden naar een kno-arts.

- **Heelkunde**

Chirurgie moet worden voorbehouden om onderliggende anatomische variaties op te heffen, nadat langdurige (12 weken) en maximale medicamenteuze therapie niet werkzaam blijkt.

- **Doorverwijzing**

Is noodzakelijk bij therapiefalen, periorbitaal oedeem, verplaatsing van het oog, dubbel zicht, oftalmoplegie, verminderde visuele scherpte, ernstige hoofdpijn, frontale zwelling en tekenen van meningitis of focale neurologische symptomen.

Specifieke vormen

- Aspirineovergevoeligheid: ongeveer 5–8 % van de patiënten met neuspoliepen heeft een overgevoeligheid voor aspirine en/of NSAID's. Bovendien hebben deze patiënten ook astma. De diagnose berust op een anamnese van minstens twee aspirine- of NSAID-geïnduceerde reacties of op een positieve aspirineprovocatie. Uiteraard mijden deze patiënten geneesmiddelen met een COX-1-activiteit. Selectieve COX-2-inhibitoren en paracetamol lijken veilig te zijn.

- Churg-Strauss-syndroom en Wegener-granulomatose; deze aandoeningen zijn een combinatie van eosinofilie, eosinofiele vasculitis met granulomen, ernstig astma en neuspoliepen. Klinisch lijken deze ziekten op elkaar, maar het verschil zit in het type antistoffen. Doorverwijzing is vereist.

10.4 Reukstoornissen/anosmie

Er zijn verschillende soorten reukstoornissen, zoals parosmie (veranderde waarneming van geuren), kakosmie (onaangename waarneming van geuren), hyposmie (verminderde reukzin) en anosmie (totaal verlies van reukzin).

Epidemiologie en oorzaken

Er moet een onderscheid worden gemaakt tussen geleidingsstoornissen en perceptiestoornissen. Een geleidingsstoornis ontstaat doordat de lucht de reuksleet niet kan bereiken. De oorzaak is een stoornis in de anatomische structuur, zoals zwelling van het neusslijmvlies (ontsteking, allergie, neuspoliepen), septumdeviatie en tumoren. Patiënten met neuspoliepen hebben meestal anosmie.

Bij een perceptiestoornis is het reukepitheel aangetast of is er een laesie van de fila olfactoria of bulbus olfactorius. Oorzaken zijn virale infecties, neuropsychiatrische aandoeningen (alzheimer, parkinson, multipele sclerose, epilepsie, depressie, meningitis, migraine, schizofrenie), toxische stoffen (cadmium, chloor, doxycycline, nifedipine, roken), congenitale aandoeningen (Kallmansyndroom, Turnersyndroom), traumata en systeemziekten (bijnierinsufficiëntie, nierinsufficiëntie, aids, leverziekten, hypothyroïdie, diabetes, sarcoïdose).

Een bijzondere vorm van perceptiestoornis is de leeftijdsgebonden reukstoornis. Zo heeft de helft van de 65-plussers een vorm van hyposmie/anosmie, boven de leeftijd van 80 lijdt 75 % hieraan.

Anosmie heeft een grote invloed op het dagelijkse leven. Niet alleen hebben de patiënten geen besef meer van dagelijkse geuren, ook signalen van gevaar, zoals brandlucht en gas, ruikt men niet meer.

- Diagnose

De anamnese vormt de basis voor de diagnostiek van reukstoornissen. Daarnaast kan differentiatie tussen geleidings- en perceptiestoornissen plaatsvinden door inspectie van de neus (anterieure rinoscopie en nasendoscopie). Om de aard en de ernst van de reukstoornis te objectiveren, kan gebruik worden gemaakt van reuktesten (bijvoorbeeld UPSIT-test, Sniffin' Sticks). Andere aanvullende onderzoeken, zoals CT- en MRI-scan, verricht men wanneer de anamnese en het onderzoek hiertoe aanleiding geven. Veelal kan een korte kuur met orale corticosteroïden een indicatie geven of het om een geleidings- of perceptiestoornis gaat.

- **Behandeling**

Bij een geleidingsstoornis is de therapie causaal. Bestrijding van infectie of allergie, behandeling van neuspoliepen en chirurgie bij septumdeviatie en tumoren leidt soms tot opheffing van de reukstoornis. Een perceptiestoornis is veel moeilijker tot niet te behandelen. Vaak is er geen verbetering meer mogelijk. Bij een virale anosmie treedt soms na geruime tijd (zes maanden tot een jaar) wel gedeeltelijk herstel op van de reukzin.

Leesadvies

NHG-standaard Rhinosinusitis.

Reconstructieve chirurgie van neus en aangezicht

N. van Heerbeek en K.J.A.O. Ingels

11.1 Inleiding – 156

11.2 Diagnose: huidtumoren in het aangezicht – 156
Basaalcelcarcinoom – 157
Plaveiselcelcarcinoom – 157
Melanoom – 158

11.3 Behandeling – 158
Huidschaaftechniek – 159
Chirurgische excisie – 159
Reconstructie – 159

11.4 Indeling reconstructievormen – 162
Primair sluiten – 162
Granulatie per secundam – 162
Huidtransplantaten – 162
Huidtranspositieflappen – 162

11.5 Littekencorrectie – 166

© Bohn Stafleu van Loghum is een imprint van Springer Media B.V., onderdeel van Springer Nature 2019
A. De Sutter, I. Dhooge en J. W.van Ree (Red.), *Keel-neus-ooraandoeningen*, Praktische huisartsgeneeskunde,
https://doi.org/10.1007/978-90-368-2005-9_11

11.1 Inleiding

> **Casus**
>
> Een 85-jarige cardiaal belaste man heeft sinds vier maanden een 'korstje' op de kraakbenige neusrug 'dat maar niet wil genezen'. Patiënt werd in het verleden door de dermatoloog behandeld voor psoriasis met lokale corticosteroïdcrème. De psoriasis is daarmee redelijk onder controle, maar het huidige plekje reageert niet op de crème. Hij heeft vroeger een boerenbedrijf gehad en altijd buiten gewerkt. De patiënt rookt al zijn leven lang vijftien sigaretten per dag en drinkt geen alcohol. Bij lichamelijk onderzoek ziet u midden op het neusdorsum, ter hoogte van de supratip, een ulcus van 7 mm doorsnede, bedekt met een korstje. De randen zijn enigszins opgeworpen. Overig onderzoek van hoofd en hals levert geen bijzonderheden op.
>
> U verricht onder lokale verdoving een stansbiopt omdat u vermoedt dat het hier gaat om een maligne huidtumor. De uitslag van het histopathologisch onderzoek luidt: goed gedifferentieerd plaveiselcelcarcinoom. Aangezien plaveiselcelcarcinomen de neiging vertonen te metastaseren naar de lymfeklieren in de hals vraagt u een echo van de hals aan. Deze laat geen aanwijzingen zien voor metastasen. U verwijst de patiënt naar de kno-arts die het letsel vervolgens onder lokale anesthesie verwijdert met een marge van 5 mm. De wond wordt tijdelijk open gelaten in afwachting van de definitieve histologische diagnose. Een week later blijkt het preparaat nog niet volledig tumorvrij te zijn bij de craniële rand. Er wordt een naresectie verricht van 5 mm. Wederom een week later blijkt deze naresectie wel radicaal.
>
> Hoewel het resterende defect van ongeveer 17 bij 22 mm het beste gesloten kan worden met een paramediane voorhoofdsflap (of eventueel een neusdorsum-glabellarotatieflap) geeft patiënt zelf de voorkeur aan een 'snellere' zij het esthetisch minder fraaie oplossing. Zijn cardiaal lijden maakt daarbij een ingreep onder narcose minder aantrekkelijk. Er wordt daarom besloten het defect te sluiten met een volledige dikte huidtransplantaat dat supraclaviculair gewonnen wordt. Vier weken later is het defect fraai genezen. Er wordt met patiënt afgesproken dat hij geregeld op controle komt bij een dermatoloog om zijn huid te laten controleren op andere plekjes.

In dit hoofdstuk wordt ingegaan op de meest voorkomende vorm van reconstructieve chirurgie van neus en aangezicht, de diagnostiek en chirurgische behandeling van huidtumoren. Naast het behoud van de functionaliteit van de diverse structuren in het gezicht, speelt daarbij ook het esthetische aspect een belangrijke rol.

11.2 Diagnose: huidtumoren in het aangezicht

In het aangezicht komen zowel goedaardige als kwaadaardige huidtumoren voor. De diagnose wordt meestal gesteld op basis van de anamnese en het uiterlijk aspect van de laesie. Een bioptie met histologisch onderzoek van het letsel kan aangewezen zijn bij twijfel. Het basaalcelcarcinoom (BCC), het plaveiselcelcarcinoom (PCC), en het melanoom vormen samen het merendeel (99 %) van de maligne huidtumoren in het hoofd-halsgebied. In de afgelopen decennia is de prevalentie van maligne huidtumoren schrikbarend toegenomen. Dit is met name het gevolg van langdurige en overmatige blootstelling aan zonlicht in het verleden.

Ook de komende decennia is nog een forse stijging te verwachten. KWF Kankerbestrijding becijfert dat er in 2015 36.800 nieuwe gevallen van huidkanker zullen zijn. In 2000 waren dat er 20.800.

Basaalcelcarcinoom

Het basaalcelcarcinoom (BCC) is de meest voorkomende huidtumor. Van alle maligne huidtumoren is 80 % van het BCC-type. Daarvan is 75 % gelokaliseerd in het hoofd-halsgebied. Een BCC gaat uit van de basale cellen van de epidermis (stratum basale), groeit langzaam met lokale destructie en metastaseert bijna niet, waardoor de prognose over het algemeen goed is. Het BCC kent verschillende verschijningsvormen, maar presenteert zich vaak als een niet-genezend 'plekje' met teleangiëctasieën en/of een parelmoerachtige gloed. Het BCC kent verschillende histologische subtypen. Hoewel het voor pathologen belangrijk is deze subtypen te onderscheiden in verband met het maken van de juiste differentiaaldiagnose, is het gebruik van deze subtypen voor de behandelende artsen vaak eerder verwarrend dan verhelderend. Een veel praktischer onderverdeling is gebaseerd op de groeiwijze van de tumor. Er zijn op basis van de groeiwijze vier subtypen te onderscheiden:

- het nodulaire BCC, ook wel solide of compact genoemd;
- het superficiële BCC;
- het sprieterige BCC;
- het micronodulaire BCC.

Opgemerkt moet worden dat basaalcelcarcinomen ook een combinatie van groeiwijzen kunnen vertonen; de laesie wordt dan benoemd naar de meest ongunstige groeiwijze en ook als zodanig behandeld. Zowel van het sprieterige als van het micronodulaire type is bekend dat het gedrag agressiever is dan van een nodulair of superficieel basaalcelcarcinoom.

Plaveiselcelcarcinoom

Een van de eerste klinische verschijnselen van zich opstapelende UVB-schade in de huid is hyperkeratosis, ook wel actinische keratose genoemd. Actinische keratose is een premaligne aandoening van de huid die kan ontaarden in een PCC. Een PCC gaat uit van de keratinocyten die gelegen zijn in het stratum basale en stratum spinale van de epidermis. In het stadium van carcinoma in situ (Morbus Bowen) is de tumor nog niet door het basaalmembraan heen gegroeid. Het PCC presenteert zich als een hyperkeratotische groei of een geïndureerde papel met centrale korstvorming. Vaak is sprake van verheven randen met centrale ulceratie.

De belangrijkste differentiële diagnose is het keratoacanthoom. Dit is een goedaardige tumor, die histologisch nauwelijks te onderscheiden is van een PCC. Het keratoacanthoom kenmerkt zich door een zeer snelle ontstaanswijze en groei. Typisch voor een keratoacanthoom is dat het spontaan net zo snel kan verdwijnen als het opgekomen is. De keus tussen excisie met als gevolg een defect van het aangezicht en een afwachtend beleid met de kans op spontaan herstel – maar ook het risico dat de afwijking verder groeit en tot een nog groter defect leidt – is daardoor vaak niet eenvoudig. Omdat de kans altijd aanwezig blijft dat het een PCC betreft dat niet spontaan zal verdwijnen, wordt daarom door de meeste artsen vaak toch gekozen voor volledige excisie.

Ruim 80 % van de PCC's is in het hoofd-halsgebied gelokaliseerd, de overige 20 % in de aan zonlicht blootgestelde delen van romp en extremiteiten (met name handrug). PCC komt eveneens vaak voor bij patiënten met immuundeficiënties en patiënten die in verband met een orgaantransplantatie immunosuppressiva gebruiken.

PCC is biologisch agressiever dan BCC, en metastasering (5–10 %) is met name gerelateerd aan histologische dieptegroei. Lymfogene metastasering vindt plaats naar de parotis en diverse halsklierstations. Met name bij een grote PCC is screenende palpatie en echografie van de hals en de regio voor het oor derhalve belangrijk.

Melanoom

Melanomen zijn uiterst kwaadaardige tumoren van de melaninedragende cellen in de basale lagen van de cutis of opperhuid. Zij staan bekend om hun snelle metastaseringspatroon en daarmee gepaard gaande slechte prognose. In het jaar 2000 overleden in Nederland bijna 500 mensen aan een melanoom, en dat aantal stijgt nog steeds gestaag. Klinisch ontstaan melanomen vaak uit pre-existente naevi, maar dat is geen regel. Het is van groot belang een melanoom vroeg te herkennen in verband met de sterk verbeterde prognose bij snelle behandeling. Het klinische vermoeden van een melanoom of melanotisch ontaarde naevus berust op de ABCD-criteria: asymmetrie, onregelmatige begrenzing, verschillende kleuren (color) en diameter > 6 mm. Ook ulceratie, bloeding, jeuk en satelietlaesies zijn kenmerken die kunnen passen bij een melanoom. Diepte-invasie van de tumor (Breslow-index) is de belangrijkste prognostische parameter en bepaalt de marges die bij definitieve excisie in acht dienen te worden genomen.

Omdat melanomen biologisch een hoog metastaseringspotentieel hebben, is het van belang de nabijgelegen lymfeklierstations te screenen door middel van palpatie en echografie met cytologische punctie. Indien de screening van de hals negatief uitvalt, kan de sensitiviteit van de screening worden verhoogd door middel van de schildwachtersklierprocedure. Hierbij wordt met een radioactieve tracer en/of een blauwe kleurstof de eerste drainerende klier opgezocht en histologisch gecontroleerd op micrometastasen.

11.3 Behandeling

De behandeling van benigne huidtumoren omvat de huidschaaftechniek, chirurgische excisie, cryotherapie, curettage met of zonder elektrocoagulatie of laserbehandeling en is afhankelijk van de aard en locatie van de tumor. In het geval van tumoren van het aangezicht zal altijd gestreefd moeten worden naar een cosmetisch optimaal eindresultaat. De huidschaaftechniek is daarvoor zeer geschikt. Soms kan echter chirurgische excisie toch de behandeling van eerste keus zijn.

Hoewel ook met name kleine maligne huidtumoren behandeld kunnen worden met cryotherapie, curettage met of zonder elektrocoagulatie, fotodynamische therapie of lokale chemotherapie (5-fluorouracilapplicatie) en met name heel grote tumoren door radiotherapie, wordt de overgrote meerderheid van BCC's en PCC's behandeld met chirurgische excisie.

In het geval van een melanoom zal chirurgische excisie plaatsvinden nadat uitgebreid stadiëringsonderzoek is gedaan. Op de behandeling van het melanoom wordt hier verder niet ingegaan.

Huidschaaftechniek

Bij de huidschaaftechniek worden door middel van een horizontale snede met een gebogen klassiek scheermesje het exofytische deel van de laesie en een gedeelte van het intradermale deel tot in het stratum papillare weggenomen. Het excisiepreparaat wordt opgestuurd voor pathologisch onderzoek. Voor veel benigne huidtumoren is deze behandeling curatief. Het cosmetisch resultaat van de huidschaaftechniek overtreft dat van een chirurgische excisie.

Chirurgische excisie

Chirurgische excisie vindt meestal plaats onder lokale verdoving. Bij voorkeur wordt hiervoor een lokaal anestheticum met adrenaline gebruikt dat gebufferd is met natriumwaterstofcarbonaat om pijn bij inspuiten te beperken. De incisie verloopt loodrecht op de huid tot in de subcutis. Vervolgens wordt de tumor verwijderd met meeneming van een beperkt deel van de subcutis. In het gebied van de neus en het oor worden huidtumoren geëxcideerd tot op het perichondrium of periosteum.

Het type tumor, de groeiwijze en de grootte bepalen de minimale excisiemarge. Benigne tumoren worden verwijderd met een minimale marge van gezonde huid (± 1 mm). Volgens de richtlijnen van de Nederlandse Vereniging voor Dermatologie en Venereologie wordt bij kleine (< 2 cm) nodulaire of superficiële BCC's een marge van 3 mm aangeraden, terwijl bij sprieterige of micronodulaire BCC's een marge van ten minste 5 mm wordt geadviseerd. Kleine PCC's (< 1 cm) worden verwijderd met een marge van 5 mm, terwijl bij grotere PCC's vaak een ruimere marge wordt aangehouden (10 mm). Hierover bestaat overigens geen consensus.

Het ontstane defect kan per secundam genezen, primair gesloten worden of met een huidtransplantaat. Overige reconstructies kunnen pas plaatsvinden indien zekerheid bestaat over de radicaliteit van het excisiepreparaat. Indien reconstructie namelijk direct wordt verricht, bestaat het risico op uitgebreide tumorspil. Meestal worden huiddefecten daarom een week opengelaten waarna reconstructie dan wel aanvullende excisie plaatsvindt.

Een bijzondere vorm van chirurgische excisie is de Mohs' micrografische chirurgie. Dit is een techniek waarbij het preparaat direct na excisie gemarkeerd wordt. Vervolgens worden alle sneevlakken microscopisch gecontroleerd. Indien er in de snijranden nog tumorcellen aanwezig blijken, kan op basis van de markering een aanvullende excisie van de corresponderende wondrand verricht worden. Dit voorkomt het onnodig verwijderen van gezond weefsel. De techniek is weefselsparend en omdat direct duidelijk is of de afwijking radicaal verwijderd is, kunnen defecten direct gesloten worden en is een heroperatie niet nodig. Deze techniek vereist veel ervaring met het microscopisch onderzoeken van huidtumoren en wordt daarom maar in een beperkt aantal centra toegepast. Mohs' chirurgie is vooral geïndiceerd voor grote tumoren, recidief tumoren of tumoren in de zogenoemde H-zone (fig. 11.1). Tumoren in de H-zone vertonen namelijk frequent een agressief groeipatroon.

Reconstructie

Een defect in het aangezicht kan op verschillende wijzen gesloten worden, variërend van technisch eenvoudige technieken (primair sluiten, genezing per secundam, vrij huidtransplantaat) tot meer ingewikkelde of zelfs zeer complexe technieken (lokale huidtranspositieflappen, gesteelde flappen of gevasculariseerde vrije lappen). Wanneer huid uit de onmiddellijke

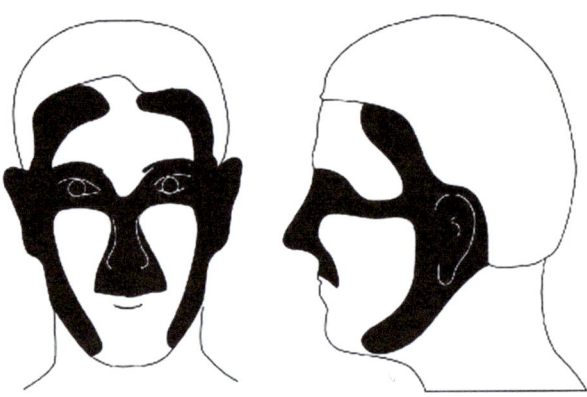

Figuur 11.1 H-zone; tumoren in de grijs gearceerde H-zone, vertonen frequent een agressief groeipatroon

omgeving wordt verplaatst naar het defect en uit de periferie van de (suc)cutis zijn bloedvoorziening krijgt, dan spreken we van een lokale huidtranspositieflap. Wanneer gebruik wordt gemaakt van locoregionale huid waarbij de specifieke voedende bloedvaten als een steel intact worden gelaten, dan is sprake van een gesteelde flap. Een gevasculariseerde lap bestaat uit huid met fascie en/of spier met zijn eigen bloedvoorziening die elders uitgenomen wordt (bijvoorbeeld de onderarm) en ter plaatse van het defect ingehecht wordt waarbij de voedende bloedvaten aangesloten worden op lokale bloedvaten.

De keuze voor een bepaalde reconstructievorm wordt door een aantal factoren bepaald. Allereerst zijn de locatie en het formaat van het defect bepalend voor de keuze. Algemene condities van de patiënt, zoals het kunnen ondergaan van meerdere operaties die vaak nodig zijn bij uitgebreide huidtransposities, zijn eveneens van belang. Daarnaast spelen het concept van de 'aesthetische units' (AU) en 'aesthetische subunits' (AS), alsmede het principe van de *relaxed skin tension lines* (RSTL), een belangrijke rol bij deze keuze.

Aesthetische units en relaxed skin tension lines

Het verdelen van het aangezicht in aesthetische units (AU) en aesthetische subunits (AS) is niet gebaseerd op topografische anatomie of onderliggende structuren. Het gaat uit van de visuele markeringspunten die het menselijke brein nodig heeft om gezichten te identificeren. Bij een eerste oogopslag worden alleen de AU's vluchtig waargenomen en samengesteld tot een herkenbaar geheel. Pas bij nadere bestudering komen we tot een grondiger analyse van de AU's op zichzelf en gaan details als kleur, kwaliteit van de huid en beharing opvallen. Het aangezicht wordt onderverdeeld in een aantal AU's: voorhoofd, wang, neus, mond en lippen, kin, bovenste en onderste oogleden en oorschelpen. Sommige AU's worden weer verder onderverdeeld in AS's (fig. 11.2).

Wanneer we deze vorm van visualisatie vertalen naar reconstructieve aangezichtschirurgie, dan is het belangrijk om incisies zo veel mogelijk te plannen op de grenzen van de AU en AS. Daarnaast geldt dat wanneer een defect meer dan 50 % van de AU of AS bedraagt, beter de gehele unit kan worden hersteld. Zo niet, dan zullen littekens door de AU of AS lopen en lopen ze het risico meer op te vallen.

Relaxed skin tension lines (RSTL) zijn de buigplooien van de huid (fig. 11.3). RSTL zijn het gevolg van het samentrekken van de onderliggende mimische musculatuur en verlopen loodrecht op de lengterichting (= richting van contractie) van de spieren. Enige uitzondering op deze regel vormen de RSTL rond de ogen, die parallel lopen aan de musculus orbicularis oculi. Loodrecht op de RSTL staan de *lines of maximum extensibility* (LME). Deze geven de

11.3 · Behandeling

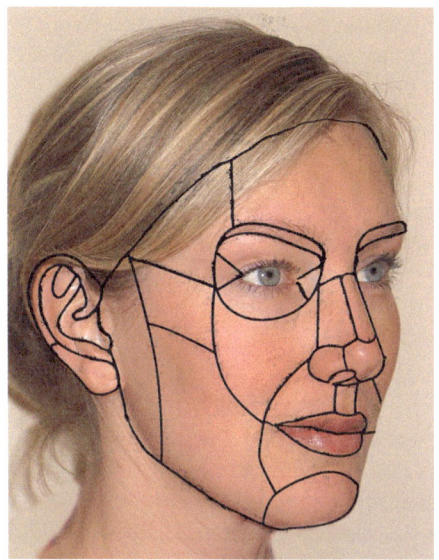

Figuur 11.2 Aesthetische units en subunits van het aangezicht

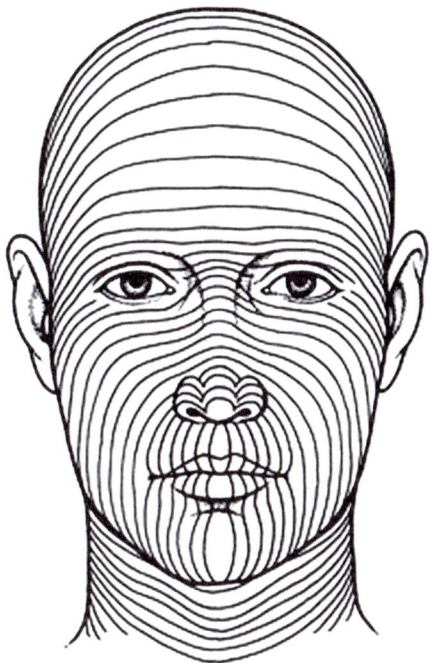

Figuur 11.3 Relaxed skin tension lines

richting aan waarlangs de minste spanning op de huid staat en de huid het makkelijkst op te rekken is. Voor de aangezichtschirurgie betekent dit dat incisies of littekens het best parallel kunnen worden gelegd aan de RSTL en dat huid het beste te 'lenen' is parallel aan de LME.

11.4 Indeling reconstructievormen

Hier worden de meest toegepaste reconstructievormen besproken. De gevasculariseerde vrije lappen worden verder buiten beschouwing gelaten.

Primair sluiten

Indien het defect niet te groot is en/of gunstig gelegen, kan het vaak primair gesloten worden met een cosmetisch zeer acceptabel resultaat. Een bijzondere vorm van primair sluiten is in feite de wigexcisie van de oorschelp. Kleine tumoren op de rand van de oorschelp kunnen met een door-en-door wigvormige excisie goed verwijderd worden. Meestal kan met behoud van de ronde vorm van het oor het defect primair gesloten worden.

Granulatie per secundam

Als een wond wordt opengelaten, dan heeft deze de neiging tot dichtgranuleren met een breed litteken en een geëxcaveerd (concaaf) oppervlak. Deze vorm van genezing is dus esthetisch alleen acceptabel in natuurlijke concaviteiten zoals het cavum conchae van de oorschelp, de mediale ooghoek en temporaalstreek. Een concaaf litteken aldaar valt minder op, en verdwijnt in de natuurlijke schaduwlijnen van het aangezicht.

Huidtransplantaten

Vrijwel ieder defect kan gesloten worden met een partiële dikte huidtransplantaat (*split thickness skin graft*, STSG) of een volledige dikte huidtransplantaat (*full thickness skin graft*, FTSG). Een STSG is een deel van de epidermis dat met behulp van een dermatoom van bovenbeen, buik of billen wordt geschaafd. Een FTSG bestaat uit epidermis met dermis. Donorplaatsen voor FTSG zijn supraclaviculaire huid, retro- of preauriculaire huid of huid van ooglid of nasolabiaalplooi. STSG heeft een grotere kans van ingroeien dan FTSG, maar FTSG's matchen beter met de omliggende huid. STSG en FTSG worden ingehecht en gedurende 5–7 dagen gefixeerd.

Wanneer huid met kraakbeen wordt getransplanteerd, dan spreken we van een *composite graft*. Deze vorm van reconstructie kent vooral toepassing bij defecten van de neusvleugel, waarbij kraakbeen en huid van de oorschelp als één geheel in het defect worden getransplanteerd.

Huidtranspositieflappen

In de aangezichtschirurgie worden veel verschillende transpositieflappen gebruikt. Hoewel bepaalde transpositieflappen vaak zeer geschikt zijn voor specifieke defecten (bijvoorbeeld bilobaire flappen voor reconstructie van neuspuntdefecten) zijn de meeste defecten

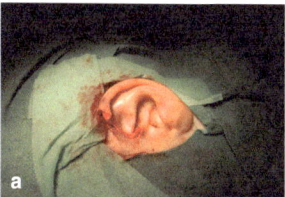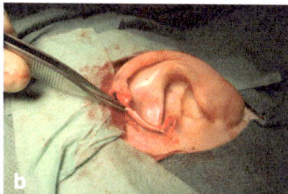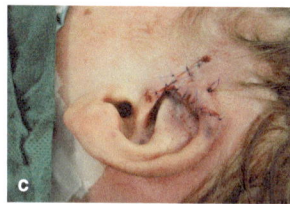

◘ **Figuur 11.4** Defect na het verwijderen van een benigne tumor van de helix van het linkeroor; het kraakbenige defect wordt gereconstrueerd met behulp van conchakraakbeen uit hetzelfde oor, waarna de huid voor het oor middels een schuifplastiek over dit kraakbeen gedrapeerd wordt

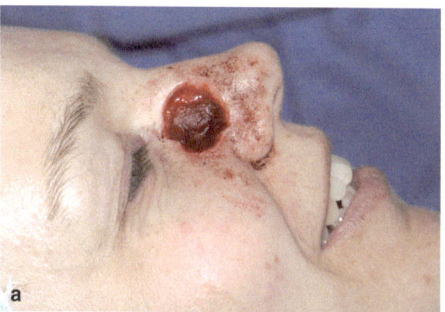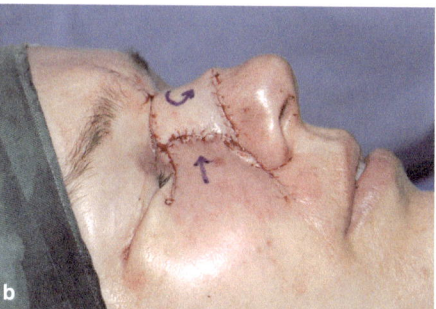

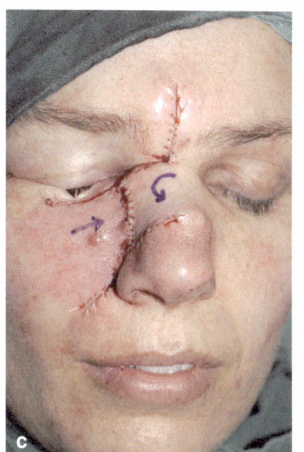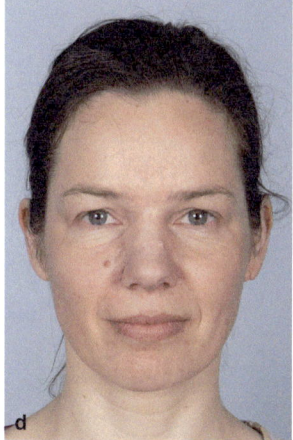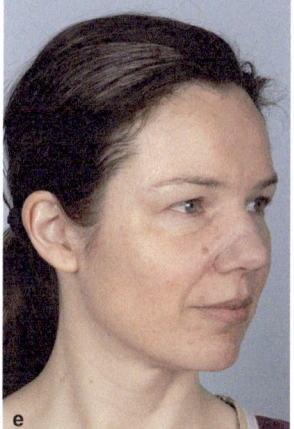

◘ **Figuur 11.5** Een defect op de overgang neus en maxillaire huid bestrijkt twee esthetische units; deze worden het beste apart gereconstrueerd om het litteken op de grens van beide AU's te leggen; het defect op de neus wordt gesloten met een rotatieflap (neusdorsum-glabellaflap), het defect in de huid van de wang wordt met een schuifplastiek gereconstrueerd

met verschillende transpositieflappen te sluiten met een gelijkwaardig cosmetisch resultaat. De keuze is dan ook vaak gebaseerd op weefselfactoren, principes van AU en RSTL alsmede op de voorkeur en ervaring van de chirurg. De meest gebruikte huidtranspositieflappen zijn de schuiflap, de rotatieflap, de rhomboïdflap, de subcutaan gesteelde flap, de bilobaire flap, de paramediane voorhoofdsflap en de melolabiale lap (◘fig. 11.4, 11.5, 11.6, 11.7, 11.8 en 11.9).

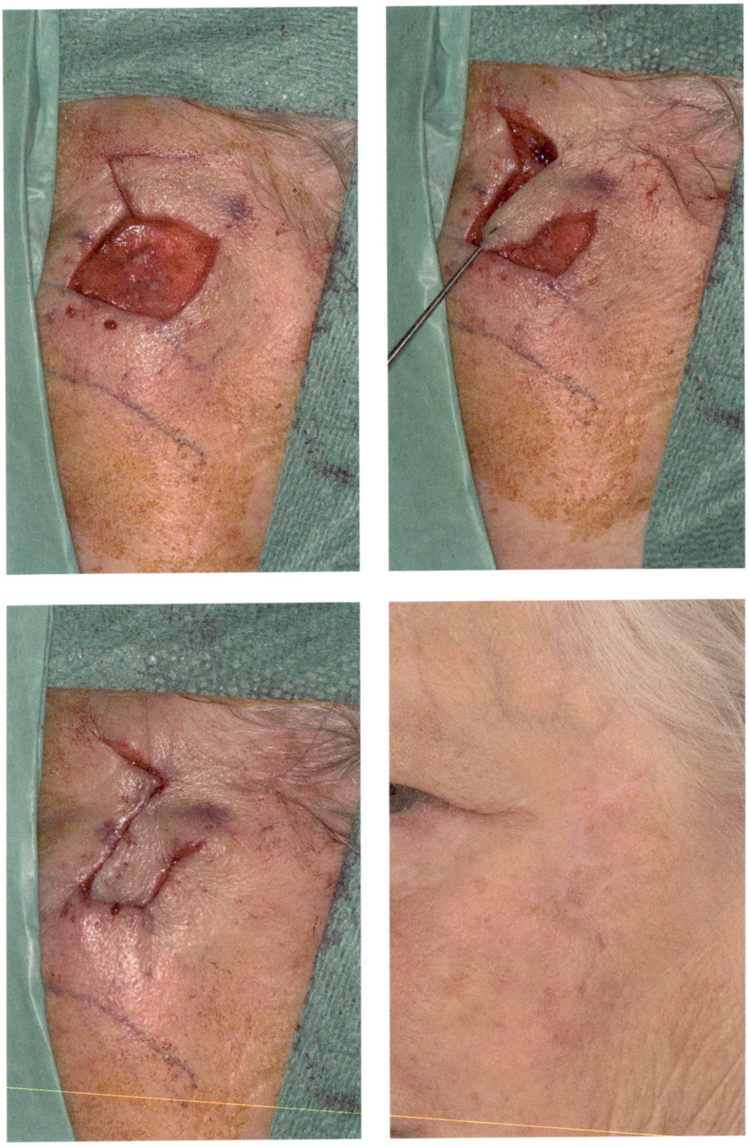

Figuur 11.6 Een rhomboïdflap is zeer geschikt voor het sluiten van defecten ter plaatse van de slaap; hier wordt een defect op het linker os zygomaticum gesloten met een temporale rhomboïdflap. Het defect wordt eerst ruitvormig gemaakt. Vervolgens zijn aan beide zijden van de ruit twee rhomboïdflappen denkbeeldig. Afhankelijk van de aangrenzende structuren (tractie op onderooglid en mondhoek vermijden) en rekening houdend met de RSTL en LME wordt een flap gekozen

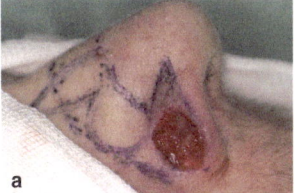 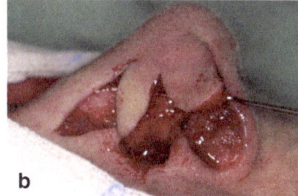 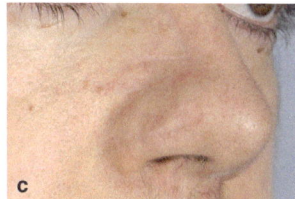

a   b   c

◘ **Figuur 11.7** Een bilobaire flap is zeer geschikt om te gebruiken voor reconstructies lateraal op de neus; de convexiteit van de flap komt aldus goed overeen met de kromming van het onderliggende crus laterale van het alaire kraakbeen

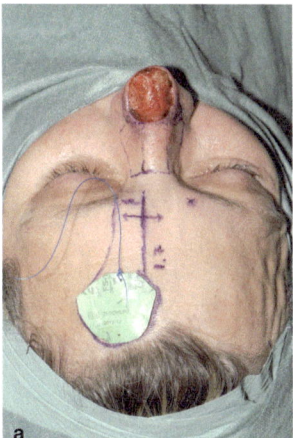 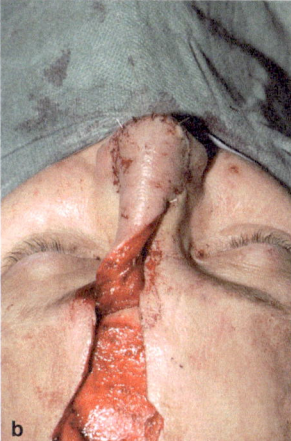 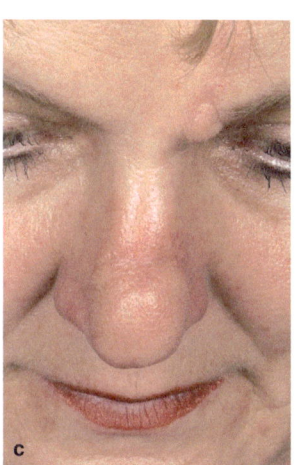

a   b   c

◘ **Figuur 11.8** Een patiënt met **a** een groot defect van de anterieure en laterale neusrug na excisie van een basaalcelcarcinoom; **b** reconstructie middels een paramediane voorhoofdsflap. In een later stadium werd de voedende steel doorgenomen en de huidflap uitgedund; **c** het uiteindelijke resultaat (niet dezelfde patiënt)

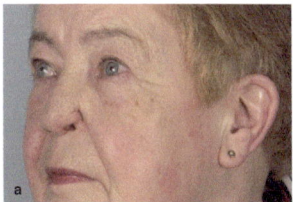 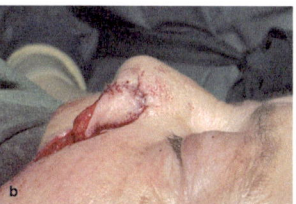 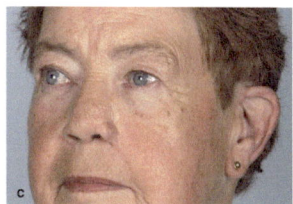

a   b   c

◘ **Figuur 11.9** **a** patiënt met een defect van de linkerneusvleugel; **b** reconstructie in drie lagen door middel van een scharnierflap van autogene huid (niet zichtbaar in figuur), oorschelpkraakbeen (niet zichtbaar in figuur) en een bedekkende gesteelde melolabiale lap; **c** nadat voldoende capillaire ingroei had plaatsgevonden, werd van de lap de steel doorgenomen en de lap verder uitgedund; het donordefect werd verborgen in de melolabiale plooi; de melolabiale lap wordt gevoed door takjes van de arteria facialis in de nasolobiaalplooi

11.5 Littekencorrectie

Elke incisie geneest met een litteken, waarvan de uiteindelijke vorm bepaald wordt door individuele wondgenezing, genetische aanleg, contaminatie, anatomische locatie, chirurgische techniek, rookgedrag en medicatie. Van negroïde rassen is bekend dat zij gemakkelijk keloïd vormen, doch dat dit nooit voorkomt in de mediaanlijn.

Keloïdvorming kan worden tegengegaan met corticosteroïdinjecties. Hypertrofische littekenvorming kan soms met de laser of dermobrasie worden geëffend. Wanneer een litteken is uitgerijpt, kan chirurgische correctie overwogen worden. Met behulp van een Z-plastiek wordt een litteken verlengd – wat bij contractie zinvol is – maar kan een litteken ook meer parallel aan de RSTL geplaatst worden. Lokale excisie van een litteken door een lopende W-plastiek of een geometrische gebrokenlijnexcisie is een andere mogelijkheid. Op deze manier ontstaat een litteken dat er niet meer als een opvallende streep uitziet, maar meer als een onregelmatige lijn. Door het oog worden dergelijke littekens minder snel opgemerkt dan rechte lijnen.

Deel IV Keel en hals

Hoofdstuk 12 Mond en tong – 169
  E.H. van der Meij, A.J.P. Boeke en I. van der Waal

Hoofdstuk 13 Speekselklieren – 185
  I. van der Waal, G.B. Snow, A.J.P. Boeke en K. Bonte

Hoofdstuk 14 Farynx – 201
  B. Kremer, A.G.M. Schilder, J. Matthys en A. De Sutter

Hoofdstuk 15 Larynx – 219
  P.H. Dejonckere en L.J. Hoeve

Hoofdstuk 16 Schildklier en bijschildklieren – 227
  P. Delaere en B. Aertgeerts

Hoofdstuk 17 Hals – 239
  R.P. Takes en P.W. Dielissen

Hoofdstuk 18 Snurken en slaapapneu – 251
  A. Boudewyns en S. Claeys

Hoofdstuk 19 Spraak- en taalstoornissen en logopedie – 267
  K. van Lierde en H. van den Abbeele

Mond en tong

E.H. van der Meij, A.J.P. Boeke en I. van der Waal

12.1 Inleiding – 170

12.2 Aandoeningen van het tandvlees – 170
 Gingivitis en parodontitis – 170
 Zwellingen van het tandvlees – 170

12.3 Afwijkingen van het mondslijmvlies – 172
 Ulceraties – 172
 Witte afwijkingen – 177
 Rode afwijkingen – 178
 Pigmentaties – 179
 Zwellingen – 179

12.4 Tongaandoeningen – 181
 Haartong – 181
 Fissuurtong – 182
 Landkaarttong – 182
 Mediane rhomboïde glossitis – 182
 Glossodynie – 183

© Bohn Stafleu van Loghum is een imprint van Springer Media B.V., onderdeel van Springer Nature 2019
A. De Sutter, I. Dhooge en J. W. van Ree (Red.), *Keel-neus-ooraandoeningen*, Praktische huisartsgeneeskunde,
https://doi.org/10.1007/978-90-368-2005-9_12

12.1 Inleiding

In de mond kunnen zich velerlei aandoeningen voordoen van het gebit en het tandvlees, maar ook van het mondslijmvlies en de tong. De meeste afwijkingen ontstaan primair in de mond; soms is sprake van gecombineerde huid-slijmvliesafwijkingen. Een enkele maal blijkt een mondafwijking het gevolg te zijn van een algemeen lijden of te berusten op een bijwerking van medicijngebruik.

Bij de beknopte bespreking van de diverse aandoeningen van de mond en de tong in dit hoofdstuk zal het accent liggen op de klinische aspecten.

12.2 Aandoeningen van het tandvlees

Gingivitis en parodontitis

Ontsteking van het tandvlees, gingivitis, is meestal chronisch van aard en wordt veroorzaakt door bacteriën in de tandplaque. Slechts zelden berust gingivitis op een onderliggend lijden, zoals leukemie of hiv-infectie. Ontsteking van het tandvlees kan zich uiten in zwelling, roodheid en snel bloeden bij aanraken. De ontsteking kan zich rond één of meer gebitselementen voordoen (◘fig. 12.1). Chronische gingivitis is meestal niet pijnlijk. In langdurig aanwezige tandplaque kunnen verkalkingen optreden, waardoor tandsteen ontstaat. De behandeling van gingivitis bestaat uit het verwijderen van de infectiebron, in casu de tandplaque, en het toepassen van een goede mondhygiëne. Bij aanwezigheid van tandsteen is de hulp van tandarts of mondhygiënist noodzakelijk.

Indien niet adequaat behandeld, zal gingivitis veelal leiden tot geleidelijk verlies van het bot van de tandkassen. Men spreekt dan van parodontitis. Uiteindelijk leidt parodontitis tot verhoogde mobiliteit en, ten slotte, verlies van de gebitselementen (◘fig. 12.2). Evenals bij gingivitis bestaat ook bij parodontitis de behandeling uit eliminatie van tandplaque en eventueel aanwezig tandsteen.

Zwellingen van het tandvlees

Een lokale zwelling van het tandvlees wordt een epulis genoemd. Meestal betreft het een onschuldige afwijking die berust op chronische ontsteking. Tijdens de zwangerschap kan door hormonale veranderingen wel eens een epulis gravidarum tot ontwikkeling komen; deze verdwijnt meestal weer spontaan na de bevalling.

Bij een gegeneraliseerde bindweefseltoename van het tandvlees wordt gesproken van fibromatose (◘fig. 12.3). Fibromatose van het tandvlees kan erfelijk zijn en al op zeer jeugdige leeftijd voorkomen. Ook het gebruik van sommige anti-epileptica en immunosuppressiva kan tot fibromatose leiden. De behandeling bestaat uit eventuele vervanging van de oorzakelijke medicijnen en zo nodig chirurgische correctie van het tandvlees.

12.2 · Aandoeningen van het tandvlees

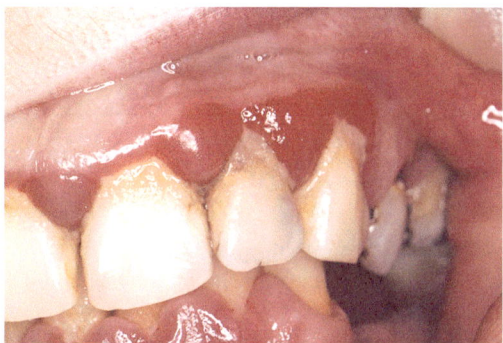

Figuur 12.1 Klinisch aspect van gingivitis

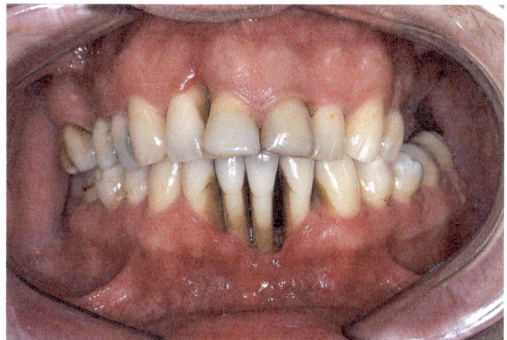

Figuur 12.2 Verlies van bot van de tandkassen bij chronische parodontitis

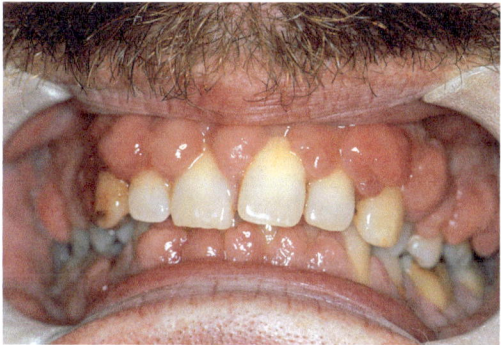

Figuur 12.3 Fibromatose van het tandvlees

12.3 Afwijkingen van het mondslijmvlies

Ulceraties

Aften

Aften zijn pijnlijke recidiverende, solitaire of multipele, meestal slechts enkele millimeters grote (minor-type) ulceraties van het mondslijmvlies. Sommigen gebruiken de term stomatitis aphthosa. Aften komt bij ongeveer 20 % van de bevolking voor, vooral bij jongere niet-rokende mensen. De oorzaak is onbekend. Aften hebben meestal een witgrijs aspect en worden vooral in het beginstadium omgeven door een zone van hyperemisch slijmvlies.

Afteachtige laesies kunnen de eerste uitingen zijn van het zeldzame syndroom van Behçet. Aften genezen meestal binnen een week. Er is helaas geen enkel medicament, aanstip- of spoelmiddel waarvan bewezen is dat het effect heeft op de genezing of het voorkomen van aften. Lidocaïne visceus kan als pijnstillend middel worden voorgeschreven.

Herpessimplex virusinfectie

Op aften gelijkende ulceraties van het mondslijmvlies kunnen berusten op infectie met het herpessimplexvirus, voornamelijk type 1. Besmetting via het speeksel vindt vermoedelijk bij het merendeel van de bevolking al plaats op de kinderleeftijd. Een primaire herpessimplex-infectie kan zeer heftig verlopen met koorts en algemene malaise, maar het beloop kan ook subklinisch zijn. In ernstige gevallen is het gehele mondslijmvlies bezaaid met gele blaasjes die snel stukgaan en pijnlijke ulceraties vormen. De secundaire, recidiverende laesies komen vooral voor op de lippen (herpes labialis). Factoren die een rol spelen bij secundaire, recidiverende infecties zijn onder andere trauma, vermoeidheid en blootstelling aan zonlicht.

De diagnose herpessimplexinfectie wordt meestal gesteld op grond van het klinische beeld. Zo nodig kan gebruik worden gemaakt van virologisch onderzoek. Zo kan in een vroeg stadium van de aandoening uit een nog intact blaasje het herpessimplexvirus worden aangetoond door middel van een PCR-test. De ulceraties genezen meestal binnen één tot twee weken zonder zichtbare littekenvorming. Lokaal geappliceerde antivirale middelen (aciclovir) hebben alleen effect wanneer ze in een vroege fase van de ziekte worden gebruikt. Systemisch toegediende antivirale middelen (aciclovir, valaciclovir) worden over het algemeen alleen voorgeschreven wanneer de afweer verstoord is.

Plaveiselcelcarcinoom

Casus

Een 57-jarige vrouw wendt zich tot haar huisarts met de vraag om naar haar tong te kijken. Zij heeft al enkele maanden geleden een pijnlijke plek op de rechtertongrand opgemerkt. Zelf denkt zij dat het om een 'aft' gaat. De laatste weken heeft zij ook oorpijn aan de rechterzijde en zij vraagt zich af of dat met de plek op tong te maken kan hebben. Gezien de bestaansduur van het geconstateerde ulcus en de lokalisatie op de tongrand – een voorkeursplaats voor mondkanker – wordt de patiënte naar de specialist verwezen voor nader onderzoek en eventuele behandeling. Het blijkt inderdaad om een plaveiselcelcarcinoom te gaan.

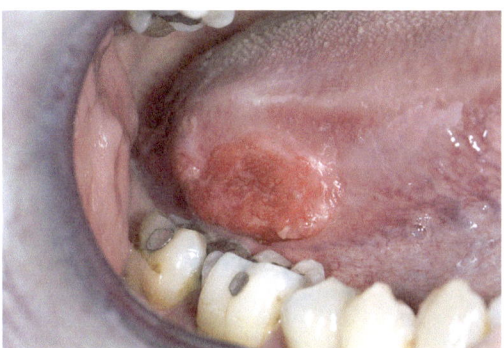

◘ **Figuur 12.4**   Plaveiselcelcarcinoom van de tongrand

Een ulcus van het mondslijmvlies kan berusten op een kwaadaardig proces; meestal gaat het dan om een plaveiselcelcarcinoom. Het plaveiselcelcarcinoom presenteert zich vaak als een pijnlijk en bij palpatie geïndureerd aanvoelend, al of niet scherp begrensd ulcus. Voorkeurslokalisaties zijn de tongranden en de mondbodem (◘fig. 12.4). Veel patiënten melden zich helaas pas in een laat stadium voor behandeling. Het plaveiselcelcarcinoom komt voornamelijk voor bij mensen van middelbare en hoge leeftijd, iets vaker bij mannen dan bij vrouwen. De incidentie bedraagt ongeveer 2 per 100.000 personen. Roken is de belangrijkste oorzaak. Alcohol versterkt het schadelijke effect van tabaksgebruik. Ook een dieet met weinig vers fruit en groenten speelt waarschijnlijk een rol. Bij lipkanker is, naast roken, overmatige blootstelling aan zonlicht een belangrijke factor.

Bij de diagnostiek van een plaveiselcelcarcinoom van het mondslijmvlies wordt gebruikgemaakt van een proefexcisie. Bij ongeveer 30 % van de patiënten is bij het eerste bezoek al sprake van een lymfkliermetastase in de hals en nog eens 25 % ontwikkelt een uitzaaiing binnen twee jaar na diagnosestelling. Indien palpatie van de hals negatief is, wordt meestal beeldvormende diagnostiek van de hals verricht in de vorm van echoscopie, zo nodig aangevuld met een cytologische punctie. Ook wordt soms gebruikgemaakt van (PET)CT- of MRI-onderzoek of een schildwachtersklierprocedure.

Bij de stadiëring wordt gebruikgemaakt van de internationale TNM-classificatie voor lip- en mondholtetumoren (◘tab. 12.1). De stadiumindeling is de clinicus behulpzaam bij het opstellen van het behandelplan. De behandeling wordt meestal uitgevoerd in teamverband. Een dergelijk team bestaat bij voorkeur uit een kno-arts/hoofd-halschirurg, kaakchirurg-oncoloog, reconstructief chirurg, radiotherapeut en tandarts-prothetist, en voorts gespecialiseerde verpleegkundigen, logopedist, diëtist, mondhygiënist en fysiotherapeut. Gezien het betrekkelijk zeldzame voorkomen en het specifieke deskundigheidsniveau dat van het behandelteam wordt verwacht, is centralisatie van de behandeling van deze tumoren een noodzaak.

In het algemeen kan gesteld worden dat kleine tumoren (T1 en T2) alleen met chirurgie goed behandeld kunnen worden, terwijl bij de grotere tumoren (T3 en T4) een combinatie van chirurgie en postoperatieve bestraling wordt toegepast. Indien de primaire tumor chirurgisch en bloc met de halslymfeklieren wordt verwijderd, spreekt men van een 'commandoresectie'. Afhankelijk van de nabijheid of betrokkenheid van de mandibula of maxilla zal bij de resectie van de primaire tumor bot moeten worden meegenomen. Indien het defect dat zou ontstaan na tumorresectie te groot wordt geacht voor een functionele reconstructie of indien

Tabel 12.1 TNM-classificatie van lip- en mondholtecarcinomen (Union for International Cancer Control 2017)

T	primaire tumor
TX	tumor niet te beoordelen
T0	geen aanwijzing voor primaire tumor
Tis	carcinoom in situ
T1	tumor 2 cm of kleiner en minder dan 5 mm dieptegroei
T2	tumor 2 cm of kleiner en meer dan 5 mm maar niet meer dan 10 mm dieptegroei, of tumor groter dan 2 cm maar niet groter dan 4 cm en dieptegroei minder dan 10 mm
T3	tumor groter dan 4 cm of meer dan 10 mm dieptegroei
T4a (lip)	tumor groeit door het corticale bot, nervus alveolaris inferior, mondbodem of huid (kin of neus)
T4a (mondholte)	tumor groeit door het corticale bot van de onderkaak of sinus maxillaris, of groeit door tot in de huid van het gelaat
T4b	tumor groeit in de ruimtes van de kauwspieren, processus pterygoideus, schedelbasis of omgeeft de arteria carotis interna

opmerking: oppervlakkige erosie van het bot/tandalveole door een primaire gingivatumor is niet voldoende om de tumor te classificeren als T4

N	regionale lymfeklieren
NX	lymfeklieren niet te beoordelen
N0	geen aanwijzingen voor lymfkliermetastasen
N1	één homolaterale lymfkliermetastase kleiner dan 3 cm zonder uitbreiding buiten de lymfklier
N2a	één homolaterale lymfkliermetastase groter dan 3 cm maar kleiner dan 6 cm, zonder uitbreiding buiten de lymfklier
N2b	meerdere homolaterale lymfkliermetastasen kleiner dan 6 cm, zonder uitbreiding buiten de lymfklier
N2c	bilaterale of contralaterale lymfkliermetastasen kleiner dan 6 cm, zonder uitbreiding buiten de lymfklier
N3a	lymfkliermetastase groter dan 6 cm, zonder uitbreiding buiten de lymfklier
N3b	lymfkliermetastasen in één of meer lymfklieren met klinische aanwijzing voor uitbreiding buiten de lymfklier

◼ **Tabel 12.1** TNM-classificatie van lip- en mondholtecarcinomen (Union for International Cancer Control 2017) (vervolg)

N	regionale lymfeklieren

opmerkingen:
1. huidingroei of uitbreiding in de weke delen met diepe fixatie/ingroei in onderliggend spierweefsel of aangrenzende structuren, of klinische tekenen van ingroei in zenuwbanen worden beoordeeld als klinische uitbreiding buiten de lymfeklier
2. lymfeklieren in de mediaanlijn worden beschouwd als homolaterale lymfekliermetastasen

M	metastasen op afstand
M0	geen metastasen op afstand
M1	metastasen op afstand

TNM-stadia van lip- en mondholtecarcinoom			
stadium 0	Tis	N0	M0
stadium I	T1	N0	M0
stadium II	T2	N0	M0
stadium III	T3	N0	M0
	T1, T2, T3	N1	M0
stadium IVA	T4a	N0, N1	M0
	T1, T2, T3, T4a	N2	M0
stadium IVB	elke T	N3	M0
	T4b	elke N	M0
stadium IVC	elke T	elke N	M1

radicale verwijdering onmogelijk is, wordt gebruikgemaakt van een combinatiebehandeling van radiotherapie en gelijktijdig toegediende chemotherapie (chemoradiatie), waarmee veelal locoregionale tumorcontrole kan worden verkregen. Defecten die ontstaan na verwijdering van het palatum durum kunnen goed met een aangepaste prothese worden opgevuld, terwijl voor defecten in het caudale deel van de mondholte die in continuïteit staan met de hals meestal een gelijktijdige reconstructie nodig is. Tegenwoordig wordt vaak gebruikgemaakt van microchirurgisch gerevasculariseerde weefseltransplantaten van bijvoorbeeld de onderarm of de fibula. Postoperatieve complicaties komen na deze grote operaties betrekkelijk vaak voor, mede gezien de aanwezige comorbiditeit in deze patiëntengroep.

Naast overleving moet de wijze waarop wordt overleefd (kwaliteit van leven; spreken, slikken en cosmetiek) in de behandelplanning worden opgenomen. De kans op succesvolle behandeling wordt voornamelijk bepaald door de grootte en de lokalisatie van de tumor, en het al of niet aanwezig zijn van lymfekliermetastasen in de hals. Gemiddeld bedraagt de vijfjaarsoverleving bij de grotere tumoren ongeveer 50 %. Lipcarcinomen en de kleinere tumoren hebben een duidelijk betere prognose. In veel gevallen kan een goed functioneel (spreken en slikken) en cosmetisch resultaat worden behaald.

Het mondholtecarcinoom neemt in de oncologie een aparte plaats in door zijn lokalisatie in een gebied dat voor iedereen zichtbaar is. Het is dan ook in principe mogelijk deze tumoren vroeger te diagnosticeren dan tumoren die meer inwendig gelokaliseerd zijn, zoals long- of maagcarcinoom. De huisarts heeft hierbij een belangrijke taak. Een zweer in de mond die niet binnen twee à drie weken is genezen, verdient nader aandacht in verband met eventuele maligniteit.

Na behandeling van een plaveiselcelcarcinoom doet zich een enkele maal een lokaal recidief of een tweede primaire tumor voor. Een dergelijke tweede primaire tumor kan in de mondholte voorkomen, maar ook in de slokdarm, de bovenste luchtweg en de longen. Ook omgekeerd kan zich een hoofd-halscarcinoom voordoen na een behandeld longcarcinoom. De incidentie van een tweede primaire tumor is circa 2–3 % per jaar. Blijven roken na een eerdere tumor is schadelijk gebleken.

Traumatisch ulcus

Een ulcus van het mondslijmvlies kan berusten op een mechanische, traumatische beschadiging, bijvoorbeeld door een scherpe rand van een carieus gebitselement of een te lange rand van een gebitsprothese. Soms is er automutilatie in het spel. Wanneer de oorzakelijke factor is geëlimineerd, mag binnen een week volledige genezing worden verwacht.

Blaarvormende mucocutane aandoeningen

Erythema exsudativum multiforme (EEM) is een huidafwijking die vaak samengaat met en soms voorafgegaan wordt door oppervlakkige ulceraties van het mondslijmvlies. De oorzaak is onbekend. In sommige gevallen blijkt sprake te zijn geweest van recent gebruik van medicijnen, vooral van sulfonamiden, penicillinen of anti-epileptica. Er is meestal sprake van koorts en algehele malaise. Voor de symptomatische behandeling van de mondlaesies worden meestal lokale corticosteroïden gebruikt. De aandoening kan recidiveren.

Pemphigus vulgaris en slijmvliespemfigoïd zijn huid-slijmvliesafwijkingen, waarbij vaak blaarvormige veranderingen van de lippen en het mondslijmvlies optreden. Meestal betreft het patiënten van middelbare of hogere leeftijd. De etiologie is onbekend. De in de mond ontstane blaasjes gaan snel stuk en veranderen in kleine, soms met elkaar vervloeiende ulcera. Klinisch kan geen duidelijk onderscheid worden gemaakt tussen pemphigus vulgaris en slijmvliespemfigoïd. Op grond van een proefexcisie van het perilaesionale slijmvlies – een proefexcisie uit het ulcererende deel is niet zinvol door het ontbreken van epitheel – kan de diagnose meestal met zekerheid worden gesteld. Immunofluorescentieonderzoek is een belangrijke aanvulling op het histologisch onderzoek. Het weefsel dient daartoe ongefixeerd aan de patholoog te worden aangeboden. Bij de behandeling van pemphigus vulgaris en pemfigoïd worden meestal systemisch toegediende corticosteroïden gebruikt.

Overige ulceraties

Bij ziektes zoals colitis ulcerosa en leukemie en ook bij het gebruik van geneesmiddelen die een remmende invloed hebben op het beenmerg, kunnen solitaire of multipele ulcera van het mondslijmvlies of het tandvlees voorkomen. Een ulcus, veroorzaakt door een specifiek micro-organisme, zoals dat bij tuberculose en syfilis het geval is, komt in de mond zelden voor. Bij bestraling in of rond de mond kunnen multipele, oppervlakkige ulceratieve veranderingen van het slijmvlies optreden. Meestal wordt hier gesproken over mucositis, in casu bestralingsmucositis.

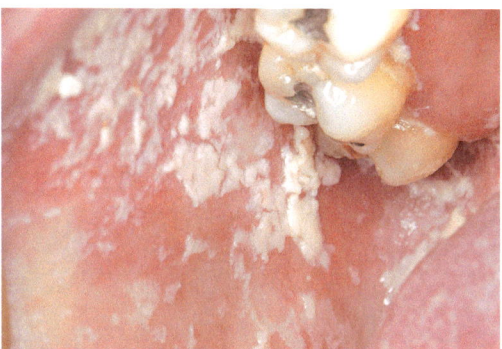

Figuur 12.5 Pseudomembraneuze candidose

Witte afwijkingen

Candidose

Bij ongeveer 40 % van de bevolking kan *C.albicans* in de mondflora worden aangetoond. Er wordt pas van candidose gesproken wanneer er een klinisch zichtbare afwijking van het slijmvlies is. Candidose kan zich manifesteren in een pseudomembraneuze en een erythemateuze vorm. Door diverse lokale en algemene factoren kan de groei van de *C.albicans* worden bevorderd en kunnen de schimmeldraden in de bovenste lagen van het epitheel doordringen. Lokale predisponerende factoren zijn chronische irritatie, slechte mondhygiëne, lokaal gebruik of inhalatie van corticosteroïden, droge mond en bestraling van het mondholtegebied. Roken lijkt eveneens als een lokale predisponerende factor voor candidose te moeten worden beschouwd. Algemene predisponerende factoren zijn afweerstoornissen, endocriene stoornissen, ondervoeding, malabsorptie, bloedafwijkingen, ernstig algemeen lijden en gebruik van geneesmiddelen als corticosteroïden en cytostatica.

Bij de pseudomembraneuze vorm – ook wel spruw genoemd – worden witte, gemakkelijk afschraapbare plaques gezien met een melkachtig aspect (fig. 12.5). Deze komen bijna altijd dubbelzijdig voor op vooral het wangslijmvlies, de tongranden, het gehemelte en de orofarynx. Meestal zijn er klachten over een branderig gevoel van het slijmvlies. De diagnose wordt meestal gesteld op grond van het klinische beeld. Zo nodig kan de aanwezigheid van *C.albicans* worden aangetoond door middel van een schimmelkweek. *C.albicans* kan tevens worden aangetoond met behulp van cytologisch onderzoek van schraapsel van het oppervlak van de laesie, eventueel na toevoeging van KOH 1 %. De behandeling bestaat, naast uit eliminatie van eventueel aanwezige predisponerende factoren, uit mondspoelingen en/of lokale applicatie van antischimmelpreparaten. Slechts zelden is systemische behandeling geïndiceerd.

Leukoplakie

De term leukoplakie wordt gebruikt voor een witte afwijking van het mondslijmvlies die niet kan worden herkend als een andere witte definieerbare afwijking, zoals lichen planus. Van alle leukoplakieën in de mond gaat ongeveer 1–2 % per jaar over in een plaveiselcelcarcinoom. Aangezien dit een sterk verhoogde kans is ten opzichte van normaal slijmvlies, wordt

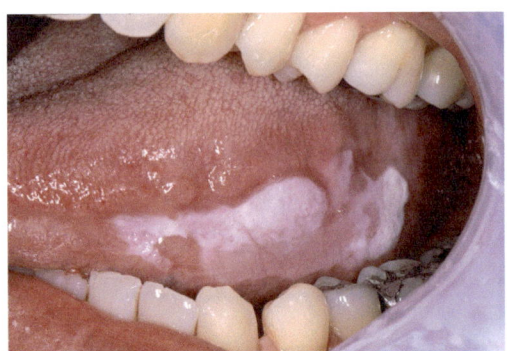

Figuur 12.6 Leukoplakie van de tong

hier gesproken van een premaligne afwijking. Leukoplakie lijkt meestal door roken te zijn veroorzaakt. Veelal gaat het om een solitaire laesie (fig. 12.6). Soms is sprake van multifocaal voorkomen.

Na eliminatie van de vermoede oorzaak, zoals roken, of na het wegnemen van mechanische irritatie, blijken sommige leukoplakieën binnen enkele weken tot maanden geheel te verdwijnen. Bij persisterende leukoplakieën dient een proefexcisie te worden verricht, aangezien klinisch niet betrouwbaar kan worden ingeschat wat zich op histologisch niveau afspeelt. Het hangt vooral af van het histologische beeld of met controle kan worden volstaan of dat tot behandeling moet worden overgegaan om maligne ontaarding te voorkomen.

Lichen planus

Lichen planus is een onbegrepen ontstekingsachtige afwijking van de huid en/of slijmvliezen, onder andere gekenmerkt door het optreden van huidpapels en/of witte, streepvormige, reticulaire verhevenheden op de slijmvliezen. De afwijking komt bij minder dan 1 % van de bevolking in de mond voor, meestal op middelbare leeftijd. Voorkeurslokalisaties in de mond zijn het wangslijmvlies, de tong en het tandvlees. Vrijwel altijd gaat het om multipele, dubbelzijdige laesies, meestal in een min of meer symmetrisch patroon. Behalve de vorm die wordt gekenmerkt door fijne, licht verheven lijntjes ('striae van Wickham') – de reticulaire vorm – kan ook sprake zijn van een erosieve vorm. Het is vooral de erosieve vorm die met klachten gepaard gaat. In de meeste gevallen kan de diagnose lichen planus op grond van het klinische beeld worden gesteld en kan een proefexcisie achterwege blijven. De mondlaesies zijn over het algemeen chronisch van aard en kunnen vele jaren of soms zelfs levenslang in een recidiverend patroon aanwezig blijven. Patiënten met klachten blijken soms baat te hebben bij lokale applicatie van corticosteroïden. Bij afwezigheid van klachten is geen behandeling vereist.

Rode afwijkingen

Bij rode veranderingen van het mondslijmvlies moet allereerst worden gedacht aan ontsteking. Er zijn diverse afwijkingen van het mondslijmvlies waarbij roodheid overheerst. Dit geldt bijvoorbeeld voor de erosieve vorm van lichen planus. Candidose is reeds besproken bij de witte slijmvliesafwijkingen voor wat betreft de pseudomembraneuze vorm. De erythemateuze vorm komt vooral voor op de tongrug en op het gehemelte. Het slijmvlies heeft daarbij een glad, rood aspect en is meestal pijnlijk en branderig.

Bestaat er roodheid van het gehemelteslijmvlies onder een gebitsprothese, dan spreekt men van stomatitis prothetica. Wanneer grote delen van het mondslijmvlies pijnlijk en rood ontstoken zijn, wordt gesproken van stomatitis of mucositis. Aan een dergelijk ontstekingsbeeld kunnen vele lokale en systemische oorzaken en ook bestraling in het hoofd-halsgebied ten grondslag liggen. Wanneer er geen oorzakelijke factor aantoonbaar is, moet bij een rode verandering ('erythroplakie') worden gedacht aan een voorstadium van een plaveiselcelcarcinoom en is een proefexcisie geïndiceerd.

Pigmentaties

Pigmentaties van het mondslijmvlies kunnen berusten op diverse oorzaken, zowel van lokale als van systemische aard. Bij bruine en blauwe pigmentaties is het soms moeilijk om klinisch met zekerheid vast te stellen of het om metaalpigment gaat – bijvoorbeeld van een amalgaamvulling: amalgaampigment – of om melaninepigment. In het laatste geval kan het gaan om een fysiologische vorm van melaninepigmentatie (raciale pigmentatie). In zeldzame gevallen kan melaninepigmentatie van het mondslijmvlies een voorloper zijn van een maligne melanoom, vooral wanneer de pigmentatie zich op het gehemelte of in het tandvlees van boven- of onderkaak bevindt.

Zwellingen

Angio-oedeem

Angio-oedeem is een acuut optredend plaatselijk subcutaan of submucosaal oedeem. De oedemen ontstaan bij voorkeur in de huid van extremiteiten, aangezicht en genitalia en in de slijmvliezen van de tractus gastro-intestinalis en in die van mondholte, larynx en farynx. Angio-oedeem kan uren tot dagen aanhouden. Luchtwegobstructie als gevolg van oedeem in larynx en farynx kan levensbedreigend zijn. Angio-oedeem kan ontstaan:
1. als bijwerking van geneesmiddelen, in het bijzonder ACE (Angiotensine Converting Enzyme)-remmers;
2. als gevolg van een allergische reactie, in het bijzonder op voedingsmiddelen zoals vis, schaal- en schelpdieren;
3. als gevolg van een C1-esteraseremmerdeficiëntie, die aangeboren of verworven kan zijn.

Een goede anamnese is het belangrijkste diagnostische instrument. Hierbij moet onder andere aandacht worden besteed aan het gebruik van geneesmiddelen, aanwijzingen voor (voedsel)allergieën en familieanamnese. Bij aanwijzingen voor sensibilisatie kan een allergietest worden aangevraagd. Bij jongere patiënten bij wie niet direct een waarschijnlijke oorzaak wordt gevonden, en in het bijzonder bij recidiverend angio-oedeem, is het van belang een tekort aan C1-esteraseremmer uit te sluiten. Bij de behandeling staat zorg voor een vrije luchtweg voorop. Opname met adequate observatie is in het algemeen geïndiceerd omdat het oedeem in korte tijd dramatisch kan toenemen. Bij snel progressief angio-oedeem met dyspneu is intubatie in een vroeg stadium geïndiceerd. Veelal wordt met medicamenteuze therapie gestart in de vorm van antihistaminica, prednison en bij een bedreigde luchtweg adrenaline.

Fibroom

Bij een fibroom van het mondslijmvlies gaat het vrijwel zonder uitzondering om hyperplasie van het bindweefsel (fibreuze hyperplasie), veroorzaakt door het met enige regelmaat bijten op het slijmvlies ('bijtfibroom'). Voorkeurslokalisaties zijn het wangslijmvlies en de tongpunt. De kleur van een fibroom lijkt meestal op die van het omgevende weefsel. De afwijking is vaak gesteeld. Excisie wordt alleen uitgevoerd wanneer er twijfel is aan de klinische diagnose of wanneer de patiënt er last van heeft.

Hemangioom en vasculaire malformaties

Het merendeel van wat gemakshalve 'hemangiomen' worden genoemd, is van congenitale aard en berust op een vasculaire malformatie. Dergelijke vasculaire malformaties kunnen bestaan uit bloedvaten, maar ook uit lymfvaten. In het laatste geval wordt gesproken over een lymfangioom. Vasculaire (arterioveneuze) malformaties moeten worden onderscheiden van de echte, zich snel tijdens de eerste levensjaren ontwikkelende maar ook spontaan involuerende hemangiomen, en de op oudere leeftijd vaak in het mondslijmvlies voorkomende verwijdingen van kleine venen, ook wel flebectasieën genoemd.

Een vasculaire malformatie presenteert zich meestal als een vlakke of verheven afwijking van het slijmvlies met een veelal rode of blauwrode kleur. De begrenzing is vaak onscherp. Klinisch kan niet altijd onderscheid worden gemaakt tussen een (arterio)veneuze malformatie en een lymfangioom. Ook kan het klinische beeld van een dergelijke malformatie soms niet te onderscheiden zijn van een cyste of een tumor van speekselklierweefsel. De meeste vasculaire malformaties persisteren. Mocht behandeling gewenst zijn, dan komt hiervoor bij een veneuze malformatie injectie met een scleroserende vloeistof in aanmerking. Bij aanwezigheid van een arteriële component kan kunstmatige embolisatie gevolgd door chirurgische verwijdering worden overwogen. Het gaat hier om specialistische behandelingen, waarbij een interventieradioloog een belangrijke rol speelt. Kleine lymfangiomen kunnen soms met succes chirurgisch of door middel van laserchirurgie worden verwijderd. Bij grote lymfangiomen zijn de behandelingsmogelijkheden zeer beperkt.

Flebectasieën en varices in de mond komen vooral bij oudere mensen voor (ouderdomshemangiomen) en berusten op verwijding van de kleine venen (◘ fig. 12.7). Flebectasieën en ook varices in de mond behoeven geen behandeling.

Slijmcyste

Een slijmcyste uit zich meestal als een solitaire zwelling van de accessoire speekselkliertjes, vooral in de onderlip (mucokèle) en de mondbodem (ranula). De oorzaak is vermoedelijk een traumatische beschadiging van de afvoergang van de betreffende speekselkliertjes. Klinisch betreft het een enigszins blauw doorschemerende, week aanvoelende zwelling met een afmeting van enkele millimeters en soms meer dan een centimeter. De behandeling bestaat uit excisie. Vooral in de mondbodem kan een recidief optreden; dan kan het noodzakelijk zijn de bijbehorende glandula sublingualis te verwijderen.

Bij *speekselkliergezwellen* gaat het voornamelijk om epitheliale tumoren. De oorzaak van het ontstaan is onbekend. De glandulae palatinae, gelegen op de overgang van het palatum durum en het palatum molle, vormen een predilectieplaats voor zowel goed- als kwaadaardige speekselkliertumoren. Klinisch manifesteert een intraorale speekselkliertumor zich meestal als een pijnloze, goed begrensde, langzaam groeiende zwelling zonder ulceratie. Voor tumoren in de grote speekselklieren, zie ▶H. 13.

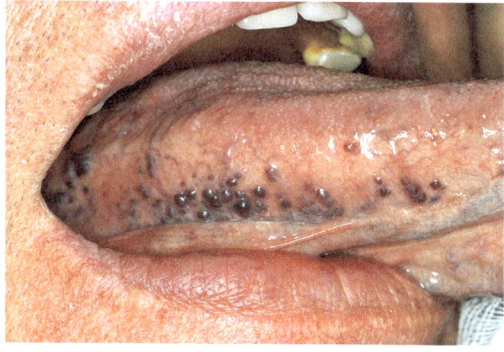

◘ **Figuur 12.7** Flebectasieën op de tong

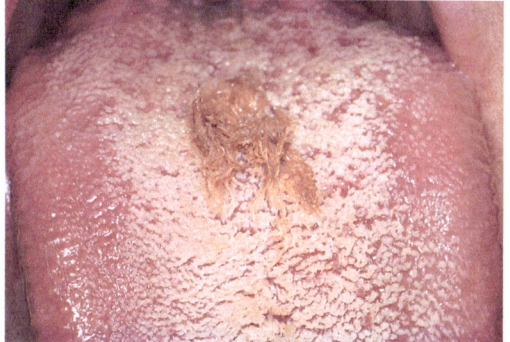

◘ **Figuur 12.8** Beslagen tong met 'haarvorming'

12.4 Tongaandoeningen

Haartong

De tongrug heeft vooral bij oudere mensen vaak een enigszins grijs, beslagen aspect (◘fig. 12.8). Een enkele maal kan plaatselijk of diffuus sprake zijn van een harig aspect (haartong of lingua villosa). De kleur kan variëren van witgrijs (lingua alba), tot geel, bruin en zelfs zwart (lingua nigra). De oorzaak van het beslag is meestal niet duidelijk. Mogelijk gaat het om een veranderd fysiologisch afslijtingspatroon van de filiforme papillen, veroorzaakt door verandering van het voedselpatroon, al of niet in relatie met de aanwezigheid van een gebitsprothese. Een beslagen tong of een haartong veroorzaakt meestal geen klachten en berust niet op een onderliggende aandoening. Soms heeft de patiënt last van een onaangenaam gevoel of van een onaangename smaak. Er zijn geen bepaalde tests om de diagnose haartong te stellen. Een bacteriologische kweek heeft geen praktische betekenis, ook al zal in veel gevallen *C.albicans* kunnen worden gekweekt. Vaak blijkt het enkele malen per dag borstelen van de tongrug met een tandenborstel met lauw water tot een goed resultaat te leiden. Daarbij dient de tongrug van achteren naar voren met enkele rustige bewegingen te worden gereinigd.

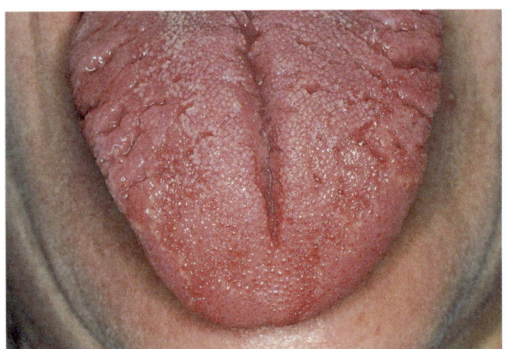

Figuur 12.9 Fissuurtong

Fissuurtong

Fissuurtong, lingua fissurata, is de aanduiding voor sterke groefvorming in het slijmvlies van de tongrug (fig. 12.9). Het gaat om een ontwikkelingsstoornis die meestal pas op volwassen leeftijd tot uiting komt. Een fissuurtong is een onschuldige aandoening die slechts incidenteel klachten veroorzaakt door retentie van voedsel in de groefjes. Bij eventuele klachten kan worden volstaan met eenvoudige, door de patiënt enkele malen per dag zelf uit te voeren reiniging van het tongoppervlak met behulp van een zachte tandenborstel en lauw water. De tong wordt dan geborsteld van achteren naar voren.

Landkaarttong

Landkaarttong (lingua geographica) is een goedaardige afwijking. De etiologie is onbekend. De aandoening veroorzaakt soms klachten en kan zowel bij kinderen als bij volwassenen voorkomen. Het klinische beeld wordt gekenmerkt door gladde, erythemateuze gebieden op de tongrug, die vaak worden begrensd door een witte zone van afschilferend epitheel. Het aspect van de tong kan in enkele weken volledig veranderen (fig. 12.10). Het klinische beeld is dermate kenmerkend dat een proefexcisie niet nodig is. Bij eventuele klachten zijn er geen behandelmogelijkheden anders dan het advies om scherpe spijzen en dranken te vermijden.

Mediane rhomboïde glossitis

Mediane rhomboïde glossitis wordt gekenmerkt door een rood, soms iets verheven en gelobd ruitvormig aspect van het tongslijmvlies, juist vóór het foramen caecum. Vermoedelijk wordt de afwijking veroorzaakt door *C.albicans* en gaat het om een erythemateuze vorm van candidose. In de meeste gevallen is de afwijking asymptomatisch. Het is vrijwel altijd verantwoord de diagnose te stellen alleen op grond van het klinische beeld, zonder nader bacteriologisch of histopathologisch onderzoek. Alleen wanneer er klachten zijn, kan tot behandeling worden overgegaan. Door lokale applicatie van een antischimmelmiddel en staken van eventuele rookgewoonten, verbetert het klinische beeld van mediane rhomboïde glossitis meestal binnen enkele weken.

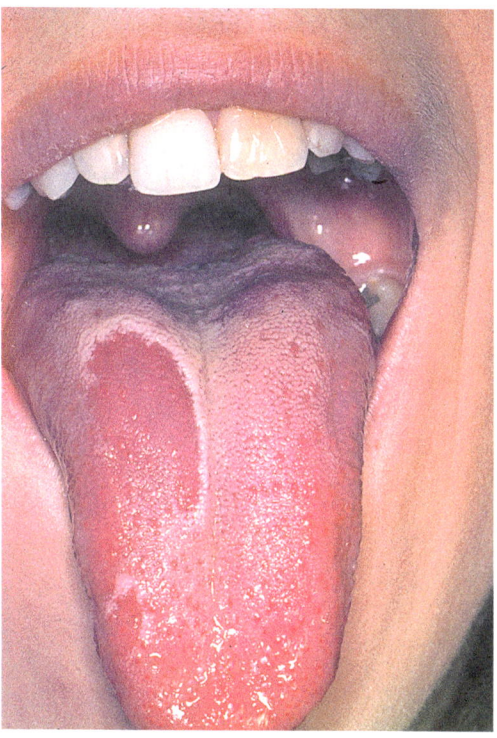

◘ **Figuur 12.10** Landkaarttong

Glossodynie

> **Casus**
>
> Een 59-jarige vrouw klaagt al meer dan jaar over een gevoel van branderigheid in de tong en het gehemelte. Het lijkt wel of zij haar mond verbrand heeft aan te hete soep. De klachten zijn iedere dag aanwezig, ook tijdens vakanties, en nemen in de loop van de dag toe en zijn 's avonds ondraaglijk. Paracetamol blijkt geen enkele verlichting te geven. Alleen het kauwen op kauwgom geeft enige verlichting. Maar omdat zij lesgeeft, wil zij niet de hele dag kauwgom kauwen. Verder is ook haar smaak veranderd; het lijkt wel alsof zij de hele dag zoute haring eet. Ook heeft zij de laatste maanden veel last van een droge mond. Zij is eigenlijk nooit ziek en gebruikt geen medicijnen. Zij maakt zich zorgen en vraagt of haar bloed moet worden onderzocht om na te gaan of zij geen kanker heeft.

Glossodynie ('pijn of branden in de tong') is een betrekkelijk zeldzame klacht. Soms blijkt er een duidelijk zichtbare verandering van het tongslijmvlies opgetreden te zijn en is de klacht daardoor verklaarbaar. Een enkele maal heeft het tongslijmvlies echter een volkomen normaal aspect. Vaak klagen patiënten ook over een droge mond – zonder dat daadwerkelijk sprake is van een verminderde speekselproductie – en een afwijkende smaak. Men spreekt dan van het 'syndroom van tong- of mondbranden'. De oorzaak is onbekend. Vaak verondersteld maar nooit aangetoond wordt psychisch lijden als oorzaak genoemd. Diagnostische onderzoeken, van welke aard dan ook, blijken zelden of nooit te leiden tot bevindingen waarmee de klachten kunnen worden verklaard. Tongbranden – soms zijn er ook klachten elders in de mond en spreekt men over mondbranden – kan jarenlang blijven bestaan alvorens weer spontaan te verdwijnen. Er zijn helaas geen mogelijkheden om het klachtenpatroon werkelijk te beïnvloeden.

Speekselklieren

I. van der Waal, G.B. Snow, A.J.P. Boeke en K. Bonte

13.1 **Anatomie – 186**
    Glandula parotidea – 186
    Glandula submandibularis – 186

13.2 **Fysiologie – 186**
    Productie van speeksel – 186
    Samenstelling van speeksel – 188
    Functie van speeksel – 189

13.3 **Onderzoeksmethoden – 189**
    Anamnese, inspectie en palpatie – 189
    Beeldvormend onderzoek – 190
    Cytologisch onderzoek – 191
    Microbiologisch onderzoek – 191

13.4 **Aandoeningen – 191**
    Speekselstenen – 191
    Ontstekingen – 192
    Virale infecties – 193
    Sialoadenose – 194
    Het syndroom van Sjögren – 194
    Cysten – 195
    Tumoren – 195
    Therapie – 198
    Trauma – 199

Leesadvies – 199

© Bohn Stafleu van Loghum is een imprint van Springer Media B.V., onderdeel van Springer Nature 2019
A. De Sutter, I. Dhooge en J. W. van Ree (Red.), *Keel-neus-ooraandoeningen*, Praktische huisartsgeneeskunde,
https://doi.org/10.1007/978-90-368-2005-9_13

13.1 Anatomie

Er zijn drie paar grote, aan beide zijden aangelegde speekselklieren: de glandula parotidea, de glandula submandibularis en de glandula sublingualis (fig. 13.1). Bovendien zijn er vele honderden kleine speekselklieren, die voornamelijk in het slijmvlies van de mond en de farynx (fig. 13.2), maar ook in dat van de neus en neusbijholten en de larynx voorkomen. De grote speekselklieren zijn buiten de mondholte in engere zin gelegen, maar daarmee verbonden via afvoergangen. De kleine speekselklieren liggen direct onder het slijmvlies en hebben zeer korte afvoergangen.

Glandula parotidea

De glandula parotidea is de grootste speekselklier en is direct vóór en onder het oor gelegen. Het laterale oppervlak van de klier ligt direct onder de huid en wordt duidelijk zichtbaar wanneer de klier gezwollen is, zoals bij parotitis. De klier breidt zich tussen de mandibula (voor) en het rotsbeen (achter) naar mediaal uit. Men spreekt van het diepe of retromandibulaire gedeelte van de glandula parotidea, dat naar mediaal begrensd wordt door de processus styloideus en de daaraan aanhechtende spieren, zoals de m.styloglossus, de m.stylohyoideus en de m.stylopharyngeus (fig. 13.3). Tumoren van het retromandibulaire gedeelte van de klier kunnen zich achter en onder het ligamentum stylomandibulare door gemakkelijk uitbreiden naar de parafaryngeale ruimte en zich klinisch manifesteren als een parafaryngeale zwelling.

De n.facialis heeft een zeer nauwe relatie met de glandula parotidea; dit is in het bijzonder van belang bij de chirurgische behandeling van aandoeningen van de klier (fig. 13.4). Hoewel de glandula parotidea uit één geheel bestaat, is het onder chirurgen gebruikelijk te spreken van een 'oppervlakkige' en een 'diepe' kwab, die respectievelijk lateraal en mediaal van de n.facialis en haar vertakkingen zijn gelegen.

Glandula submandibularis

De glandula submandibularis neemt het grootste gedeelte van de submandibulaire halsdriehoek in, die wordt begrensd door de ramus horizontalis mandibulae en de voorste en achterste buiken van de m.digastricus en naar mediaal-craniaal door de m.mylohyoideus (fig. 13.1). De hoofdafvoergang, de ductus Whartoni, komt bij de achterrand van de m.mylohyoideus uit het centrum van de klier tevoorschijn en loopt vervolgens mediaal van de glandula sublingualis naar ventraal om paramediaan uit te monden in de mondbodem, linguaal van de centrale onderincisieven. De ductus wordt tweemaal gekruist door de n.lingualis.

13.2 Fysiologie

Productie van speeksel

De grote en kleine speekselklieren produceren samen één tot twee liter speeksel per etmaal. Onder normale omstandigheden wordt ongeveer twee derde hiervan gesecreteerd door de glandulae submandibulares, terwijl de glandulae parotideae ongeveer een kwart van de

13.2 · Fysiologie

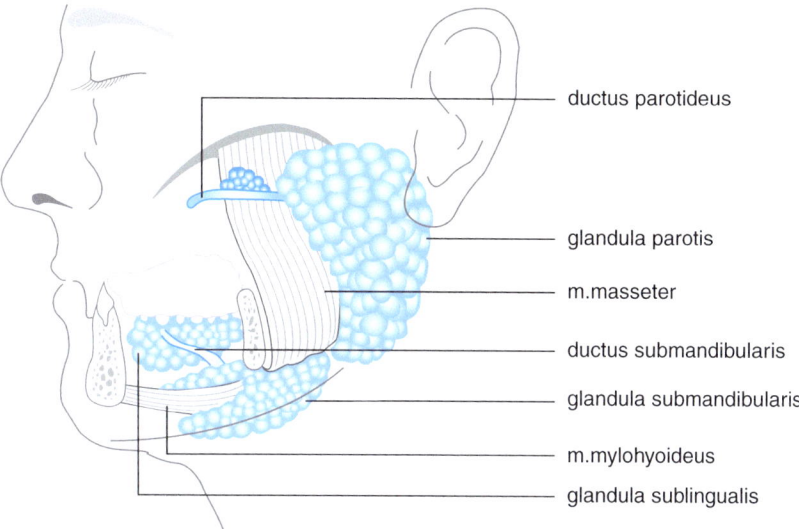

◘ Figuur 13.1   De grote speekselklieren

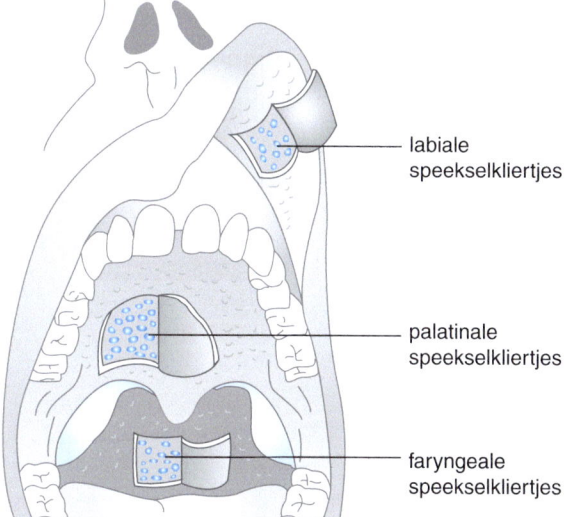

◘ Figuur 13.2   De kleine speekselklieren

productie voor hun rekening nemen. Bij stimulering van de speekselklieren neemt het aandeel van de glandulae parotideae in de totale productie sterker toe dan dat van de glandulae submandibulares.

De speekselproductie staat onder invloed van vele factoren, waaronder psychische. Zo kan angst een sialopenie veroorzaken. Voorts hebben sommige farmaca invloed op de speekselproductie; meestal betreft het sialopenie. Er moet in dit verband onderscheid worden gemaakt tussen daadwerkelijk verminderde speekselsecretie (sialopenie) en het door de patiënt ervaren gevoel van een droge mond (xerostomie). In de literatuur wordt xerostomie vaak ook voor objectief minder speekselvloed gebruikt.

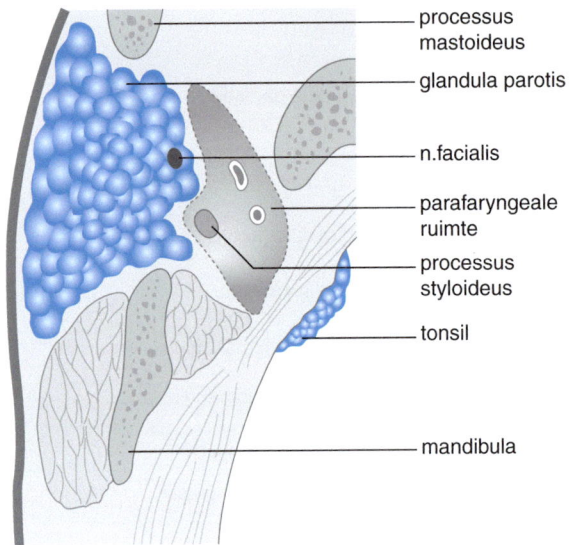

Figuur 13.3 Relatie van de glandula parotidea met de omgeving in axiale doorsnede

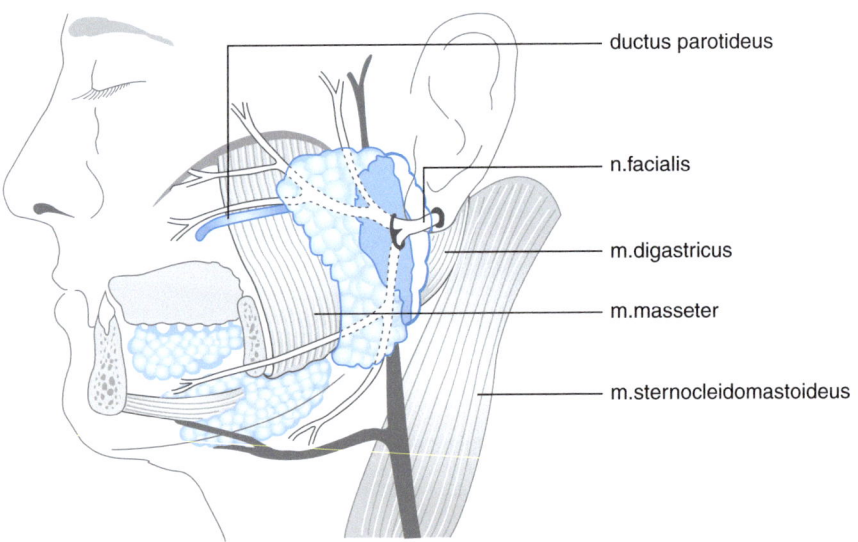

Figuur 13.4 Relatie van de glandula parotidea met de n.facialis

Samenstelling van speeksel

De glandula parotidea is een voornamelijk sereuze klier, die waterig vocht secerneert. De glandula sublingualis en de kleine speekselklieren daarentegen zijn voornamelijk muceuze klieren die een visceus, slijmerig speeksel uitscheiden. De glandula submandibularis is een seromuceuze klier. Overigens wisselt de samenstelling van 'gemengd' speeksel per individu, terwijl het bij een en dezelfde persoon onder verschillende omstandigheden kan variëren. Speeksel bestaat voor 99,5 % uit water en voorts uit elektrolyten en organische stoffen. De laatste betreffen vooral eiwitten, zoals immunoglobulinen en enzymen, waarvan amylase het belangrijkste is.

Functie van speeksel

Speeksel heeft een beschermende werking op het slijmvlies van de bovenste lucht- en voedselweg in het algemeen en dat van de mond in het bijzonder, via mechanische reiniging en via immunologische afweer door middel van onder meer immunoglobulinen (IgA). Speeksel draagt ook bij tot de bescherming van het gebit, terwijl het een 'bemiddelende' rol speelt bij de smaakwaarneming. Voorts heeft speeksel een spijsverteringsbevorderende functie: het 'smeert' het voedsel, terwijl amylase de vertering van zetmeel initieert.

13.3 Onderzoeksmethoden

Anamnese en klinisch onderzoek zijn de voornaamste pijlers van de diagnostiek van speekselklieraandoeningen. Beeldvormend onderzoek en cytologisch onderzoek kunnen van aanvullende waarde zijn, evenals microbiologisch onderzoek bij bijvoorbeeld het vaststellen dan wel uitsluiten van bof.

Anamnese, inspectie en palpatie

Een zorgvuldig afgenomen anamnese wijst meestal in de richting van de diagnose. Een speekselklieraandoening kan zich acuut voordoen of meer geleidelijk ontstaan. Het beloop kan een continu dan wel een recidiverend karakter hebben. Pijn wijst meestal op ontsteking of op obstructie, maar kan ook bij maligne tumoren voorkomen. Ook de leeftijd en het geslacht van de patiënt kunnen van belang zijn. Een speekselklierzwelling bij een pasgeborene wordt bijvoorbeeld vrijwel altijd veroorzaakt door een vasculaire malformatie. Virale infecties, zoals bof en chronische recidiverende parotitis, komen vooral voor bij kinderen op de basisschoolleeftijd. Speekselkliertumoren worden meer bij mensen ouder dan 35 jaar gezien.

Bij de inspectie worden de klier en het orificium van de afvoergang bekeken. Door massage van de klier kan een indruk worden verkregen van de productie en de samenstelling van het speeksel. Wanneer het speeksel na massage uit de ductus 'golft', is vrijwel zeker sprake van een chronische sialoadenitis. Bij aandoeningen van de glandula parotidea wordt altijd de functie van de n.facialis nagegaan en vergeleken met die van de andere zijde. Bij palpatie wordt vooral gelet op de uitbreiding – diffuus of goed begrensd – en de consistentie van de zwelling. De glandula submandibularis dient bimanueel gepalpeerd te worden (fig. 13.5). Ook speekselstenen in de ductus Whartoni kunnen zo het best worden gevoeld.

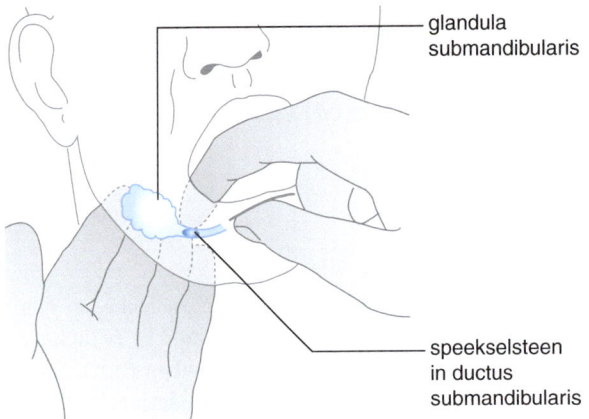

Figuur 13.5 Bimanuele palpatie van de glandula submandibularis en de ductus submandibularis

Beeldvormend onderzoek

Conventionele overzichtsfoto's

Men spreekt ook wel van 'blanco' foto's. Hiermee kunnen speekselstenen worden aangetoond, mits ze voldoende kalkhoudend zijn.

Sialografie

Sialografie is het röntgenologisch zichtbaar maken van het afvoergangenstelsel van de glandula parotidea of de glandula submandibularis. Daartoe wordt contrastvloeistof vanuit de mond retrograad in de hoofdafvoergang gespoten. Het normale sialogram doet denken aan een boom in de winter: een kale stam met fijne vertakkingen. De belangrijkste indicatie voor sialografie wordt gevormd door speekselklieraandoeningen die gepaard kunnen gaan met afwijkingen in het afvoergangenstelsel zelf, zoals chronische sialoadenitis. Het ontbreken van de fijne eindvertakkinkjes is kenmerkend voor chronische ontsteking van het klierparenchym, terwijl sialo-ectasieën kunnen ontstaan ten gevolge van chronische ontsteking van de afvoergangen. Bij speekselkliertumoren geeft sialografie over het algemeen weinig informatie. Bij acute ontsteking is sialografie gecontraïndiceerd.

Scintigrafie

Scintigrafie is allereerst een functieonderzoek van het speekselklierweefsel, terwijl ook een indruk van de anatomie wordt verkregen. Na intraveneuze toediening van radioactief gemerkt Tc-pertechnetaat, dat selectief door de speekselklier wordt opgenomen en uitgescheiden, wordt met behulp van een gammacamera de radioactiviteit ter plaatse van de speekselklieren geregistreerd en vastgelegd. Scintigrafie kan een belangrijke bijdrage leveren aan de diagnostiek van speekselklieraandoeningen waarbij functiestoornissen vooropstaan, zoals het syndroom van Sjögren. Voor de tumordiagnostiek heeft de methode weinig waarde. Alleen wanneer een tumor van Whartin of een oncocytoom wordt vermoed, kan scintigrafie zinvol zijn. Beide tumoren concentreren namelijk meer pertechnetaat dan het omliggende, normale speekselklierweefsel en worden dan ook als een *hot spot* zichtbaar op het scintigram.

Computertomografie (CT) en kernspinresonantietomografie (MRI)

De grote aanwinst van deze methoden is dat zij de glandula parotidea in het axiale vlak kunnen afbeelden. Zij zijn dan ook bij uitstek geschikt om een tumor in het retromandibulaire gedeelte van de glandula parotidea, ook wel de 'diepe' kwab genoemd, aan te tonen en de uitbreiding ervan vast te stellen. MRI is te verkiezen boven CT omdat deze techniek beter in staat is wekedelenafwijkingen zichtbaar te maken.

Echografie

Bij echografie wordt gebruikgemaakt van gereflecteerd ultrasoon geluid. De methode is vooral van waarde bij bacteriële ontstekingen, wanneer op klinische gronden niet duidelijk is of het reeds tot abcesvorming is gekomen.

Cytologisch onderzoek

Cytologisch onderzoek van via dunnenaaldpunctie verkregen materiaal kan bij speekselkliertumoren waardevolle informatie verschaffen over het benigne of maligne karakter van de tumor. Ook wanneer getwijfeld wordt of het om een speekselkliertumor gaat dan wel om bijvoorbeeld een pathologische lymfeklier in de omgeving van een speekselklier, kan dit onderzoek bijzonder nuttig zijn. De beoordeling van speekselkliercytologie is echter moeilijk en vereist veel ervaring.

Microbiologisch onderzoek

Voor het aantonen van parotitis epidemica bij gevaccineerde personen kan een PCR-test (*polymerase chain reaction*) van speeksel een virusinfectie aantonen, mits afgenomen binnen een week na de eerste ziektedag.

13.4 Aandoeningen

In dit hoofdstuk zullen de meest voorkomende aandoeningen van de grote speekselklieren, in het bijzonder die van de glandula parotidea en de glandula submandibularis, worden besproken.

Aangeboren afwijkingen van het speekselklierparenchym of het afvoergangensysteem zijn zeldzaam.

Speekselstenen

Casus

Een 45-jarige vrouw bezoekt haar huisarts in verband met al enkele maanden op- en neergaande zwellingen hoog in haar hals aan de linkerzijde. De zwellingen doen zich steeds voor bij het eten en zijn bijzonder pijnlijk. Op grond van de anamnese kan men denken aan een obstructie van de uitvoergang van de glandula submandibularis, vermoedelijk ten gevolge van een speekselsteen. Daarom dient men bij het onderzoek daar als eerste aandacht aan te besteden.

Speekselsteenvorming, sialolithiasis, kan voorkomen in de uitvoergang of in de speekselklier zelf, in solitaire vorm of als multipele partikels. De grootte kan variëren van enkele millimeters tot centimeters. De steen ontstaat door afzetting van kalkzouten rond een centrale kern, die bestaat uit afgestoten epitheelcellen, bacteriën, een corpus alienum of uit producten van bacteriële weefselbeschadiging. De oorzaak is meestal onbekend. Er bestaat geen verband met het voorkomen van stenen elders in het lichaam. De afwijking kan zich op elke leeftijd manifesteren, maar wordt vooral gezien op middelbare leeftijd. De meeste speekselstenen komen voor in de hoofdductus of de hilus van de glandula submandibularis.

De typische symptomatologie is gekenmerkt door aanvallen van pijn en zwelling in het submandibulaire gebied, vlak vóór en tijdens de maaltijden. Soms ondervindt de patiënt echter weinig klachten van de steen. De meeste stenen kunnen bimanueel goed worden gepalpeerd. Een steen is meestal pijnlijk bij palpatie. Ter bevestiging van de diagnose wordt röntgenologisch onderzoek verricht.

Een steen in de afvoergang van de glandula submandibularis kan meestal onder plaatselijke verdoving transoraal worden verwijderd. Is de steen in of bij de hilus van de klier gelegen, dan heeft een externe benadering de voorkeur, waarbij de steen samen met de klier wordt verwijderd.

Ontstekingen

Bacteriële ontstekingen

- **Acute bacteriële sialoadenitis**

De besmetting vindt vrijwel steeds plaats vanuit de mondholte, via de hoofdafvoergang. Deze ascenderende infectie betreft vrijwel altijd de glandula parotidea. Zij komt vrijwel uitsluitend voor bij ernstige weerstandsvermindering of uitdroging. Zo ziet men de infectie nogal eens bij oudere, slechtgereguleerde diabetici. Vroeger, toen veel minder aandacht werd besteed aan adequate postoperatieve hydratie, kwam acute bacteriële parotitis vaak voor na grote operaties. De diagnose is niet moeilijk te stellen. De patiënt heeft pijn, voelt zich ziek en heeft koorts. De parotisstreek is gezwollen, waarbij het oorlelletje kan afstaan. Kauwen is pijnlijk en soms bestaat trismus. Bij bacteriologisch onderzoek van het speeksel wordt over het algemeen *S. aureus* gevonden. Meestal reageert de infectie goed op antibiotica en maatregelen die de algemene toestand verbeteren. Bij abcesvorming is chirurgische drainage geïndiceerd.

- **Chronische bacteriële sialoadenitis**

Meestal betreft het de glandula parotidea. Chronische bacteriële parotitis kan onopvallend verlopen. Het chronische ontstekingsproces tast vooral de sereuze acini aan. Dit veroorzaakt een verminderde speekselproductie, hetgeen de uitbreiding van de infectie bevordert. Wanneer parotitis met remissies en exacerbaties verloopt, wordt gesproken van chronische recidiverende parotitis. Tijdens exacerbaties is de klier gezwollen en pijnlijk (◘fig. 13.6) met purulente afscheiding uit het orificium van de afvoergang. Tussen de aanvallen is de patiënt meestal klachtenvrij, maar kan de klier licht vergroot zijn en vast aanvoelen. De frequentie en regelmaat van de opvlammingen lopen nogal uiteen. De aandoening komt zowel bij kinderen als bij volwassenen voor.

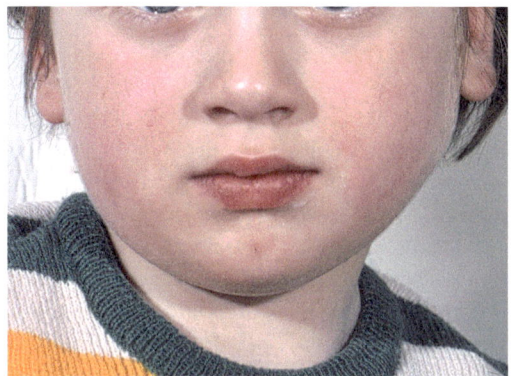

◧ **Figuur 13.6** Gezwollen, pijnlijke glandula parotidea links ten gevolge van een ontsteking

Sialografie is belangrijk voor de diagnose. Vaak worden op het sialogram sialo-ectasieën gezien. Een enkele keer worden alleen ectasieën van de hoofdafvoergang gezien, soms met een colonachtige structuur. De verwekker is meestal *S.viridans*, minder vaak een pneumokok of stafylokok.

Bij kinderen is het verloop over het algemeen mild en de prognose goed. Bij de puberteit verdwijnt de aandoening meestal spontaan. Tijdens exacerbaties met klachten kunnen antibiotica worden toegediend. Tevens kan regelmatige, voorzichtige massage van de klier in dorsoventrale richting tot verbetering bijdragen. Volwassenen kunnen veel last hebben van de aandoening. Zeker wanneer sialo-ectasieën aanwezig zijn, is een totale parotidectomie geïndiceerd.

Virale infecties

- **Bof, parotitis epidemica**

De ziekte verloopt epi- en endemisch met golven in winter en voorjaar. Bof komt vooral bij kinderen voor en speciaal in de eerste basisschooljaren. Meestal zijn beide glandulae parotideae betrokken. Ook de glandulae submandibulares kunnen meedoen. Na een incubatietijd van ongeveer drie weken treedt, al of niet voorafgegaan door prodromale verschijnselen zoals algemene malaise en lichte temperatuurverhoging, zwelling van de aangedane speekselklier op. De zwelling bereikt na enige dagen haar maximum en blijft één à twee weken bestaan. De daarbij optredende koorts duurt meestal een week. De diagnose wordt gewoonlijk op klinische gronden gesteld, maar kan door serologische diagnostiek worden bevestigd. De behandeling is symptomatisch.

Indien de infectie beperkt blijft tot de speekselklieren is het verloop gunstig. Genezing volgt na één à twee weken. Ook andere organen, zoals testikels, meningen en pancreas, kunnen echter worden aangedaan. Bij een kleine minderheid kan dit ernstige blijvende gevolgen hebben, zoals steriliteit of hersenzenuwuitval, in het bijzonder van de nervus cochlearis.

Sinds in 1987 het bofvaccin in het landelijke vaccinatieprogramma is opgenomen, is bof heden ten dage zeldzaam. Sinds 2005 echter zijn er af en toe kleine uitbraken van bof geweest onder gevaccineerde jongvolwassenen. Mogelijk heeft dit te maken met het frequenter voorkomen van een ander virustype (D) onder niet-gevaccineerden. In 2008 werd de meldingsplicht weer ingesteld (LCI-richtlijn Bof 2011; ▶ https://lci.rivm.nl).

- **Andere virusinfecties**

Ook bij andere virale infecties kunnen de speekselklieren meedoen. De verschijnselen van de kant van de speekselklier staan echter veel minder op de voorgrond dan bij bof. Een uitzondering is het cytomegalovirus dat zich bij voorkeur in de speekselklieren nestelt, maar ook in andere organen. Besmetting met dit virus treedt vooral op vóór de geboorte (via de placenta) en vlak erna. Meestal ontbreken klinische symptomen. Bij uitzondering doet zich in de eerste weken na de geboorte een ernstige gegeneraliseerde vorm voor, gepaard gaand met sialoadenitis (meestal parotitis), hepatosplenomegalie, icterus, anemie en afwijkingen in het centrale zenuwstelsel. Bij volwassenen is de ziekte zeer zeldzaam. Bij hiv-positieve patiënten kan zich een niet-pijnlijke, over het algemeen bilaterale parotiszwelling voordoen. Deze parotiszwelling(en) kunnen het eerste klinische verschijnsel van hiv-infectie zijn. De zwelling berust in de grote meerderheid van de gevallen op multiloculaire cysten, die met CT of MRI goed zijn aan te tonen.

Sialoadenose

Sialoadenose is een parenchymateuze speekselklierafwijking die berust op stofwisselings- en secretiestoornissen van het klierweefsel. De afwijking wordt gekenmerkt door recidiverende, pijnloze, dubbelzijdige speekselklierzwellingen, vooral van de glandula parotidea (◘ fig. 13.7). In zeldzame gevallen zijn alleen de glandulae submandibulares gezwollen.

Sialoadenose kan het gevolg zijn van een hormonale afwijking, vooral bij disregulatie van pancreas, geslachtsorganen en hypofyse. De aandoening kan ook berusten op een afwijking van het autonome zenuwstelsel. Ten slotte moet de invloed van sommige geneesmiddelen worden genoemd, waardoor sialoadenose kan optreden. Behandeling is eigenlijk zelden geïndiceerd, ook al vraagt de patiënt er wel eens om op esthetische gronden.

Het syndroom van Sjögren

Het naar de Zweedse oogarts Sjögren genoemde syndroom wordt beschouwd als een immuunziekte die in zijn volledige vorm wordt gekenmerkt door een trias van afwijkingen: xeroftalmie, xerostomie – met of zonder speekselklierzwelling – en reumatoïde artritis. Men spreekt hier ook wel van secundair Sjögren-syndroom. De combinatie van xerostomie en xeroftalmie wordt het siccasyndroom en tegenwoordig ook wel primair Sjögren-syndroom genoemd. Evenals bij de meeste andere idiopathische auto-immuunziekten treedt het syndroom van Sjögren bij voorkeur op bij vrouwen van middelbare en oudere leeftijd.

De diagnose van het Sjögren-syndroom wordt gesteld op basis van internationaal overeengekomen criteria die de oog- en mondklachten, de oogafwijkingen, de histologische aspecten, de mate van aantasting van het speekselklierweefsel, zoals vastgesteld op grond van een onderlip- of eventueel een parotisbiopt, en de aanwezigheid van autoantilichamen omvatten. Er bestaat geen causale therapie: de klachten worden symptomatisch behandeld.

13.4 · Aandoeningen

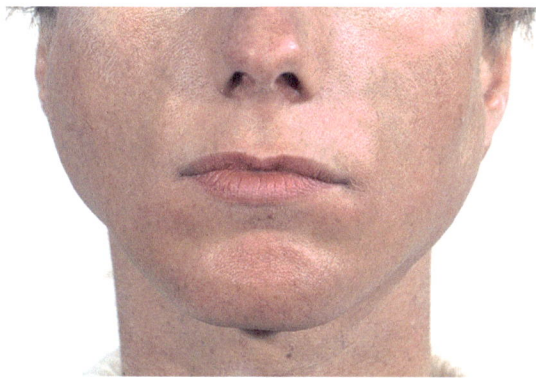

Figuur 13.7 Dubbelzijdige zwelling van de glandula parotidea, berustend op sialoadenose. De zwelling betreft meestal de gehele klier, is doorgaans week van consistentie en niet pijnlijk

Cysten

In de mond, maar ook in de orofarynx en de larynx, komen cysten van speeksel- en slijmklieren voor, die als klinische entiteit duidelijk herkenbaar zijn. Zitten ze in de mond, dan spreekt men van het muceus retentiefenomeen, dat voornamelijk in de onderlip (mucokèle) en minder vaak in de mondbodem (ranula) voorkomt. Cysten in de glandula parotidea en de glandula submandibularis zijn relatief zeldzaam en manifesteren zich als een zwelling.

Tumoren

Casus

Een 63-jarige man wendt zich tot zijn huisarts in verband met een al jaren bestaande zwelling vlak voor het rechteroor. Hij heeft er geen last van, maar zijn vrouw blijft aandringen op een doktersbezoek. De man is verder redelijk gezond. Hij gebruikt een cholesterolverlager. Ondanks herhaalde adviezen door zijn huisarts lukt het hem maar niet om van het roken af te komen.

De anamnese wijst sterk in de richting van een parotistumor. Ondanks het ogenschijnlijk onschuldige karakter van de zwelling kan wel degelijk sprake zijn van een kwaadaardig proces, zoals in de hierna volgende paragraaf wordt toegelicht.

- **Prevalentie en etiologie**

Speekselkliertumoren zijn zeldzaam. In de westerse wereld doen zich per jaar per 100.000 inwoners ongeveer drie gevallen voor. Ongeveer 30 % is kwaadaardig. Voor de incidentie van tumoren in de verschillende speekselklieren gelden de volgende verhoudingen:
parotidea:submandibularis:sublingualis:kleine, accessorische speekselkliertjes = 100:10:1:10.

Overigens is de kans dat het om een maligne tumor gaat geenszins gelijk voor de verschillende lokalisaties: in de glandula parotidea is ongeveer 20 %, in de glandula submandibularis ongeveer 35 %, in de glandula sublingualis bijna 100 % en in de kleine speekselklieren ongeveer 50 % van de speekselkliertumoren kwaadaardig. Speekselkliertumoren komen even vaak bij mannen als bij vrouwen voor. De gemiddelde leeftijd van patiënten met een goedaardige tumor is 45 jaar. Speekselkliertumoren, ook de maligne, zijn echter ook bij jonge mensen geen uitzondering.

De etiologie van speekselkliertumoren is duister, alleen is bekend dat zich in aan bestraling blootgesteld speekselklierweefsel vele jaren later tumoren kunnen ontwikkelen.

▪ Histopathologie

Histologisch wordt een onderscheid gemaakt tussen de epitheliale tumoren – dat wil zeggen de speekselkliertumoren in engere zin – en de overige tumoren. Niet-epitheliale tumoren komen vooral voor bij pasgeborenen en jonge kinderen. Het gaat dan vrijwel altijd om een hemangioom of een lymfangioom. De meest voorkomende epitheliale tumoren zullen hier kort worden toegelicht.

Het *pleomorf adenoom* is veruit de meest voorkomende speekselkliertumor. Deze tumoren zijn over het algemeen omgeven door een zeer dun (pseudo)kapsel, maar de begrenzing ten opzichte van het normale klierweefsel is meestal niet scherp, ten gevolge van kleinere of grotere pseudopodia-achtige tumoruitlopertjes. Een pleomorf adenoom kan maligne ontaarden. Het gaat dan vrijwel altijd om een reeds jarenlang door de patiënt opgemerkte, niet of nauwelijks in grootte toegenomen tumor, die zich plotseling klinisch als een kwaadaardige tumor gaat gedragen. De kans op een dergelijke maligne ontaarding is groter naarmate de tumor langer bestaat. Dit is dan ook de reden dat pleomorfe adenomen zo vroeg mogelijk verwijderd moeten worden.

De *Whartin-tumor* komt vrijwel uitsluitend in de glandula parotidea voor, veel vaker bij mannen dan bij vrouwen. Vermoedelijk ontstaat deze tumor – door sommigen wordt betwijfeld of het hier wel om een neoplasma gaat – door proliferatie van in lymfeklier ingesloten speekselklierepitheel. Deze tumor kan dubbelzijdig voorkomen en ook multipel in één klier.

Het *adenoïd cysteus carcinoom* groeit in sprieten en strengen en breidt zich gemakkelijk langs zenuwbanen uit tot ver buiten de klinisch zichtbare en voelbare tumor. In veel gevallen treedt hematogene metastasering op naar longen en skelet. Het kan echter jaren duren voordat metastasen op afstand manifest worden. Ook dan kunnen patiënten nog jaren leven. Op de lange duur, tien à vijftien jaar, heeft deze tumor een slechte prognose.

▪ Diagnostiek

Een belangrijke valkuil bij de diagnostiek van speekselkliertumoren is dat men de afwijking niet als zodanig herkent. Anamnese, inspectie en palpatie zijn de belangrijkste pijlers voor de diagnostiek. Hoewel speekselkliertumoren vele klinische aspecten gemeen hebben, bestaan anderzijds samenhangend met de lokalisatie duidelijke verschillen, zowel in presentatie als ten aanzien van de differentiaaldiagnose. Tumoren van de glandula parotidea, de glandula submandibularis en die van de kleine speekselklieren zullen daarom apart besproken worden. Tumoren van de glandula sublingualis onderscheiden zich wat dit betreft niet van tumoren van de kleine speekselklieren.

▪ Tumoren van de glandula parotidea

Uit de anamnese blijkt meestal sprake te zijn van een langzaam in grootte toenemende, niet-pijnlijke zwelling (◘ fig. 13.8). De ontstaansduur kan variëren van enkele maanden tot jaren. De huid is vrij verschuifbaar over de gladde of knobbelige tumor. Wanneer de tumor

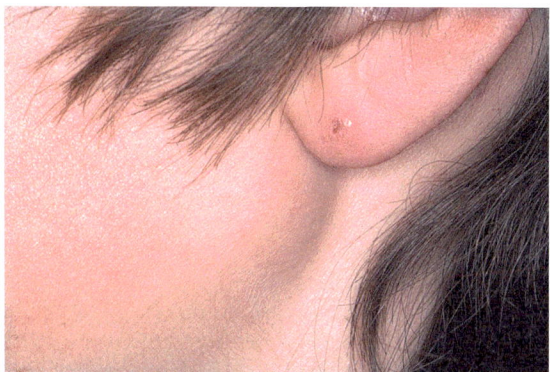

Figuur 13.8 Een in enkele jaren tijd ontstane, vast aanvoelende zwelling van de linker glandula parotidea. Het bleek te gaan om een pleomorf adenoom

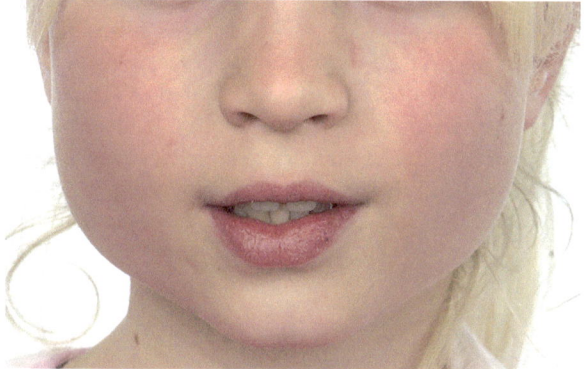

Figuur 13.9 Eenzijdige masseterhypertrofie. Het beeld zou klinisch kunnen worden verward met een speekselklierafwijking

oppervlakkig is gelegen, is ze ook ten opzichte van de onderlaag vrij beweeglijk. De consistentie is dikwijls vast-elastisch. Bij een zwelling in het parotisgebied is het allereerst van belang uit te maken of de zwelling gelegen is in de glandula parotidea, dan wel uitgaat van een andere structuur in de omgeving van de klier. Een atheroomcyste, hypertrofie van de m.masseter (fig. 13.9), een afwijking van de opstijgende tak van de mandibula en een eenzijdige vergroting van de processus transversus van de atlas kunnen abusievelijk voor een parotistumor gehouden worden. In de directe omgeving van de glandula parotidea en ook in het speekselklierweefsel zelf komen talrijke lymfeklieren voor. Deze lymfeklieren liggen in het afvloedgebied van de hoofdhuid, de oogleden, de wang, de uitwendige neus en het uitwendige oor. Ontstekingsprocessen en tumoren in deze gebieden kunnen dan ook aanleiding geven tot lymfekliervergroting in het parotisgebied.

Wanneer waarschijnlijk is dat het een zwelling van de glandula parotidea betreft, gaat het er vervolgens om of de zwelling van neoplastische, dan wel van andere aard is. In de praktijk is dit zelden een probleem. Steenvorming en banale infectie komen in de glandula parotidea veel minder voor dan in de glandula submandibularis. Meestal wijst zowel de anamnese van recidiverend opzwellen van de klier, bij voorkeur samenhangend met het eten, als de diffuse vergroting van de glandula parotidea al snel in de juiste richting.

Bij een parotistumor is het uiteraard van belang of het om een benigne dan wel een maligne neoplasma gaat. Helaas is het preoperatief in vele gevallen niet mogelijk dit met zekerheid vast te stellen. Het kan niet genoeg benadrukt worden dat ten minste de helft van de kwaadaardige parotistumoren zich klinisch in (vrijwel) geen enkel opzicht onderscheidt van een goedaardige tumor. Er is slechts in een kleine minderheid sprake van fixatie aan de huid of omgeving, een gestoorde functie van de n.facialis, trismus of halskliermetastasen, dat wil zeggen: zekere tekenen van maligniteit. Ook bij snelle groei en pijn moet men op zijn hoede zijn.

- **Tumoren van de glandula submandibularis**

Deze tumoren presenteren zich over het algemeen als een langzaam in grootte toenemende zwelling in de submandibulaire loge. De zwelling heeft meestal een vaste of vast-elastische consistentie. De ervaring leert dat bij een zwelling in dit gebied vrijwel nooit gedacht wordt aan de mogelijkheid van een tumor, maar dat wordt aangenomen dat het om een chronische ontsteking gaat. Het ontbreken van de veelal typische anamnese van sialoadenitis moet de gedachten op een ander spoor zetten. Punctiecytologie leidt meestal tot de diagnose.

- **Tumoren van de kleine speekselklieren**

Tumoren van de kleine speekselklieren kunnen overal submuceus in de bovenste voedsel- en/of luchtweg voorkomen, maar worden het meest in de mond gezien. Voorkeurslokalisaties zijn de overgang van het harde naar het zachte verhemelte, de bovenlip en de mondbodem. Bijna altijd presenteert een dergelijke tumor zich als een submuceuze, niet-ulcererende zwelling. Hoewel klinisch over het algemeen geen enkel vermoeden op maligniteit rijst, is de kans dat het om een kwaadaardige tumor gaat groot. Het adenoïd cysteus carcinoom komt het meest voor.

Therapie

De voornaamste reden om een speekselkliertumor te verwijderen is gelegen in het al genoemde feit dat eventuele maligniteit over het algemeen op klinische gronden niet is uit te sluiten, terwijl bovendien de grote meerderheid van de benigne tumoren, namelijk de pleomorfe adenomen, behandeld moet worden in verband met het risico op latere maligne ontaarding.

De ontwikkeling van de parotischirurgie is bepaald door de nauwe relatie van de glandula parotidea tot de n.facialis. Het principe dat iedere tumor in dit gebied op geleide van de n.facialis dient te worden verwijderd, is algemeen aanvaard. Bij benigne tumoren kan en behoort de zenuw gespaard te worden. Ook bij de meerderheid van de kwaadaardige parotistumoren is dit mogelijk, mits de zenuw van de tumor 'afgepeld' kan worden. Daarmee wordt uiteraard het klassieke oncologische principe dat een maligne tumor altijd met een ruime marge gezond weefsel moet worden uitgenomen, geweld aangedaan. Het is echter gebleken dat eventuele achtergebleven microscopische tumorresten door adequate postoperatieve bestraling meestal vernietigd kunnen worden. Postoperatieve bestraling is onder meer ook geïndiceerd bij tumorgroei langs of in zenuwen.

Een halfjaar tot enige jaren na parotidectomie doet zich nogal eens het syndroom van Frey voor. Hierbij wordt de huid ter plaatse van het operatiegebied vóór en tijdens de maaltijden vochtig (*gustatory sweating*) en soms ook rood. De oorzaak van dit verschijnsel is waarschijnlijk aberrante regeneratie van de bij de operatie doorgesneden, voor de secretoire innervatie van de glandula parotis bestemde, parasympathische zenuwvezeltjes, die leidt tot innervatie van zweetkliertjes en subcutane bloedvaatjes. Soms wordt dit door de patiënt als zeer hinderlijk ervaren. Dan is intracutane injectie van botulinetoxine in het vroegere operatiegebied te overwegen, waarmee de neurotransmissie wordt geblokkeerd.

Bij goedaardige tumoren van de glandula submandibularis kan worden volstaan met verwijdering van de glandula submandibularis met zorgvuldig intact laten van het kapsel. Gaat het om een kwaadaardige tumor, dan is dit onvoldoende en moet op zijn minst de suprahyoidale halsdriehoek worden uitgeruimd.

Trauma

Van alle speekselklieren is de glandula parotidea door haar oppervlakkige ligging het vaakst betrokken bij traumata. Meestal gaat het om ernstige traumata van meer organen. Ook schot-, steek- of beetverwondingen worden nogal eens gezien. Bij de evaluatie van het parotisletsel is het vooral van belang aandacht te besteden aan de functie van de n.facialis en die van de ductus parotideus. Bij ernstig letsel van deze structuren is het over het algemeen verstandig direct tot reconstructie ervan over te gaan, althans wanneer de algemene toestand van de patiënt dit toelaat.

Leesadvies

E.C.I. Veerman, A. Vissink. Speeksel en speekselklieren. Betekenis voor de mondgezondheid. Houten: Bohn Stafleu van Loghum, 2014. ISBN 987 90 368 03861.

Farynx

B. Kremer, A.G.M. Schilder, J. Matthys en A. De Sutter

14.1 Anatomie en fysiologie – 202
Nasofarynx – 202
Orofarynx – 202
Hypofarynx – 202
Ring van Waldeyer – 202

14.2 Onderzoeksmethoden – 204
Lichamelijk onderzoek – 204
Beeldvormende diagnostiek – 205
Slaapregistratie – 206

14.3 Aandoeningen van de nasofarynx – 206
Inleiding – 206
Adenoïditis en adenoïdhyperplasie – 206

14.4 Aandoeningen van de orofarynx – 208
Inleiding – 208
Ontstekingen – 208
Chronische faryngitis, keelschrapen – 210
Peritonsillair abces – 211
Mononucleosis infectiosa (ziekte van Pfeiffer) – 212
Goedaardige tumoren – 213
Kwaadaardige tumoren – 213
Angioneurotisch oedeem (Quincke-oedeem) – 215

14.5 Hypofarynx – 215
Inleiding – 215
Globus – 215
Dysfagie – 216

Leesadvies – 217

© Bohn Stafleu van Loghum is een imprint van Springer Media B.V., onderdeel van Springer Nature 2019
A. De Sutter, I. Dhooge en J. W. van Ree (Red.), *Keel-neus-ooraandoeningen*, Praktische huisartsgeneeskunde,
https://doi.org/10.1007/978-90-368-2005-9_14

14.1 Anatomie en fysiologie

De farynx maakt deel uit van de bovenste lucht- en voedselweg (◘fig. 14.1). Craniaal wordt de farynx begrensd door de schedelbasis, caudaal gaat hij over in de slokdarm. De farynx wordt verdeeld in nasofarynx, orofarynx en hypofarynx. Luchtweg en voedselweg kruisen elkaar ter hoogte van de orofarynx (◘fig. 14.1 en 14.2).

Nasofarynx

De nasofarynx begint onder de schedelbasis en eindigt bij de vrije rand van het palatum molle. De choanae vormen de overgang naar de neus. In het dak en op de achterwand van de neus-keelholte bevindt zich het adenoïd. In de zijwanden van de nasofarynx monden de buizen (tubae) van Eustachius uit.

Orofarynx

De orofarynx begint bij de vrije rand van het palatum molle en eindigt op het niveau van het tongbeen. De ventrale zijde wordt ingenomen door de tongbasis en door de valleculae epiglotticae tussen tongbasis en epiglottis. In de zijwanden bevinden zich tussen de twee verhemeltebogen de keelamandelen. De orofarynx wordt sensibel voornamelijk bezenuwd door de n.glossopharyngeus (n.IX). Vanwege de gedeelde innervatie klagen patiënten bij keelaandoeningen of na tonsillectomie vaak over oorpijn.

Hypofarynx

De hypofarynx is het meest caudale gedeelte van de farynx, die ter hoogte van de onderrand van de cartilago cricoidea overgaat in de slokdarm. De hypofarynx ligt achter, en voor een gedeelte ook naast de larynx. In de hypofarynx wordt een drietal gebieden onderscheiden: de achterwand, de dubbel aangelegde sinus piriformis en het postcricoïdale gebied. De sinus piriformis bevindt zich beiderzijds tussen de plica aryepiglottica van de larynx mediaal en de cartilago thyroidea lateraal. De sensibele bezenuwing gaat uit van de n.laryngeus superior (n.X).

Ring van Waldeyer

De ring van Waldeyer (◘fig. 14.3) bestaat uit ophopingen van lymfatisch weefsel gelegen in de oro- en nasofarynx. Binnen deze ring wordt onderscheid gemaakt in de tonsillae palatinae (keelamandelen), de tonsillae linguales (tongtonsillen), de tonsilla pharyngea of adenoïd (neusamandel), de tonsillae tubariae (lymfoïd weefsel rondom de buizen van Eustachius) en de plicae tubopharyngicae (lymfoïde strengen lateraal in de farynx en op de farynxachterwand). Het lymfoïde weefsel in de ring van Waldeyer vormt een eerste barrière voor

14.1 · Anatomie en fysiologie

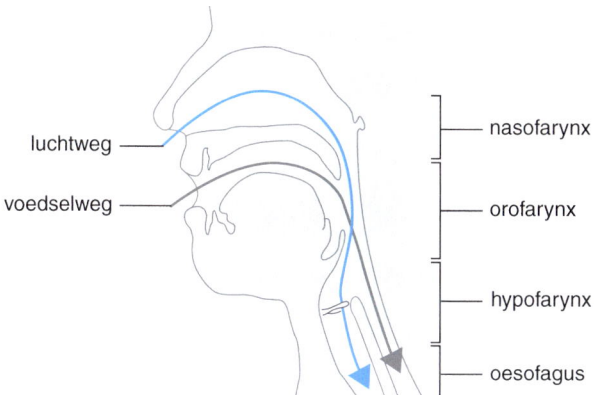

Figuur 14.1 Luchtweg en voedselweg kruisen elkaar ter hoogte van de orofarynx

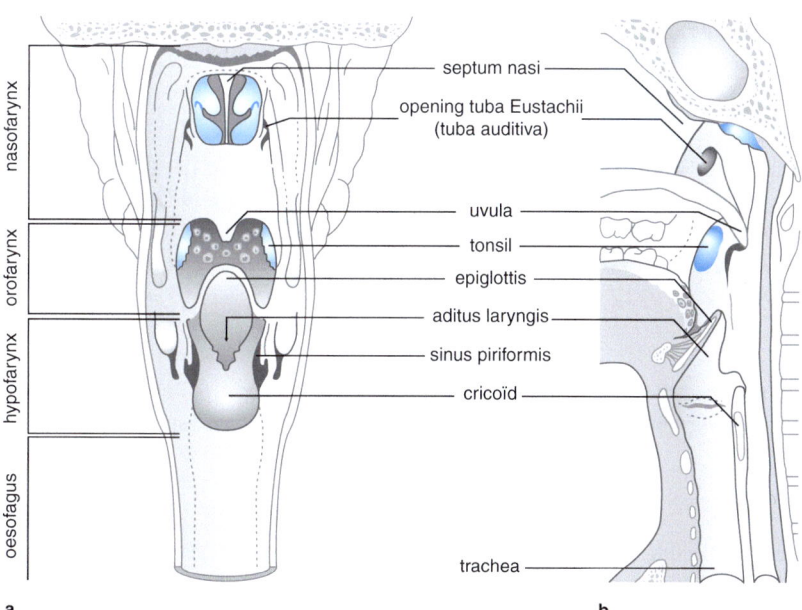

Figuur 14.2 Anatomie van de farynx; **a** dorsaal, **b** lateraal

micro-organismen. Het adenoïd en de tonsillen maken deel uit van het mucosageassocieerde lymfoïdeweefsel (*mucosa-associated lymphoid tissue*, MALT), dat een belangrijke rol speelt bij de ontwikkeling van de immunologische afweer. Door de voortdurende blootstelling aan nieuwe pathogenen wordt bij kinderen vaak hyperplasie van het lymfoïde weefsel in de farynx gezien; dit is een fysiologisch fenomeen.

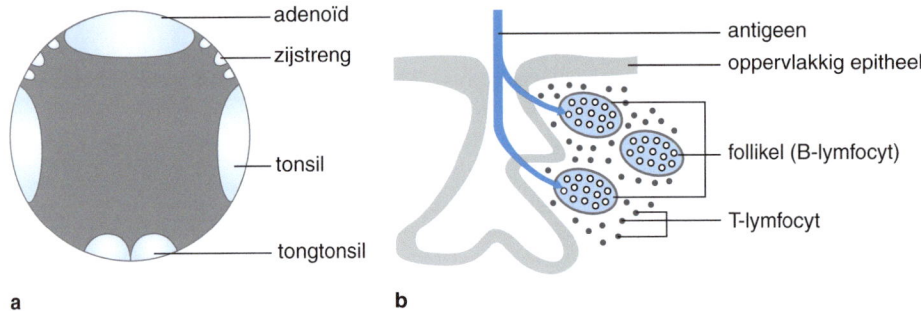

Figuur 14.3 **a** de ring van Waldeyer en zijn samenstellende delen, **b** opbouw van het lymfatisch weefsel in de ring van Waldeyer

14.2 Onderzoeksmethoden

Lichamelijk onderzoek

Orofarynx

Bij de inspectie van de orofarynx is een goede gerichte lichtbundel van het grootste belang. Door met een tongspatel de tong en tongbasis zacht naar beneden te drukken, is directe inspectie mogelijk van het grootste gedeelte van de orofarynx (◘fig. 14.4). De tongbasis en de valleculae epiglotticae kunnen direct met een flexibele endoscoop of indirect met een spiegeltje bekeken worden.

Tonsillen

De tonsil wordt beoordeeld op grootte, aspect (crypteus, beslag, hyperemie) en detritus dat uit de crypten kan worden gedrukt. Met palpatie kunnen induraties en asymmetrie worden beoordeeld.

Palatum molle

Zowel vorm als functie van het weke verhemelte wordt onderzocht. Een gespleten huig (uvula bifida) kan een aanwijzing zijn voor het bestaan van een submuceuze verhemeltespleet. Een submuceuze spleet kan door palpatie worden aangetoond of uitgesloten. Asymmetrische of verminderde beweging van het verhemelte kan het gevolg zijn van een uitval van de n.glossopharyngeus.

Farynxachterwand

Het slijmvlies van de farynxachterwand bevat ophopingen van lymfatisch weefsel, de zogenoemde plicae tubopharyngicae. Bij chronische prikkeling of infectie kunnen deze meer uitgesproken zijn.

Tongbasis

De tongbasis kan, na voldoende oefening, met een licht verwarmde keelspiegel bekeken worden. Men ziet de in V-vorm geplaatste omwalde papillen, de tongamandelen en de beide valleculae epiglotticae. Ook is het mogelijk met een flexibele endoscoop transnasaal of met een 90° starre endoscoop de tongbasis te beoordelen. Bij verdenking op maligniteit in tongbasis- of tonsilregio dienen deze regio's gepalpeerd te worden.

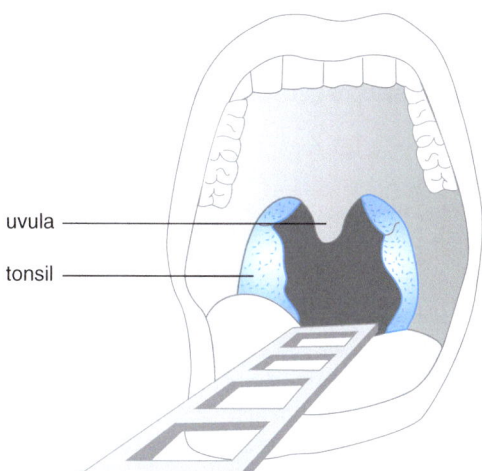

Figuur 14.4 Inspectie van de mond-keelholte: door het zacht neerdrukken van de tong en de tongbasis is een goed zicht te verkrijgen

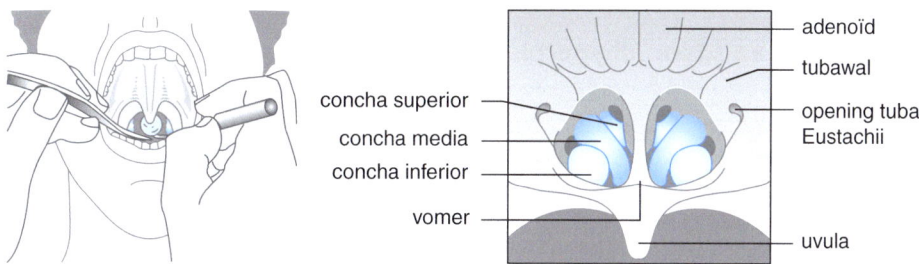

Figuur 14.5 Inspectie van de nasofarynx: achter het ontspannen palatum langs is de nasofarynx met een klein keelspiegeltje te zien

Nasofarynx

Inspectie van de nasofarynx kan geschieden door een klein licht verwarmd spiegeltje achter de vrije rand van het verhemelte te brengen (fig. 14.5). Omdat het onderzoek vaak lastig uit te voeren is, wordt door de kno-arts meestal met behulp van een via de neus ingebrachte dunne, starre of flexibele endoscoop onderzocht. Palpatie van het adenoïd of een laterale halsfoto zijn obsoleet.

Hypofarynx

De sinus piriformes en de postcricoïdregio kunnen poliklinisch slechts beperkt worden onderzocht. Voor nauwkeuriger onderzoek kan onderzoek onder narcose gewenst zijn.

Beeldvormende diagnostiek

Beeldvormende methoden zoals CT en MRI zijn vooral aangewezen om de aanwezigheid en lokalisatie van abcessen of de uitbreiding van (kwaadaardige) tumoren vast te stellen. De slikactie kan met behulp van een 'slikvideo' dynamisch worden beoordeeld. Op een slikfoto zijn morfologische afwijkingen meestal herkenbaar, maar is geen dynamische beoordeling mogelijk.

Slaapregistratie

Slaapstoornissen kunnen met behulp van een polysomnogram in kaart worden gebracht.

14.3 Aandoeningen van de nasofarynx

Inleiding

Aandoeningen van de nasofarynx komen het meest voor bij kinderen en betreffen infecties of hyperplasie van het adenoïd. Aangeboren afwijkingen, zoals een choanale atresie (volledige afsluiting van de choanale opening tussen neus en nasofarynx) of cysten zijn in de huisartspraktijk extreem zeldzaam en worden daarom hier niet besproken. Hetzelfde geldt voor goedaardige tumoren (cysten, verruceuze papillomen, submucosale lipomen, juveniele angiofibromen) en voor kwaadaardige tumoren (nasofarynxcarcinoom). Belangrijk is echter, dat een persisterende, eenzijdige otitis media met effusie bij een volwassen patiënt altijd aanleiding moet zijn voor doorverwijzing naar een kno-arts om een obstructie van de buis van Eustachius door een tumor in de nasofarynx uit te sluiten.

Adenoïditis en adenoïdhyperplasie

Infecties van het adenoïd (adenoïditis) en hyperplasie van het adenoïd komen frequent voor bij jonge kinderen en maken deel uit van de normale ontwikkeling van het immuunsysteem. Een frequentie van zes bovensteluchtweginfecties per jaar wordt bij jonge kinderen nog als normaal beschouwd.

Een adenoïditis is geen geïsoleerd ziektebeeld; het maakt deel uit van een bovensteluchtweginfectie. Een chronisch of recidiverend ontstoken adenoïd kan een bron zijn van zowel bovenste- als ondersteluchtweginfecties. Beperking van de functie van de buis van Eustachius door adenoïditis of adenoïdhypertofie kan leiden tot acute otitis media (OMA) en/of otitis media met effusie (OME), door een verstoorde beluchting van het middenoor en het opstijgen van ziektekiemen vanuit de nasofarynx. Zoals alle bovensteluchtweginfecties beginnen infecties van het adenoïd meestal viraal. De meest voorkomende verwekkers van bacteriële superinfecties zijn *S.pneumoniae*, bètahemolytische streptokokken, *M.catarrhalis* en *H.influenzae*. Risicofactoren voor recidiverende bovensteluchtweginfecties zijn genetische predispositie, atopie, immunodeficiëntie, het syndroom van Down, schisis, herfst- en winterseizoen, kinderdagverblijf (*crowding*) en blootstelling aan tabaksrook.

> **Casus**
>
> De moeder van de 3-jarige Jeroen vertelt u als huisarts dat haar kind de laatste maanden bijna constant verkouden is en regelmatig koorts heeft.
> Klinisch onderzoek levert weinig objectieve bevindingen op. Kno-onderzoek toont purulente rinorree en wat postnasale drip. Longauscultatie is normaal. Bij navraag blijkt het kind te slapen met open mond, en fors te snurken.

Klachten

De symptomen van een ontstoken adenoïd zijn die van een bovensteluchtweginfectie: purulente rinorree, neusobstructie en openmondademhaling, postnasale drip, nachtelijk hoesten, koorts, lymfadenopathie en klachten van OMA en/of OME. Vaak gaat dit samen met klachten van adenoïdhyperplasie, neusobstructie en openmondademhaling, snurken, en hyponasale spraak. Vaak is er het karakteristieke, wat suf aandoende 'adenoïdgezicht'. Zeer uitgesproken adenoïdhyperplasie kan, vaak in combinatie met een tonsilhyperplasie, leiden tot het slaapapneusyndroom.

Diagnostiek

De diagnose wordt anamnestisch gesteld. De kno-arts kan met flexibele of starre transnasale endoscopie de diagnose bevestigen. Bij recidiverende klachten van bovensteluchtweginfecties is allergologisch onderzoek zinvol. Hyperplasie van het adenoïd bij volwassenen duidt op prikkeling van de nasofarynx door chronische rinosinusitis, allergie of reflux. Bij elke volwassene die zich presenteert met het beeld van adenoïditis of adenoïdhypertrofie moet een onderliggende maligniteit (bijvoorbeeld non-hodgkinlymfoom of nasofarynxcarcinoom) worden uitgesloten.

Therapie

Men moet zich realiseren dat 'adenoïde klachten' in zekere mate horen bij de normale ontwikkeling en op den duur spontaan zullen verdwijnen. De behandeling van recidiverende bovensteluchtweginfecties is primair gericht op het vermijden van risicofactoren. Medicamenteuze of chirurgische behandeling is geïndiceerd wanneer infecties en/of obstructieve klachten de algemene gezondheid en ontwikkeling van het kind nadelig beïnvloeden. Lokale therapie als neusdruppels met fysiologisch zout of decongestiva lijkt verlichting te geven. Het effect van antibiotica bij recidiverende bovensteluchtweginfecties is beperkt.

Adenotomie

Het verwijderen van de neusamandel is een van de meest uitgevoerde operaties in Nederland (jaarlijks ongeveer 70.000 kinderen jonger dan 15 jaar) (fig. 14.6). De enige absolute indicatie voor adenotomie bij kinderen is de aanwezigheid van obstructieve slaapapneus als gevolg van adenoïdhyperplasie. Ook bij persisterende otitis media met effusie boven de leeftijd van 3 jaar en recidief van acute middenoorontstekingen na uitstoten van eerdere trommelvliesbuisjes heeft adenotomie (in combinatie met plaatsen van trommelvliesbuisjes) haar effectiviteit aangetoond. Ten aanzien van de effectiviteit van adenotomie bij kinderen met chronische of recidiverende rinosinusitisklachten ontbreken harde wetenschappelijke bewijzen. Adenotomie kan overwogen worden bij ernstige geassocieerde symptomen, zoals therapieresistente recidiverende rinosinusitis en ernstige nasale obstructie.

Contra-indicaties zijn stollingsstoornissen en gecorrigeerde of manifeste palatoschisis of submuceuze palatumspleet (dreigende insufficiëntie van het palatum). Omdat het adenoïd niet omkapseld is, blijft na adenotomie altijd enig lymfatisch weefsel achter. Vanuit deze resten kan het adenoïd weer aangroeien, zodat een her-adenotomie geïndiceerd kan zijn.

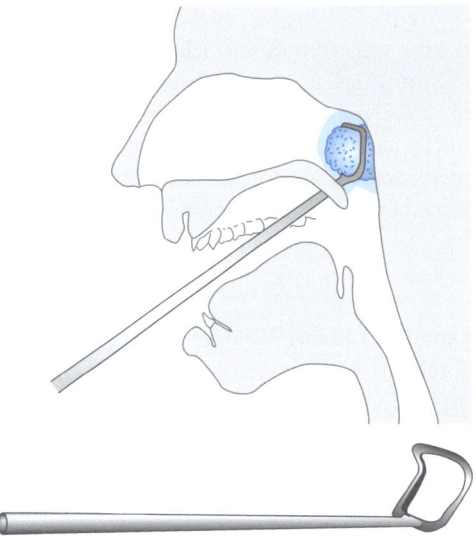

◘ **Figuur 14.6** Adenotomie: met een semi-scherp ringmes wordt het adenoïd van het nasofarynxdak en de achterwand geschraapt

14.4 Aandoeningen van de orofarynx

Inleiding

Ook in de orofarynx zijn ontstekingen de meest voorkomende afwijkingen. Aangeboren afwijkingen zijn zeldzaam; de meest voorkomende is een gespleten verhemelte ofwel palatoschisis. Andere aangeboren afwijkingen zijn restanten van de tweede tot vierde kieuwspleet of kieuwzak (laterale halscyste en halsfistel) en restanten van de ductus thyroglossus (zie ►H. 17).

Ontstekingen

Acute tonsillitis en tonsilhyperplasie

Evenals bij het adenoïd komen ontstekingen en hyperplasie van de tonsillae palatinae bij kinderen frequent voor en behoren zij tot de normale immunologische ontwikkeling. Een tonsillitis is meestal van virale aard. Bij ongeveer 20 % van de tonsillitiden speelt een bacteriële (super)infectie een rol. Groep A-bètahemolytische streptokokken zijn het meest bekend en vooral vroeger waren deze berucht in verband met mogelijke complicaties door auto-immuunkruisreacties: acuut reuma met endocarditis en glomerulonefritis. Tijdens de twintigste eeuw is de incidentie van deze complicaties in de westerse landen echter sterk gedaald, en op dit ogenblik is het risico hierop uiterst gering geworden.

> **Casus**
>
> Jan (8 jaar) komt op consultatie met klachten van keelpijn, pijn bij het slikken, koorts tot 38 °C, en af en toe wat hoest. Bij inspectie van de keel ziet de huisarts een rode farynxachterwand en etterig beslag op de tonsillen. De submandibulaire klieren zijn wat gevoelig en opgezet. Otoscopie en auscultatie zijn normaal.

- **Klachten**

Bij heel jonge kinderen zijn de klachten van een tonsillitis vaak aspecifiek en gelijk aan die van een bovensteluchtweginfectie. De klassieke verschijnselen zijn keelpijn, soms uitstralend naar de oren, slikpijn, algemeen ziek-zijn, koorts en gezwollen pijnlijke lymfeklieren in de hals. Bij onderzoek worden rode vergrote tonsillen gezien met beslag in de crypten, er is een foetor ex ore en in de hals worden beiderzijds hoog jugulair vergrote lymfeklieren gepalpeerd.

Kinderen met uitgesproken hyperplasie van de tonsillen presenteren zich met obstructieve klachten: van mondademen, snurken en onrustig slapen tot obstructief slaapapneusyndroom, en van slikklachten, vooral voor vast voedsel, slecht eten, kwijlen en 'aardappelspraak' tot onvoldoende intake en een afbuigende groeicurve. Bij onderzoek worden vergrote crypteuze tonsillen gevonden (*kissing tonsils*), evenals vergrote lymfeklieren in de hals.

- **Diagnostiek**

De diagnose wordt op basis van de anamnese en het klinisch onderzoek gesteld. Het is voor de huisarts onmogelijk om met zekerheid onderscheid te maken tussen een keelontsteking door streptokokken dan wel door andere verwekkers. De afwezigheid van virale verschijnselen (hoofdpijn, spierpijn, hoesten) en de aanwezigheid van koorts hoger dan 38,5 °C oraal gemeten, cervicale lymfadenopathie, en beslag op de tonsillen of farynxachterwand maken het weliswaar iets waarschijnlijker dat er sprake is van een streptokokkeninfectie. Het opsporen van een groep A-streptokok door middel van een snelle antigeendetectietest of een keelkweek wordt niet langer aangeraden. Het resultaat heeft immers weinig belang voor de behandeling. Keelkweek is wel aangewezen bij een atypisch beloop of bij een immuungecompromitteerde patiënt om atypische verwekkers die een specifieke behandeling vragen op het spoor te komen.

- **Therapie**

Bij acute keelpijn is de therapie in eerste instantie symptomatisch en zijn antibiotica niet noodzakelijk. Bij ernstige tonsillitiden kunnen smalspectrumantibiotica (penicilline V) voor 7 dagen geïndiceerd zijn. Antibiotica verkorten de ziekteduur gemiddeld met 16 uur. Bij kinderen met verhoogd risico op complicaties (bijvoorbeeld preëxistente aandoeningen van de nier of hartkleppen) zijn antibiotica wel steeds geïndiceerd. Opvolging is meestal niet nodig. Vraag wel aan de patiënt om terug te consulteren als de klachten na 2 dagen niet verbeteren of toenemen.

Geef ook informatie over eventuele complicaties en alarmsymptomen zoals toenemende slikstoornissen en keelpijn die kunnen wijzen op peritonsillair abces of syndroom van Lemierre, of blijvende (keel)pijn, moeheid of ziek-zijn, dat kan wijzen op mononucleosis infectiosa, leukemie.

Patiënten aan wie antibiotica worden voorgeschreven, moeten informatie krijgen over de mogelijke bijwerkingen (nausea, diarree, huiduitslag, jeuk, anafylactische reacties).

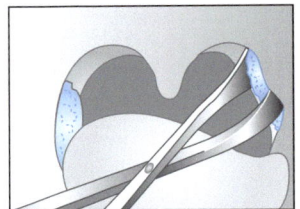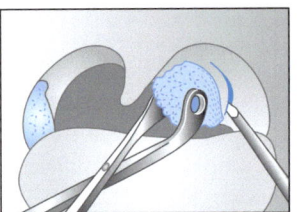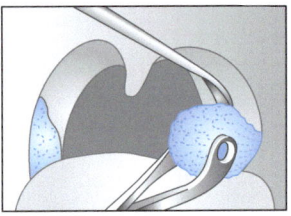

Figuur 14.7 Dissectietonsillectomie: na medialisatie van de tonsil en incisie van het slijmvlies van de tonsilboog wordt het tonsilkapsel vrijgeprepareerd van de omringende spieren van de farynx

Bij kinderen met zeer frequent recidiverende tonsillitiden (7 of meer tonsillitiden per jaar of 5 tonsillitiden per jaar in de afgelopen 2 jaar) is een (adeno)tonsillectomie geïndiceerd. Bij kinderen met frequent recidiverende tonsillitiden (4 tot 6 tonsillitiden per jaar) met ernstige morbiditeit kan een (adeno)tonsillectomie overwogen worden. Bij kinderen met minder ernstige of minder frequente klachten is een afwachtend beleid geïndiceerd. Evenals bij adenotomie is de indicatie voor tonsillectomie zelden absoluut. De enige absolute indicatie bij kinderen is verdenking op obstructief slaapapneusyndroom (OSAS) door hyperplasie van de tonsillen. Relatieve indicaties zijn – naast recidiverende of chronische tonsillitis – klachten van tonsilhyperplasie met beperking van de voedselinname of onrustig slaappatroon door snurken.

(Adeno)tonsillectomie

Jaarlijks worden in Nederland bij 35.000 kinderen jonger dan 15 jaar de tonsillen verwijderd; in 90 % van de gevallen wordt dit gecombineerd met een adenotomie. Tonsillectomie wordt onder algehele anesthesie verricht. Bij kinderen wordt in Nederland in het algemeen de techniek volgens Sluder ('sluderen') toegepast. Bij volwassenen wordt uitsluitend de klassieke dissectietechniek toegepast (fig. 14.7).

Bij kinderen vindt de ingreep meestal in dagbehandeling plaats. Volwassenen worden meestal een nacht opgenomen in verband met de grotere morbiditeit (keel- en slikpijn).

- Complicaties

De belangrijkste complicatie na tonsillectomie is een nabloeding; de kans hierop is 3–6 %. Bijna altijd betreft het een primaire nabloeding in de eerste uren na de ingreep. Secundaire nabloedingen treden meestal op na vijf tot tien dagen, wanneer het fibrinebeslag in de tonsilnis loslaat. De kans op een secundaire nabloeding neemt toe door infectie van het wondbed.

Chronische faryngitis, keelschrapen

Casus

Een 53-jarige man, cipier in de gevangenis, komt op consultatie voor keelpijn. De klachten bestaan al enkele maanden. De pijn is goed te dragen, maar wel min of meer constant aanwezig, telkens als hij moet slikken. 's Morgens bij het ontwaken is dit het ergst. Dan moet hij ook verschillende keren de keel schrapen omdat hij het gevoel heeft dat er iets in de weg zit. Met wat hete koffie gaat het beter maar in de loop van de dag nemen de klachten toe. Ook overdag moet hij regelmatig schrapen. Hij heeft vroeger

een alcoholprobleem gehad maar drinkt nu al jaren niets meer. Hij is drie maanden terug eindelijk ook gestopt met roken.
Bij keelinspectie merkt u dat de farynxachterwand geïrriteerd en hobbelig is. Verder onderzoek is negatief.

Chronische irritatie van het farynxslijmvlies is een veelvoorkomende aandoening. Oorzaken zijn prikkeling door tabaksrook, alcohol en oplosmiddelen. Andere oorzaken zijn postnasale drip bij chronische sinusitis, atopie en gastro-oesofageale reflux. De klachten kunnen verergeren bij oververmoeidheid. Een oorzaak van keelschrapen zonder irritatie van het farynxslijmvlies kan hypertrofie van de tongtonsillen zijn. Hierbij maakt de tongbasis contact met de epiglottis, waardoor een corpus alienum-gevoel ontstaat (zie ▶ par. 14.5 over de hypofarynx). Een andere mogelijke oorzaak is hypofunctionele dysfonie, die vooral bij vrouwen op oudere leeftijd voorkomt (zie ▶ H. 15).

- **Klachten**

De klachten van chronische faryngitis zijn keelpijn of slikpijn, neiging tot schrapen, hoesten en slijmvorming. Er is geen koorts.

- **Diagnostiek**

Bij onderzoek wordt uitgesproken vaatinjectie van het farynxslijmvlies gezien, of hyperplasie van het lymfoïde weefsel op de farynxachterwand.

- **Therapie**

Vermijden of behandelen van de oorzakelijke factoren.

> **Casus (vervolg)**
>
> Bij deze patiënt betreft het hoogstwaarschijnlijk keelirritatie door roken. Het herstel van de farynx na rookstop kan maanden duren, en het keelschrapen onderhoudt mede de klachten. Dit alles wordt hem uitgelegd. Er wordt afgesproken dat hij het schrapen zo veel mogelijk onderdrukt. Na enkele maanden zijn de klachten grotendeels verdwenen.

Peritonsillair abces

Een acute tonsillitis kan gecompliceerd worden door een peritonsillair infiltraat of abces waarbij de infectie zich buiten het tonsilkapsel heeft uitgebreid. Een dergelijk abces ontstaat in het algemeen unilateraal.

- **Klachten**

Naast de symptomen van een ernstige acute tonsillitis zijn de klassieke verschijnselen: trismus door prikkeling van de kauwspieren, en kwijlen omdat slikken te pijnlijk is.

- **Diagnostiek**

De diagnose wordt gesteld op basis van de klachten en het beeld van een unilaterale zwelling ter plaatse van de bovenpool van de tonsil, een oedemateuze uvula die van de aangedane zijde

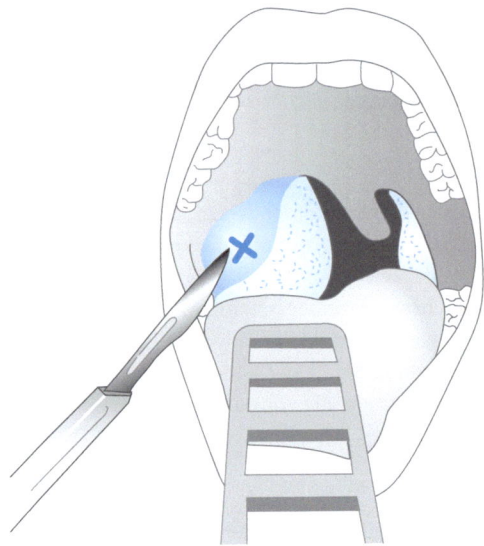

Figuur 14.8 Drainage van een peritonsillair abces; incisie op het punctum maximum van de zwelling

afwijkt en trismus. Wanneer bij punctie of proefdrainage pus wordt aangetroffen is de diagnose bewezen. Bij verdenking op een parafaryngeale uitbreiding van het abces is aanvullende beeldvorming (bij voorkeur CT) nodig.

- Therapie

Een peritonsillair infiltraat wordt met een breedspectrumantibioticum behandeld, eventueel met gerichte antibiotica op geleide van een keelkweek. Vaak is als gevolg van de ernstige slikklachten intraveneuze behandeling noodzakelijk. Voor de behandeling van een peritonsillair abces wordt punctie met aspiratie geadviseerd. Een tonsillectomie *à chaud* is te overwegen in gevallen waarbij de patiënt niet onder lokale anesthesie te behandelen is, bijvoorbeeld bij kinderen, of indien er een indicatie is voor tonsillectomie, bijvoorbeeld door recidief van een peritonsillair abces. Postoperatieve behandeling met antibiotica moet worden overwogen.

- Complicaties

Wanneer de ontsteking zich niet beperkt tot de peritonsillaire loge maar zich uitbreidt naar de parafaryngeale ruimte, kan er uitbreiding naar craniaal (schedelbasis, meningeae en hersenen) en naar caudaal (mediastinum) optreden (zie ▶ H. 17). Andere complicaties zijn sepsis, trombose van de vena jugularis en aantasting van hersenzenuwen (fig. 14.8).

Mononucleosis infectiosa (ziekte van Pfeiffer)

Mononucleosis infectiosa wordt veroorzaakt door het Epstein-Barrvirus en komt het meest voor bij jonge volwassenen. Infectie geschiedt via direct contact (*kissing disease*).

- Klachten

De infectie kan, vooral bij jonge kinderen, asymptomatisch verlopen. Meestal is echter sprake van algehele malaise, koorts, keelpijn en slikklachten door een forse infectie van de ring van

Waldeyer en lymfadenopathie in de hals. Vaak is de lymfadenopathie zeer uitgesproken of het enige symptoom. Typerend is een confluerend fibrineus beslag op de tonsillen met eronder een rood slijmvlies en petechiën. De tonsillen kunnen zo hyperplastisch zijn dat gevaar bestaat voor luchtwegobstructie. Voorts kan sprake zijn van een huiduitslag, hepato- en splenomegalie.

- Diagnostiek

Het bloedbeeld toont een relatieve overmaat aan monocyten, die atypisch van vorm kunnen zijn. Vaak worden leverfunctiestoornissen gevonden, wijzend op een milde hepatitis. Serologische tests op virusspecifieke antilichamen zijn sensitiever en specifieker dan de Paul-Bunnell-Davidson- en Monosticon-sneltesten.

- Therapie

Primair is deze symptomatisch. Voldoende rust is belangrijk. Bij een ernstige superinfectie van de keel kunnen antibiotica noodzakelijk zijn. Amoxicilline mag niet gegeven worden omdat hiermee een huidreactie kan worden uitgelokt. Bij een ernstige belemmering van de luchtweg door tonsilhyperplasie is tonsillectomie geïndiceerd. In het algemeen verdwijnen de symptomen in enkele weken, maar vermoeidheid kan lang aanwezig blijven.

- Complicaties

Zijn zeer zeldzaam; miltruptuur en encefalitis zijn beschreven.

Goedaardige tumoren

Goedaardige tumoren in de orofarynx gaan uit van de daar voorkomende weefsels: slijmvlies, speekselklieren, bindweefsel, spieren, vet, zenuwen enzovoort. Zij zijn normaliter glad begrensd en goed mobiel. De meeste hiervan zijn zeldzaam en geven weinig klachten. Bij grotere tumoren kunnen zichtbare zwellingen en klachten door het ruimte-innemend effect ontstaan (snurken, obstructief slaapapneu, slikklachten). De meest voorkomende tumoren zijn plaveiselcelpapillomen, retentiecysten, fibromen, hemangiomen en naevi. Zeldzamere tumoren zijn parafaryngeale tumoren als speekselkliertumoren, neurogene tumoren en glomustumoren. De diagnose wordt gesteld op het klinisch beeld en zo nodig door cytologische punctie of biopsie. Bij parafaryngeale tumoren is een CT- of MRI-scan onontbeerlijk voor een correcte diagnose. De behandeling is – indien nodig – chirurgisch.

Kwaadaardige tumoren

Orofarynxcarcinoom

Het orofarynxcarcinoom is vrijwel altijd een plaveiselcelcarcinoom en komt het meest voor in de tonsilregio, gevolgd door de tongbasis en het zachte verhemelte. In Nederland komen jaarlijks ongeveer 300 nieuwe gevallen voor. Deze tumoren worden vaker bij mannen ouder dan 45 jaar gezien. Tabaks- en alcoholmisbruik, slechte mondhygiëne, infectie met het humaan papillomavirus en genetische aanleg zijn de belangrijkste etiologische factoren.

- Klachten

Symptomen ontstaan pas laat. In aanvang zijn het niet goed te duiden globus- of slikklachten, die vaak uitstralen naar het oor (*referred pain*, fig. 14.9). In latere tumorstadia treden

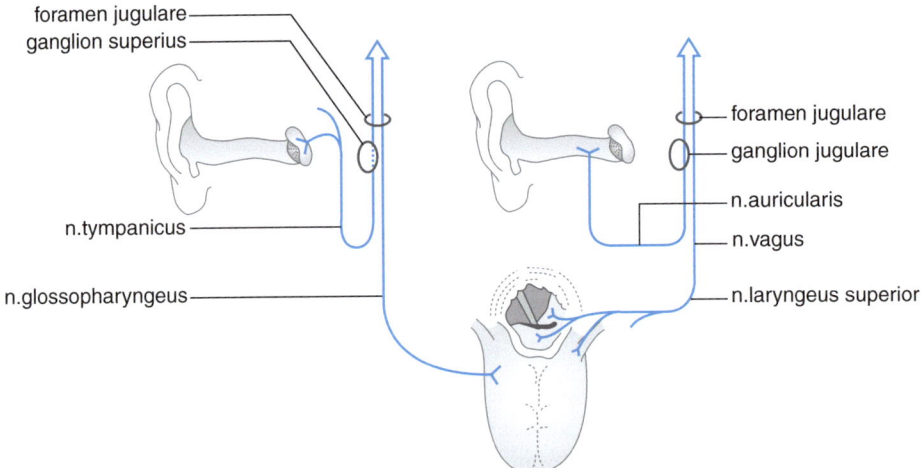

◻ **Figuur 14.9** 'Referred' oorpijn kan zijn oorsprong vinden in afwijkingen van de tongbasis, de tonsil, de supraglottis en de hypofarynx; de pijn kan zowel diep als meer oppervlakkig worden gevoeld

klachten van het spreken en de ademhaling en bloedingen op. Trismus, gewichtsverlies en beperkte mobiliteit van de tong wijzen op een vergevorderd stadium. De tumoren metastaseren reeds in een vroeg stadium naar de lymfeklieren in de hals; de halslymfekliermetastase is vaak het eerste symptoom van de tumor. Bij inspectie en palpatie wordt over het algemeen een ulcererende, geïndureerde tumor gevonden.

- Diagnostiek

De diagnose wordt bevestigd door histopathologisch onderzoek. De uitbreiding van de tumor wordt met behulp van een endoscopie onder narcose en beeldvormend onderzoek bepaald.

- Therapie

Orofarynxcarcinomen worden afhankelijk van het stadium met chirurgie, radiotherapie, chemotherapie of een combinatie hiervan behandeld.

- Prognose

De prognose van het orofarynxcarcinoom is afhankelijk van het stadium. Bij kleine tumoren zonder halslymfekliermetastasen is de vijfjaarsoverleving 70–80 %; bij aanwezigheid van halslymfekliermetastasen 30–40 %.

Maligne lymfomen

De ring van Waldeyer is de meest voorkomende lokalisatie van extranodaal nonhodgkinlymfoom in het hoofd-halsgebied. Het betreft vooral de keelamandelen, maar ook de tongbasisamandelen. Zoals bij alle lymfomen kunnen B-symptomen (moeheid, koorts, nachtzweten) voorkomen. Er is sprake van een niet-ulcererende granulomateuze tumor. De diagnose wordt histopathologisch bevestigd. De behandeling bestaat uit chemotherapie, radiotherapie of een combinatie van beide. Chirurgische therapie is niet geïndiceerd. De prognose is over het algemeen gunstig (50–70 % vijfjaarsoverleving).

Angioneurotisch oedeem (Quincke-oedeem)

Plotselinge zwelling van aangezicht, oogleden, lippen, tong, farynx en supraglottische larynx kan worden veroorzaakt door een angioneurotisch oedeem. Hierdoor kan een levensbedreigende luchtwegobstructie ontstaan. Mogelijke oorzaken zijn een congenitale autosomaal dominante C1-esterasedeficiëntie of -minderactiviteit en niet-congenitale complementstoornissen, het gebruik van ACE (angiotensine converting enzyme)-remmers en allergieën (voedingsmiddelen zoals fruit, vis, eiwit, noten, wespen- of bijengif, medicijnen zoals ACE-remmers, barbituraten, sulfonamide, acetylsalicylzuur en andere pijnstillers, seruminjecties). Vaak is het niet mogelijk de oorzaak te achterhalen.

- Klachten

De patiënten klagen over een plotselinge zwelling van het gezicht, de tong en/of lippen. Soms is inspiratoire stridor en heesheid met in extreme gevallen respiratoire insufficiëntie aanwezig.

- Diagnostiek

De diagnose wordt gesteld op basis van het klinisch onderzoek. Anamnestisch kan naar de oorzaak worden gezocht. Allergietests en het bepalen van het gehalte aan C1-esteraseremmer en de activiteit daarvan in het bloed zijn van belang.

- Therapie

Behalve het zeker stellen van de luchtweg, waarvoor opname, strikte observatie en soms intubatie of in extreme gevallen tracheotomie geïndiceerd is, bestaat de behandeling uit subcutane/intraveneuze toediening van antihistaminica, corticosteroïden en zo nodig adrenaline. Bij de congenitale vorm kan C1-esteraseremmerconcentraat of *fresh frozen*-plasma gegeven worden. Profylactisch kunnen bij C1-esteraseremmerdeficiëntie androgenen of proteaseremmers worden gebruikt. Bij voedselallergieën is een dieet nodig om – potentieel levensbedreigende – recidieven te voorkomen.

14.5 Hypofarynx

Inleiding

De meest voorkomende symptomen gelokaliseerd in de hypofarynx zijn globusgevoel en dysfagie. Mogelijke oorzaken worden verderop besproken. Maligne tumoren zijn gelukkig zeldzaam (in Nederland jaarlijks ongeveer 130 nieuwe gevallen). Persisterende slikpijn, uitstralend naar het oor, zonder duidelijke oorzaak is echter een alarmsymptoom waarvoor doorverwijzing naar een kno-arts moet plaatsvinden.

Globus

- Klachten en oorzaken

Globusgevoel, het gevoel van een brok in de keel, soms gepaard gaand met de behoefte tot schrapen, is een frequent voorkomende klacht. In het algemeen zijn globusklachten functioneel en emotioneel (stress) bepaald. Een oorzaak lijkt een verhoogde spierspanning van de farynx en bovenste slokdarmspieren. Reflux van maagzuur kan een rol spelen. Ook anatomische afwijkingen, zoals een faryngokèle (uitstulpingen van het slijmvlies buiten de muscularislaag), een divertikel, een hyperplasie van de tongbasisamandel of tumoren in de farynx kunnen aanleiding geven tot globusklachten.

- Diagnostiek

Bij typische globus fluctueren de klachten, is er een relatie met stress en zijn de klachten niet continu aanwezig. Afwezigheid van klachten bij slikken van vast en vloeibaar voedsel, het ontbreken van pijn bij slikken en een heldere stem zijn geruststellende bevindingen. Vaak wordt geen oorzaak gevonden. Alarmsymptomen zijn persisterende globusklachten, pijn, gewichtsverlies, voedselpassagestoornissen en stemveranderingen. Dan zijn een kno- en eventueel endoscopisch onderzoek onder narcose en een slikcinematografie geïndiceerd. Naast kno-onderzoek kan het zinvol zijn nader onderzoek te doen naar andere oorzaken; door middel van 24 uurs pH-metrie en manometrie kunnen reflux of spasme van de slokdarmsfincter worden opgespoord. Een effectieve antirefluxproefbehandeling kan ook in deze richting wijzen. Verstoringen van de slikactie en faryngokèles kunnen met een slikvideo in beeld worden gebracht.

- Therapie

Indien mogelijk behandeling van de oorzaak. Als er geen oorzaak wordt gevonden, verdwijnen de klachten vaak na geruststelling spontaan na verloop van weken tot maanden. Bij reflux moet deze behandeld worden.

Dysfagie

- Klachten en oorzaken

Bij de slikactie speelt een groot aantal spieren in de farynx een rol, en de coördinatie is cruciaal. Verlamming van de farynxspieren en sensibiliteits- en coördinatiestoornissen in dit gebied veroorzaken slikklachten. Moeite met het slikken van vast voedsel, verslikken en aspiratie zijn de meest gehoorde klachten. Verslikken kan tot stand komen door onvoldoende larynxheffing of -afsluiting en stase van voedsel in de hypofarynx door onvoldoende propulsie. Dit wordt vooral op oudere leeftijd gezien. Neurologische ziektebeelden waarbij dysfagie voorkomt zijn CVA, multipele sclerose, bulbaire amyotrofische laterale sclerose, de ziekte van Parkinson, myasthenia gravis en familiaire spierdystrofieën. Uitval van de n.vagus, de n.glossopharyngeus of de n.hypoglossus door een neuritis, tumor, operatie of bestraling kan ernstige dysfagie geven. Bestraling of operaties in de hals kunnen leiden tot fibrose en fixatie van de larynx en een gestoorde slikactie. Ook een tracheotomie en vooral een gecuffte canule bemoeilijken het slikken. Verder kunnen ook anatomische afwijkingen, zoals het Zenker-divertikel, aanleiding geven tot slikklachten. Slikklachten komen ook voor bij het Plummer-Vinson-syndroom, gekenmerkt door ijzergebreksanemie, ragaden van de mondhoeken, bleke atrofische slijmvliezen in de mondholte en farynx. De slikklachten verdwijnen na correctie van het ijzergebrek. Reflux en onvoldoende relaxatie van de bovenste slokdarmsfincter kunnen een rol spelen bij aspiratie. Andere oorzaken zijn aangeboren anatomische afwijkingen (bijvoorbeeld tongbasisstruma, mediane halscyste), ontstekingen, internistische ziekten (bijvoorbeeld agranulocytose, thyreoïditis) en dermatologische ziekten (bijvoorbeeld sclerodermie, lupus, pemfigus). Uiteraard dient een tumor in de supraglottis of hypofarynx in de differentiaaldiagnose te worden overwogen.

Diagnostiek
Voor analyse van dysfagie komen naast kno-onderzoek een slikcinematografie, manometrie, 24 uurs-pH-metrie of een fiberscopische analyse van de slikactie in aanmerking.

Therapie
Voor de therapie kan bij dysfagie gedacht worden aan aanpassing van het dieet, logopedische sliktraining, antirefluxmedicatie of een myotomie van de bovenste slokdarmsfincter. Bij zeer ernstige therapieresistente verslikklachten en aspiratie kan een tracheotomie met inbrengen van een gecuffte canule of zelfs een laryngectomie worden overwogen.

Leesadvies

NHG-standaard Acute keelpijn.

Larynx

P.H. Dejonckere en L.J. Hoeve

15.1 Anatomie en fysiologie – 220

15.2 Larynxaandoeningen op kinderleeftijd – 220
  Aandoeningen bij pasgeborenen – 220
  Aandoeningen bij jonge kinderen – 220

15.3 Larynxaandoeningen op volwassen leeftijd – 222
  Primaire organische aandoeningen – 222
  Functionele stemstoornissen – 224

15.1 Anatomie en fysiologie

De luchtweg bestaat uit de neus, farynx, eventueel de mondholte, de larynx, trachea en bronchiën. In dit hoofdstuk beperken we ons tot de larynx en enkele aspecten van de luchtweg distaal daarvan. De larynx reguleert het transport van in- en uitgeademde lucht, maakt stemgebruik mogelijk, en zorgt voor scheiding van lucht- en voedselweg, zodat aspiratie van voedsel en speeksel wordt voorkomen. Deze functies zijn mogelijk doordat de larynx in feite een buis is waarvan de doorsnede heel precies en naar behoefte kan worden ingesteld: maximaal open bij de inademing, beperkt open bij spreken en uitademen, en volledig gesloten bij slikken en persen. Dit wordt mogelijk gemaakt door een kraakbenig skelet dat een stevige wand garandeert en een stelsel van spiertjes die de larynxingang en glottis openen en sluiten (zie ◘fig. 15.1).

15.2 Larynxaandoeningen op kinderleeftijd

Aandoeningen bij pasgeborenen

Laryngeale aandoeningen bij pasgeborenen manifesteren zich veelal als ademhalingsproblemen, met als meest opvallende verschijnsel stridor en minder vaak met stem- of slikklachten. Een laryngeale stridor treedt op bij inspiratie, klinkt helder, muzikaal, verergert bij inspanning en verdwijnt meestal in rust. Het drinken kan bemoeilijkt zijn. Bij onderzoek kunnen intrekkingen worden gevonden laag in de hals, intercostaal en substernaal. De meest voorkomende oorzaak van laryngeale stridor bij een pasgeborene is laryngomalacie, op de tweede plaats komt stembandverlamming. Een laryngeale stridor kan voor het geoefende oor worden onderscheiden van een faryngeale stridor. De laatste klinkt snurkend en wordt veroorzaakt door aandoeningen zoals een grote tong of retrognathie, die buiten het bestek van dit hoofdstuk vallen.

Aandoeningen bij jonge kinderen

> **Casus**
>
> Het was een mooie zonnige, maar frisse dag geweest. In de avonddienst belt mevrouw Jeanne van Gils, een patiënte die allang in de praktijk is en zelf nooit met klachten op het spreekuur komt. Wel af en toe met een van de drie kinderen uit het gezin, die allemaal wat hoesterig zijn en last hebben van een beetje eczeem. Jeanne heeft zelf ook wat hooikoortsklachten, wat ze weer van haar moeder heeft geërfd.
> Nu is ze in paniek want de jongste van 4 is erg benauwd en hoest erg. Het lijkt of het kind een verstikkende en zagende ademhaling heeft. Ze is bang voor een astma-aanval of voor iets ergers, ze heeft het nog niet eerder meegemaakt. Het lijkt of het kind blaft als een zeehondje. Het kind wordt in een deken gewikkeld en aangekomen op de praktijk blijkt het al wat beter te gaan. Uw waarschijnlijkheidsdiagnose wordt makkelijk bevestigd als u het kind onderzocht hebt; er is lichte temperatuurverhoging, een zagende inademing en bij het ausculteren zijn er aan de longen geen afwijkingen. Uw diagnose is pseudokroep, wat in feite een virale infectie van de stembanden is. U adviseert het kind een paracetamol van 100 mg te geven en te gaan 'stomen: samen met het kind onder de warme douche gaan staan of in de buurt van een stomende waterketel in de keuken.

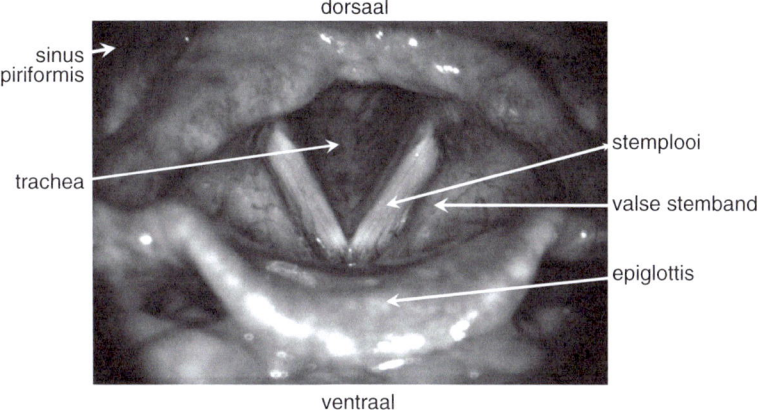

◨ Figuur 15.1   Stelsel van spiertjes die de larynxingang en glottis openen en sluiten

Bij jonge kinderen voorkomende aandoeningen van de larynx zijn bovensteluchtweginfecties, trauma of tumoren. Infectieziekten zijn laryngitis subglottica, ook wel pseudokroep genoemd, epiglottitis en bacteriële tracheïtis. Letsel door langdurige intubatie komt soms voor. Aspiratie van een vreemd voorwerp kan de larynx betreffen, maar vaker de lagere luchtwegen.

Laryngitis subglottica

Laryngitis subglottica is een virale bovensteluchtweginfectie die bij kinderen in de leeftijd van 1 tot 3 jaar betrekkelijk frequent voorkomt. Verwekkers zijn para-influenza en influenzavirussen. Verschijnselen zijn blafhoest, heesheid, inspiratoire stridor en benauwdheid, vaak bij een al enkele dagen bestaande verkoudheid. De lichaamstemperatuur is matig verhoogd. De meeste kinderen kunnen thuis worden behandeld. Therapie is meestal eenvoudig en kan bestaan uit stomen in combinatie met een paracetamol of, bij meer ernstige gevallen, systemisch toegediende corticosteroïden. Bij een bedreigde luchtweg (zeer uitzonderlijk) wordt adrenaline via aerosol toegediend. Een zeldzame keer kan intubatie nodig zijn.

Epiglottitis

Epiglottitis is een beruchte maar zeldzame aandoening bij kinderen. Het is een bacteriële infectie van de strottenklep veroorzaakt door *H.influenzae*. Door de *H.influenzae*-vaccinatie is dit ziektebeeld bij kinderen nog zeldzamer geworden. De verschijnselen zijn ernstige benauwdheid met bemoeilijkte snelle oppervlakkige ademhaling, hoge koorts, en het kind zit rechtop met gestrekte hals. De gezwollen epiglottis dreigt de ademweg af te sluiten. Behandeling in een ziekenhuis en intubatie zijn nodig. Bij niet-gevaccineerde kinderen moet bij infectie en een bedreigde luchtweg de diagnose epiglottitis steeds worden overwogen.

Overige

- Aspiratie corpus alienum

Jonge kinderen kunnen zich verslikken in allerlei voorwerpen. Berucht zijn noten, met name pinda's, en andere etenswaren, maar ook onderdelen van speelgoed. Na een korte episode van hoesten en heftige benauwdheid kan het voorwerp worden uitgehoest of in de bronchiaalboom terechtkomen. Dan ontstaan er verschijnselen van koorts, hoesten en lagereluchtweginfectie. Soms blijft het in de larynx hangen, waar het klachten geeft van inspiratoire stridor. Bij – ook geringe – verdenking op aspiratie van een vreemd voorwerp zal endoscopie moeten worden verricht.

15.3 Larynxaandoeningen op volwassen leeftijd

Primaire organische aandoeningen

Laryngitis

De acute laryngitis is een ontsteking die vooral de laryngeale mucosa betreft, en meestal gepaard gaat met een meer algemene bovensteluchtweginfectie (verkoudheid, griep) van virale oorsprong, eventueel met bacteriële superinfectie. Schorheid treedt op, samen met hoest en keelpijn. De stemplooien vertonen vaatinjectie en zwelling. De behandeling is symptomatisch (paracetamol, stomen, relatieve stemrust). Bij purulent sputum zijn antibiotica geïndiceerd. De ontwikkeling is gunstig na enkele dagen.

Chronische laryngitis is een weefselreactie (erytheem, epitheelhyperplasie met eventueel verhoorning, en eventueel dysplasie) van de larynxmucosae, met name op niveau van de stemplooien op langdurig/herhaaldelijk aanwezige prikkels zoals roken, allergieën, hoesten/keelschrapen, maagzuurreflux, infecties, industriële gassen en dampen, alcohol, inhaleermedicijnen, stemmisbruik enzovoort. De dysplasie is bij rokers een premaligne stadium. De behandeling bestaat uit het vermijden van de etiologische factoren. Als de patiënt blijft roken, is laryngoscopische follow-up geïndiceerd in verband met een sterk verhoogd risico op maligniteit.

Biopsieën onder directe laryngoscopie zijn vaak geïndiceerd bij matige/ernstige gevallen, bijvoorbeeld wanneer er leukoplakie op de stemplooien gezien wordt.

Reinke-oedeem is een bijzondere vorm van chronische laryngitis, waarbij in beide stemplooien een diffuse zwelling optreedt in het losmazige bindweefsel onder het epitheel (= de ruimte van Reinke, of oppervlakkige laag van de lamina propria). Opvallend is het glazige aspect van het oedemateuze slijmvlies. Roken is de belangrijkste etiologische factor, alcohol- en stemgebruik kunnen ook een rol spelen. De stem klinkt schor en laag, wat vooral opvalt bij vrouwen. Met rookstop zijn vroege stadia reversibel. Bij voortgezette ontwikkeling is het nodig om met behulp van microlaryngoscopie het georganiseerd oedeem uit te zuigen/te verwijderen (alleen bij patiënten die volledig zijn gestopt met roken).

Specifieke chronische laryngitiden zoals tuberculose en sarcoïdose zijn zeldzaam.

Stemplooipoliepen en knobbeltjes

> **Casus**
>
> Francine Brouks is marktkoopvrouw en haar aanwezigheid in de wachtkamer is duidelijk te merken; haar luidruchtige, maar gebroken, hesige stem komt overal bovenuit. Tot voor een paar weken, want toen kon zij plotseling alleen nog maar 'zachtjes schreeuwen'.
> Ik leg haar uit dat ze haar stembanden door het vele en zeer luid praten wel eens beschadigd kan hebben en verwijs haar naar een kno-arts. Na vier weken zie ik Francine weer. Het gaat wat beter. De kno-arts had haar verteld dat het knobbeltjes op de stembanden waren. Misschien moeten die nog verwijderd worden, maar daar ziet ze wel erg tegenop.

Stemplooiknobbeltjes (noduli vocales) zijn symmetrische lokale verdikkingen aan de rand van de stemplooien, op ongeveer een derde lengte vanaf de ventrale commissuur (pathognomonisch stemplooibeeld). Het gaat om een weefselreactie (eerst oedeem, later fibrose en epitheelhyperplasie) op een chronisch lokaal microtrauma door combinatie van een afwijkend trillingspatroon en intensief (eventueel afwijkend) stemgebruik. Stemplooiknobbeltjes komen vooral bij vrouwen en kinderen voor (gemiddeld hogere spreektoonhoogte). Heesheid is het belangrijkste klinische verschijnsel en wordt erger door stembelasting, met name bij professionele stemgebruikers, bijvoorbeeld kleuteronderwijzeressen of turnleraressen. Soms is het een echte beroepsziekte. De behandeling bestaat uit het verbeteren van stemhygiëne en stemtechniek (logopedie) en – voor zover mogelijk – uit het verminderen van de stembelasting. Een individuele stemversterker is aan te bevelen bij bepaalde beroepsactiviteiten (bijvoorbeeld demonstratrice op beurzen). Vroege stadia van noduli zijn reversibel, bij latere stadia kan microlarynxchirurgie geïndiceerd zijn, maar dan steeds in synergie met stemtherapie.

Maligne tumoren

Casus

Michel Frisch, 68 jaar, gepensioneerd, komt op het spreekuur omdat hij wel eens wil weten waarom hij zo lang hees blijft en dat wordt echt niet minder, eerder slechter. U bevestigt dat zes weken heesheid te lang is. Hij had geen stembelastend beroep, rookt wel veel en zegt dat hij daarmee wil stoppen. Bij uitwendig onderzoek worden geen afwijkingen aangetroffen behalve een klier in de hals, links. Zijn ademhaling is normaal en niet belemmerd. Omdat u de klier niet vertrouwt, verwijst u hem naar de kno-arts. Er blijkt een stembandcarcinoom te zijn.

Het plaveiselcelcarcinoom is de meest voorkomende maligne tumor van de larynx. De man-vrouwverhouding is ongeveer 10:1, maar het aantal vrouwen neemt toe, samenhangend met toenemend rookgedrag en alcoholconsumptie (de belangrijkste risicofactoren, vooral in combinatie) door vrouwen. De gemiddelde leeftijd ligt rond 60 jaar.

Het klinisch beeld is afhankelijk van de locatie waar de tumor zich ontwikkelt: een stemplooitumor gaat meestal gepaard met dysfonie, zelfs in een beginstadium, maar een supraglottische tumor zal vaak eerst slikklachten of naar het oor uitstralende pijn geven. Het eerste symptoom van een supraglottische tumor kan ook een lymfekliermetastase zijn in de hals. Dyspneu als teken van een gecompromitteerde ademweg is een laat symptoom. In verband met vroege diagnostiek is het zinvol om patiënten die meer dan drie weken dysfoon zijn, of slik- en keelklachten onderhouden, laryngoscopisch te onderzoeken.

Diagnostiek berust op laryngoscopie, eerst indirect, dan direct onder narcose met biopten, en beeldvormend onderzoek (CT- of MRI-scan). Het is van belang een tweede primaire tumor in het hoofd-halsgebied of in de longen uit te sluiten.

Stadiëring gebeurt volgens het TNM-systeem, waarbij het T-stadium de lokale uitbreiding aangeeft (1 t/m 4 van geringe naar massale uitbreiding), het N-stadium de regionale lymfekliermetastasen in de hals (0 t/m 3, van geen naar uitgebreide regionale metastasen), en M de metastasen op afstand (1 of 0: respectievelijk wel of geen afstandsmetastasen). De stadiëring vormt een leidraad voor behandeling en prognose:

- T1-carcinomen kunnen meestal endoscopisch met CO_2-laser onder narcose geëxcideerd worden, maar bestraling is ook een optie (6.000–7.000 cGy in een tijdsbestek van ongeveer zes weken). Beide benaderingen leveren hoge genezingspercentages (rond 90 %).

Dysfonie en verslikken kan in beide gevallen optreden, maar bestraalde patiënten houden meestal ook klachten van een droge keel. Endoscopische excisie heeft ook het voordeel dat, in geval van tumorrecidief, er altijd nog bestraling mogelijk is, terwijl dat omgekeerd meestal niet kan, als gevolg van de door bestraling veranderde mucosae. Dan kan alleen nog uitwendige chirurgie plaatsvinden.

- T2- en kleine T3-larynxcarcinomen komen in aanmerking voor bestraling of partiële laryngectomie, afhankelijk van het individuele geval.
- Bij grotere T3- en T4-larynxcarcinomen is er vaak een indicatie voor een totale laryngectomie, veelal gevolgd door aanvullende bestraling.
- Metastatische halslymfeklieren kunnen door middel van halsklierdissectie (een- of tweezijdig) verwijderd worden, of meegenomen in de bestraling.

Functionele stemstoornissen

Emotionele en psychogene invloeden

> **Casus**
>
> Karin Baudens is 17 jaar en volgt sinds een jaar algemene muziekvorming en zangles op de plaatselijke muziekacademie. Het zingen gaat erg goed. Haar lerares vindt dat ze zeer snel vorderingen maakt en de potentie heeft om zangeres te worden. Zowel Karin als haar ouders keken erg uit naar de jaarlijkse voorspeelavond van de academie waar Karin voor het eerst voor de ouders van de leerlingen zou optreden. Karin oefende intens maar naarmate de avond naderde werd ze steeds nerveuzer bij de gedachte aan een vreemd publiek. Ten slotte was het dan zover. Ze stond op het podium, doodnerveus. De begeleidende piano moest twee keer de intro spelen van het bekende liedje van de Beatles dat ze had ingestudeerd. Uiteindelijk lukte het Karin toch om te beginnen, maar ze produceerde slechts een hees en vals klinkend geluid. Teleurgesteld verliet ze het podium. Nu komt ze op het spreekuur met de vraag om een stemonderzoek.

Psychologische factoren kunnen de adequate coördinatie van de respiratoire en de laryngeale motoriek die voor het normaal stemgeven en spreken vereist wordt storen. Het meest duidelijke beeld is de psychogene afonie (fluisterstem), waarbij de larynxmobiliteit normaal is (patiënt kan normaal kuchen en hoesten), terwijl bij poging tot fonatie er geen adductie van de stemplooien optreedt, of – wanneer de stemplooien wél sluiten – er geen subglottische druk wordt opgebouwd. Naast de afonie kan ook een abnormale toonhoogte, een spastisch krakerig geluid, of een meestal ernstige heesheid gehoord worden. Vanzelfsprekend dient elke organische pathologie te worden uitgesloten.

Een plotselinge emotionele gebeurtenis kan een stemverlies als gevolg hebben. Deze uitleg wordt door de patiënt meestal geaccepteerd, als meteen ook wordt uitgelegd dat de relatie tussen de gebeurtenis en de emotie niet noodzakelijk direct en evident is (bijvoorbeeld latente spanning die later tot uiting komt). Er moet worden vermeden bij de patiënt de indruk op te wekken dat hij/zij niet serieus genomen wordt. De therapie bestaat uit een adequaat gesprek met de patiënt, logopedische stemtherapie en – wanneer nodig – psychotherapie.

Naast de primair psychogene etiologie spelen andere invloeden vaak een rol bij stemproblematiek: angst bij optreden (professionele zangers/acteurs), stress door ongedisciplineerde leerlingen (onderwijzend personeel) enzovoort.

Habituele dysfonie: hyper- en hypofunctioneel stemgebruik

Habituele dysfonie is een chronische stemstoornis als gevolg van aangewend verkeerd stemgebruik. De primaire oorzaak ligt meestal aan overbelasting en stemvermoeidheid (professionele stemgebruikers), waardoor ongewenste compensatiemechanismen kunnen ontstaan, of aan stress. Er is geen laesie of organische afwijking waarneembaar. De ontregeling vindt plaats op spierniveau. In de Angelsaksische literatuur heeft men het over *muscle tension dysphonia*. In theorie kan een onderscheid gemaakt worden tussen hyper- en hypofunctioneel stemgebruik, om uit te drukken dat er te veel of te weinig spierspanning aanwezig is in de spieren die bij de stemgeving betrokken zijn. Deze classificatie berust op uiterlijke kenmerken, zoals zichtbare spanning in de halsspieren tijdens het spreken. Fysiologische metingen laten zien dat het in feite meestal gaat om 'diskinetisch' stemgebruik, met hyperkinese van bepaalde spieren en hypokinese van andere. Zuiver hypokinetische dysfonie kan bij depressieve toestanden geobserveerd worden.

De therapie is gericht op de correctie – wanneer mogelijk – van de oorzakelijke factoren, en op logopedische stemtherapie.

Stemstoornissen samenhangend met de mutatie

Stemmutatie is het veranderen van de stem gedurende de puberteit (13–15 jaar). Bij jongens groeit de larynx meer uit dan bij meisjes ten gevolge van een verhoogde secretie van androgenen (testosteron). De larynx daalt in de hals, de 'adamsappel' wordt duidelijk zichtbaar en de lengte en dikte van de stemplooien neemt toe. Een belangrijk gevolg van deze groei is het dalen van spreektoonhoogte: een octaaf bij de jongen, 3 à 4 halve tonen bij het meisje. De normale mutatie duurt enkele maanden, met heesheid, onwillekeurige registersprongen en grondtooninstabiliteit.

Wanneer de stem, ondanks het normaal uitgroeien van de larynx tot zijn volwassen vorm en het ontwikkelen van secundaire geslachtskenmerken, niet of onvoldoende verandert, is er sprake van een mutatiestoornis. De term 'mutatiefalset' duidt op het habituele gebruik – bij een normaal uitgegroeide larynx – van het falsetregister in gewone, lopende spraak. 'Incomplete mutatie' houdt in dat – steeds bij een normaal uitgegroeide larynx – de toonhoogtedaling wel geïnitieerd wordt, maar niet voltooid: patiënt spreekt met een abnormaal hoge borststem. Met 'verlengde mutatie' verwijst men naar het abnormaal lang duren van de stemverandering, en met name naar de eraan verbonden akoestische manifestaties, zoals toonhoogtebreuken. De oorzaak kan liggen aan het (te) snel uitgroeien van de anatomische structuren en/of aan psychologische factoren zoals aanvaarden van mannelijkheid of niet meer in het geliefde kinderkoor mogen zingen.

Door de patiënt te laten foneren terwijl met een tongspatel druk op de tong uitgeoefend wordt (waardoor de larynx daalt), kan vaak, bij een mutatiefalset, de werkelijke fysiologische grondtoon uitgelokt worden. Hetzelfde effect kan ook worden bereikt door de adamsappel (wanneer prominent) manueel naar caudaal te drukken.

Behandeling is logopedische stemtherapie. Prognose is in principe zeer gunstig.

Schildklier en bijschildklieren

P. Delaere en B. Aertgeerts

16.1 Anatomie en functie – 228

16.2 Onderzoeksmethoden van de schildklier en bijschildklieren – 228
Schildklier – 228
Bijschildklieren – 230

16.3 Aandoeningen van de schildklier – 231
Hyperthyreoïdie – 231
Multinodulair struma – 232
Solitaire schildkliernodulus – 233
Kwaadaardige tumoren – 235

16.4 Aandoeningen van de bijschildklieren – 236
Hyperparathyreoïdie – 236
Hypoparathyroïdie – 238

© Bohn Stafleu van Loghum is een imprint van Springer Media B.V., onderdeel van Springer Nature 2019
A. De Sutter, I. Dhooge en J. W. van Ree (Red.), *Keel-neus-ooraandoeningen*, Praktische huisartsgeneeskunde,
https://doi.org/10.1007/978-90-368-2005-9_16

16.1 Anatomie en functie

De schildklier is een vlindervormig orgaan dat zich aan de voorzijde onder in de hals bevindt tegen de luchtpijp aan. De schildklier bestaat uit twee kwabben of lobben die met elkaar verbonden zijn door een smalle isthmus (fig. 16.1). Soms kan men vanuit deze isthmus naar boven toe nog een streng zien, de zogenoemde 'lobus pyramidalis'.

Gewoonlijk zijn er vier bijschildklieren (glandulae parathyroideae). Deze kleine klierstructuren (2 x 6 mm) wegen samen slechts 120 mg en liggen laterodorsaal van de schildklier.

De follikelcellen van de schildklier maken schildklierhormonen aan. De productie betreft voornamelijk thyroxine (T4, $\pm$ 100 µg per dag) en in mindere mate trijodothyronine (T3, $\pm$ 6 µg per dag). Thyroxine heeft een halfwaardetijd van 6,2 dagen. Deze stof is ook in de handel te verkrijgen en kan oraal worden toegediend na schildklierwegname. Het thyroïdstimulerend hormoon (TSH), geproduceerd door de hypofyse, regelt de activiteit van de schildklier. De productie van TSH wordt geregeld door het TRH (thyrotropin-releasing hormoon) van de hypothalamus (fig. 16.2). Bepaling van de TSH-concentratie is de meest belangrijke test bij de evaluatie van de schildklierfunctie. Om het schildklierhormoon te kunnen aanmaken, heeft de schildklier jodium nodig. Schildklierhormoon beïnvloedt cellulaire oxidatieve processen in het gehele lichaam. De perifolliculaire (C-cellen) liggen verspreid in de schildklier en produceren calcitonine (anti-osteolytisch effect door inhibitie van calciumresorptie uit het bot).

Hyperthyreoïdie wordt gekenmerkt door gewichtsverlies, nervositas, warmte-intolerantie, transpiratie, tremoren en tachycardie. Hypothyreoïdie wordt gekenmerkt door inertie, gewichtstoename, obstipatie, vermoeidheid, koude-intolerantie en myxoedeem. Hypothyreoïdie kan spontaan ontstaan, wordt gezien na schildklierwegname zonder postoperatieve substitutie en na radiotherapie op de hals in het kader van de behandeling van hoofd- en halstumoren.

De vier bijschildklieren produceren het bijschildklierhormoon (parathyroïdhormoon, PTH), dat het Ca-P-metabolisme regelt. Dit hormoon heeft een directe werking op het beenweefsel en ter hoogte van de nieren, met een verhoging van het serumcalcium als gevolg. Daarenboven verhoogt PTH de vitamine D-synthese, waardoor de calciumresorptie uit het darmkanaal toeneemt.

Bij overproductie van PTH wordt fosfaat ter hoogte van de nier in verhoogde mate uitgescheiden door inhibitie van de tubulaire resorptie. Het effect van PTH-overproductie op het calciumgehalte wordt bepaald door de verhoogde calciumresorptie uit de darm en door verhoogde calciumvrijstelling door botafbraak, waardoor een hypercalcemie ontstaat. De hypercalcemie ontstaat ondanks een verhoogde calciumuitscheiding (verhoogde kans voor niersteenvorming) door de nieren (hypercalciurie). Andere klachten bij hyperparathyreoïdie zijn vermoeidheid en adynamie. Bij te lage productie van PTH ontstaat hypocalcemie met als gevolg een verhoogde neuromusculaire excitabiliteit (tetanie en convulsies, paresthesieën ter hoogte van gelaat en handen).

16.2 Onderzoeksmethoden van de schildklier en bijschildklieren

Schildklier

Bij inspectie kan de schildklier beoordeeld worden vóór en tijdens slikken. De schildklier is door ligamenten stevig verbonden met de trachea, waardoor de klier zich tijdens slikken verplaatst, een belangrijk differentiaaldiagnostisch criterium bij zwellingen aan de hals. Tijdens

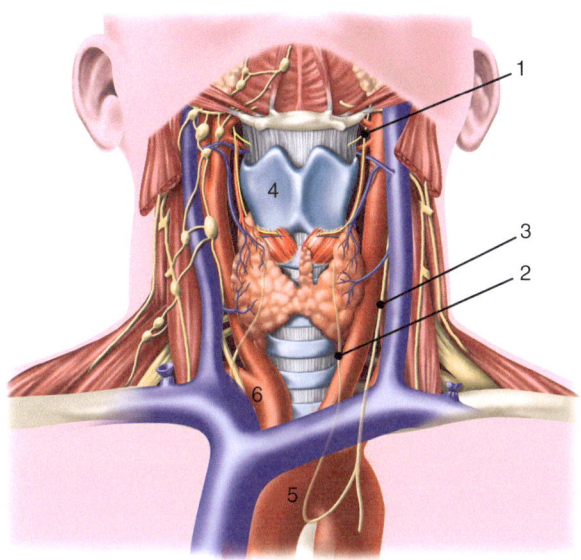

Figuur 16.1 Anatomie van de schildklier. Vooraanzicht op de schildklier en de naburige bloedvaten en zenuwen. De linker-n.recurrens heeft een langer intrathoracaal verloop dan de rechter-n.recurrens; **1** n.laryngeus superior, **2** n.laryngeus inferior, **3** n.vagus, **4** thyroïd kraakbeen, **5** aortaboog, **6** a.subclavia, **7** m.cricothyroideus

palpatie wordt gelet op de consistentie, beweeglijkheid, samenhang met de huid of onderliggende weefsels, de grootte en op eventuele knobbels (noduli). Bij verdenking op hyperthyreoïdie kan tijdens auscultatie een geruis over de schildklier gehoord worden.

Voor het vaststellen van de functie van de schildklier kan men vaak volstaan met het meten van de serum TSH-concentratie, de meest gevoelige waarde voor schildklieraandoeningen. Als het TSH normaal is, dan is met een grote mate van zekerheid aangetoond dat de functie van de schildklier normaal is. Een verlaagd TSH wijst er vrijwel altijd op dat er te veel schildklierhormoon is. Aanvullend kunnen de T3- en T4-spiegel bepaald worden.

Scintigrafie is een onderzoek waarmee, na injectie van een kleine hoeveelheid radioactief gemerkt jodium of technetium, de schildklier kan worden afgebeeld. Het voordeel van de scintigrafie is dat knobbels die te veel of te weinig schildklierhormoon maken, en dus ook jodium of technetium abnormaal concentreren, zichtbaar kunnen worden gemaakt als respectievelijk warme of koude knobbels.

Tegenwoordig is echografie een veelgebruikt beeldvormend onderzoek. Het aspect van een schildkliernodulus, en dan in het bijzonder of er in een dergelijke knobbel vocht zit (cyste), ofwel dat er sprake is van abnormaal weefsel, is vaak goed te zien. Een echogeleide fijnenaaldaspiratiecytologie is geïndiceerd voor een solitaire vastweefselnodulus.

Veel minder vaak zal gebruik worden gemaakt van CT of MRI. Is er sprake van een struma dat afgezakt is tot in de borstholte, dan kan CT of MRI wel behulpzaam zijn bij het bepalen van de luchtwegvernauwing of -verdringing en kan de intrathoracale uitbreiding worden bepaald. Een CT of MRI is ook geïndiceerd voor bepaling van de uitbreiding van maligne schildkliertumoren. Voor gedifferentieerde tumoren is een CT-scan zonder jodiumhoudende contraststof geïndiceerd om niet te interfereren met de nabehandeling (gebruikelijk voor gedifferentieerde schildkliertumoren) door middel van radioactief jodium.

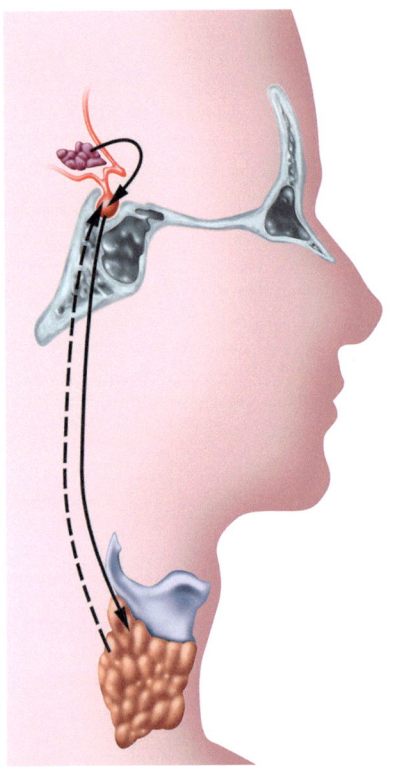

Figuur 16.2 De hypothalamische-hypofysaire-schildklieraxis. De volle lijnen vertegenwoordigen een stimulerend effect; de stippellijn een inhiberend effect. T4 en T3 inhiberen de TSH-productie in een negatieve terugkoppelingslus

Bijschildklieren

Bepaling van het serum-Ca en -P geeft een goede indruk van de bijschildklierfunctie. Een verhoogd serumcalcium bij een asymptomatische patiënt wijst meestal op hyperparathyreoïdie. Bij hypercalcemie en hypofosfatemie wordt de diagnose van hyperparathyreoïdie bevestigd door het vaststellen van verhoogde PTH-waarden. Lokalisatie van een vergrote bijschildklier kan gebeuren door middel van een sestamibi scan, CT-scan of echografie. Sestamibi is een eiwit dat selectief opgenomen wordt door bijschildklierweefsel. Wanneer dit eiwit verbonden wordt met technetium-99 kan het bijschildklierweefsel scintigrafisch worden gevisualiseerd.

16.3 Aandoeningen van de schildklier

Hyperthyreoïdie

> **Casus**
>
> Een vrouw van 22 jaar consulteert de huisarts in verband met vermagering, palpitaties en nervositas sinds enkele maanden. Er zijn geen medische antecedenten. Ze neemt een orale anticonceptiepil. Ze rookt vijf sigaretten per dag. Ze weegt 60 kg. Haar moeder is bekend met een Hashimoto-hypothyreoïdie.
>
> Bij klinisch onderzoek is er een normale halspalpatie, de bloeddruk bedraagt 120/80 mmHg, doch de pols bedraagt 120 per minuut. Er is een fijne rusttremor van beide handen. De sclera boven de iris is spontaan zichtbaar (teken van Von Graefe). De huid voelt klam aan. Op basis van deze anamnese en klinische verschijnselen wordt een hyperthyreoïdie vermoed; bloedonderzoek toont een onderdrukt TSH. Een bijkomend onderzoek toont vervolgens een verhoogd T4 en vooral een verhoogd T3. De TSH-receptorantistoffen zijn eveneens positief. Een scintigrafie (99mTechnetium-pertechnaat) toont een homogene hypercaptatie van 8 % (normaal 1–5 %), er zijn geen koude zones. Een echografie toont een normovolemische hypo-echogene hypervasculaire schildklier ($\pm$ 12 g) zonder noduli. U verwijst de patiënte naar een internist die bevestigt dat het inderdaad een hyperthyreoïdie is. De behandeling wordt gestart met antithyroïd (thiamazol 30 mg daags) en bij bereiken van normale perifere schildklierhormoonwaarden wordt vervolgens L-T4 100 µg daags geassocieerd. Er wordt eveneens geadviseerd te stoppen met roken. De oftalmopathie verdween spontaan na één maand, parallel aan het bereiken van euthyreoïdie. De TSH-receptorantistoffen zijn onmeetbaar laag na veertien maanden. Deze therapie wordt in totaal gedurende achttien maanden voortgezet (met tussentijdse bloedafname om de drie tot vier maanden om zo nodig de dosis L-T4 bij te sturen) en vervolgens op proef gestopt. Een controle van de schildklierfunctie na twee en zes maanden toont nog steeds een normaal TSH. Aan patiënte wordt uitgelegd dat ze opnieuw dient te consulteren bij recidief van de klachten of wanneer er een actieve zwangerschapswens bestaat.

Biochemie bij hyperthyreoïdie toont een verlaagde TSH en een verhoogde T4- en T3-spiegel. De belangrijkste oorzaak van hyperthyreoïdie is de ziekte van Graves. Deze komt vooral voor bij vrouwen tussen de 20 en 40 jaar. Het is een auto-immuunafwijking waarbij antistoffen circuleren die de schildklier stimuleren. De ziekte uit zich in een vergrote schildklier, exoftalmus, tachycardie en tremor (fig. 16.3). Voorts kan hyperthyreoïdie worden veroorzaakt door te veel toegediend schildklierhormoon, door een toxische schildkliernodulus en door een multinodulair toxisch struma, waarbij autonoom functionerend schildklierweefsel bestaat.

De therapie is in de eerste plaats medicamenteus (antithyroïdea) of met radioactief jodium (I^{131}). Bij recidief of als er contra-indicaties bestaan tegen radioactief jodium wordt een thyroïdectomie verricht.

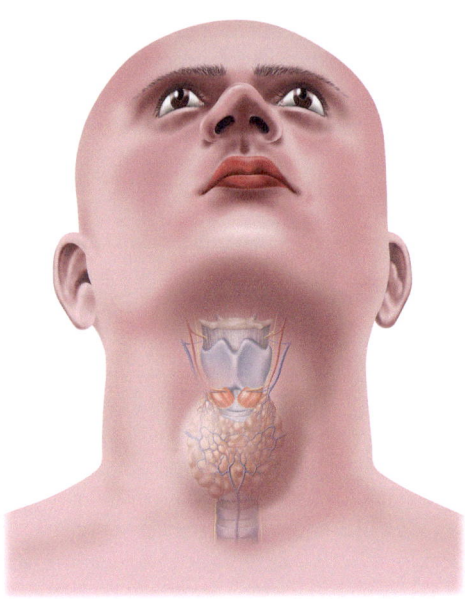

Figuur 16.3 Diffuse vergroting van de schildklier en uitpuilen van de ogen (exoftalmus) bij de ziekte van Graves

Multinodulair struma

Casus

Een man van 48 jaar komt met de klacht dat zijn hals dikker is geworden (boordje van het overhemd kwam steeds strakker te zitten). De hals is vooral de laatste jaren progressief in volume toegenomen. Vooral bij platliggen ervaart de patiënt een sensatie alsof de keel wordt dichtgeknepen. Er zijn geen medische antecedenten. De patiënt vermeldt dat zijn moeder geopereerd is aan struma.
Bij klinisch onderzoek is een bilateraal multinodulair struma te palperen. Bloedonderzoek wijst op euthyreoïdie. Een CT-scan van de hals toont het multinodulair struma met beginnende tracheacompressie. Als diagnose wordt een goedaardig multinodulair struma aangehouden. Het heelkundig weghalen is geïndiceerd omwille van beginnende compressie op de luchtweg en omwille van esthetische reden.
Patiënt wordt doorverwezen en een totale thyroïdectomie (fig. 16.4) wordt doorgevoerd. Vier bijschildklieren werden gespaard. De patiënt krijgt postoperatief schildkliersubstitutie en calciumsupplementen. De calciumtabletten kunnen vanaf de tweede week na de ingreep progressief worden afgebouwd.

Een multinodulair struma kan ontstaan door een gebrek aan jodium met als gevolg een gedaalde productie van schildklierhormoon. De lage schildklierhormoonspiegels veroorzaken een stijging van het TSH, wat resulteert in een hyperplasie van het folliculair epitheel met vorming van schildkliernoduli (fig. 16.4). Zones van bloeding, cystische degeneratie en

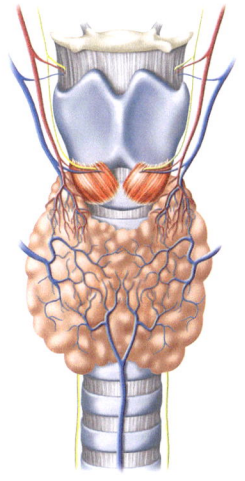
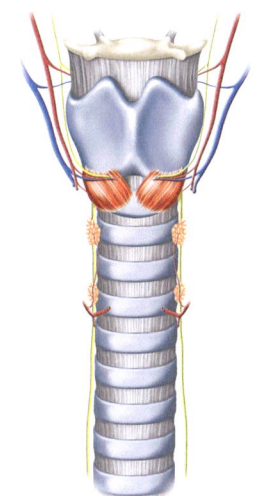

▣ **Figuur 16.4** Totale thyroïdectomie voor multinodulair struma; **a** het multinodulair struma, **b** situatie na totale thyroïdectomie met bewaren van vier bijschildklieren

verkalking kunnen bestaan in de schildklier. Afgezien van het jodiumtekort is de etiologie meestal niet bekend. Het multinodulair struma kan druksymptomen geven ter hoogte van de trachea, met deviatie en vernauwing van de luchtpijp als gevolg. Naast esthetische bezwaren kunnen de druksymptomen op de luchtweg een indicatie vormen voor thyroïdectomie.

Solitaire schildkliernodulus

Casus

Een vrouw van 45 jaar bezoekt de huisarts. Ze voelt sinds enkele dagen een pijnloos 'bolletje' (nodulus) laag rechts in de hals en is hierover ongerust. Ze verkeert verder in een goede gezondheid. Ze werkt als bediende, rookt niet en drinkt nu en dan alcohol. De patiënte heeft de nodulus drie maanden geleden voor het eerst opgemerkt en vermoedt dat deze sindsdien wel wat in volume is toegenomen. De zwelling is volledig pijnloos. Er is geen koorts en geen nachtzweten. Ze is nooit voordien behandeld aan de hals en heeft een blanco oncologische voorgeschiedenis. De familieanamnese voor schildkliertumoren is negatief.
Bij palpatie van de hals wordt een paratracheale nodulus rechts met een diameter van 3 cm aangetroffen. De nodulus voelt vast aan, is pijnloos en de huid is verschuifbaar. Bij het slikken beweegt de nodulus samen met de larynx naar boven en onder. De linkerschildklierkwab is nauwelijks palpabel.

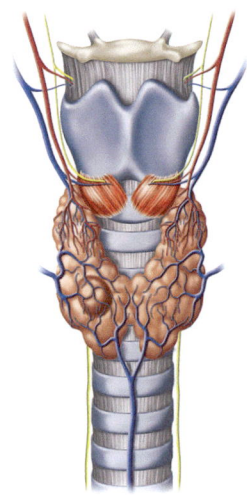 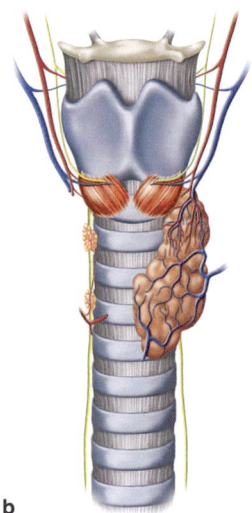

Figuur 16.5 Schildklierlobectomie bij solitaire schildkliernodulus; **a** de solitaire schildkliernodulus

> Na verwijzing van de patiënte naar een internist blijkt het gelukkig mee te vallen. De lokalisatie en eigenschappen wijzen sterk op een geïsoleerde schildkliernodulus. Echografie van de hals wijst op een vaste nodulus in de rechterschildklierkwab van 3,5 x 2,5 cm. Punctiecytologie toont 'folliculaire neoplasie', en de patiënte wordt voor een scintigrafie (99mTechnetium-pertechnaat) verwezen. De nodulus neemt het pertechnaat niet op en is dus een koude nodulus. De bloedafname toont normale serumconcentraties van TSH en T4. Patiënte wordt verwezen voor een rechterschildklierlobectomie (fig. 16.5). Het definitieve histopathologisch onderzoek van het resectiemateriaal toont een folliculair adenoom en geen verdere therapie is vereist. (In geval pathologisch onderzoek wijst op folliculair carcinoom is een totale thyroïdectomie, nabehandeling met radioactief jodium en hormonale substitutie vereist.)

Een solitaire nodulus in de schildklier komt frequent voor. In het algemeen kan gesteld worden dat in de tweede lijn de kans op maligniteit 10 % bedraagt. Een goed gedifferentieerd schildkliercarcinoom manifesteert zich meestal echter ook als een solitaire nodulus. Het komt er dus op aan de potentieel maligne nodulus te selecteren voor heelkundige resectie zonder te vervallen in een doorgedreven wegname van goedaardige adenomen en cysten. Deze selectie gebeurt vooral aan de hand van echografie en fijnenaaldaspiratiecytologie. De solitaire schildkliernodulus is verdacht op maligniteit wanneer hij snel groeit, zeer vast tot hard aanvoelt en de patiënt jong is. Met echografie kan een vaste, volle nodulus worden onderscheiden van een cystische, holle nodulus. De laatste is zelden maligne. Scintigrafie differentieert tussen een functionerende 'warme' en een 'koude' nodus. Elke koude nodus met vaste consistentie en met kwaadaardige of dubieuze cytologie moet worden verwijderd. Een diagnostisch algoritme kan worden opgebouwd, uitgaande van een echografie en cytologisch onderzoek verkregen via fijnenaaldaspiratie (FNA) (fig. 16.6).

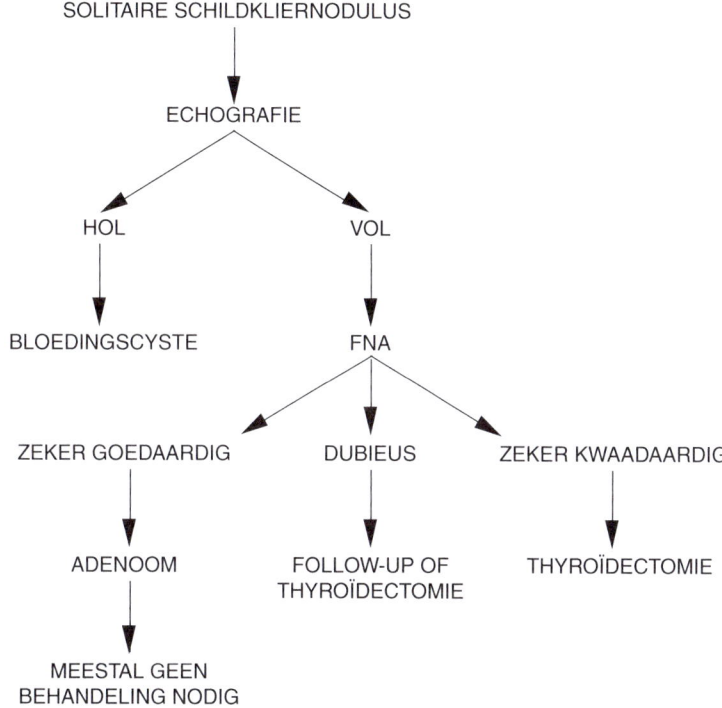

Figuur 16.6 Diagnostisch algoritme voor een solitaire schildkliernodulus fijnenaaldaspiratiecytologie (FNA)

Kwaadaardige tumoren

Kwaadaardige tumoren kunnen goed gedifferentieerd zijn, zoals de papillaire en folliculaire adenocarcinomen, of slecht gedifferentieerd, zoals het medullaire en anaplastische carcinoom. Soms worden metastasen in lymfeklieren of elders gevonden. In 80 % van de gevallen manifesteren schildkliercarcinomen zich als een asymptomatische solitaire nodulus. Halskliermetastasen zijn soms het eerste teken. Uitval van de mobiliteit van een stemband door ingroei in de n.recurrens is een laat symptoom.

- **Papillaire carcinomen**

Deze maken ongeveer 65 % uit van de kwaadaardige schildkliertumoren. Ze komen vooral voor bij jongvolwassenen met een vrouw:manverhouding van 3:1. Blootstelling aan ioniserende straling verhoogt de kans op ontwikkeling van een schildkliercarcinoom. Meestal doen de tumoren zich voor als een asymptomatische koude nodulus. De behandeling bestaat uit thyroïdectomie en halsdissectie (halskliermetastasen komen voor in 30–50 % van de gevallen), gevolgd door postoperatieve toediening van radioactief jodium en substitutietherapie met schildklierhormoon. De prognose is uitstekend (90 % vijfjaarsoverleving).

- **Folliculaire carcinomen**

Deze vormen ongeveer een kwart van de kwaadaardige schildkliertumoren. De behandeling is analoog aan het papillaire carcinoom. Ze hebben een redelijke prognose (80 % vijfjaarsoverleving), maar neigen te metastaseren naar longen en skelet. In aanwezigheid van algemene metastasen is toch een thyroïdectomie met ablatieve radioactieve jodiumbehandeling geïndiceerd. Een variant is het Hürthle-celcarcinoom, dat een slechtere prognose heeft doordat het nauwelijks gevoelig is voor I^{131}.

- **Medullaire carcinomen**

Deze maken 5 % uit van de kwaadaardige schildkliertumoren. Ze komen sporadisch voor of in het kader van een MEN (multiple endocrine neoplasia)-syndroom. Ze gaan uit van de parafolliculaire C-cellen, die calcitonine produceren. Verhoogde calcitoninewaarden hebben een belangrijke diagnostische waarde. Ze hebben een vrij slechte prognose, door de lymfogene en hematogene metastasering. De therapie is chirurgisch. Na behandeling kunnen de calcitonineserumspiegels gebruikt worden als tumormarker.

- **Anaplastisch carcinoom**

Dit carcinoom komt voor bij oudere patiënten. Deze tumor heeft een zeer slechte prognose door de snelle en agressieve groei. De tumor is meestal inoperabel en overleving gedurende langer dan één jaar is zeldzaam.

16.4 Aandoeningen van de bijschildklieren

Hyperparathyreoïdie

Casus

Bij een bloedonderzoek in verband met vermoeidheidsklachten wordt bij een 65-jarige patiënte een verhoogd serumcalcium (11,5 mg/dl) en een verlaagd serumfosfaat vastgesteld. In de voorgeschiedenis is er nefrolithiasis een vijftal jaar geleden en arteriële hypertensie, waarvoor ze een thiazidediureticum inneemt. Ze is sinds 10 jaar in de menopauze.
Ze wordt gevraagd om het thiazidediureticum te staken aangezien dit hypercalcemie kan geven, en krijgt ter vervanging een selectieve bètablokker. Bij een tweede bloedafname twee weken later wordt het verhoogd serumcalcium bevestigd (nu 11 mg/dl), en het parathormoon blijkt (onaangepast) verhoogd.
De patiënte wordt verwezen naar de internist. Aanvullend onderzoek toont een normale nierfunctie, licht verhoogde alkalische fosfatasen, en een normaal serum-25-OH vitamine D. Een 24-uurs urinecollectie toont een hypercalciurie (180 mg/24 uur). Een echografie van de hals toont een normale schildklier en een vergroot parathyroïd in de rechterschildklierbovenpool. Een echografie van de nieren toont bilateraal nefrolithiasis. Een botdensitometrie toont een axiale osteoporose (T-score lumbaalwervel 1 tot lumbaalwervel 4 bedraagt -2,8).

Het betreft hier dus een asymptomatische hypercalcemie op basis van een primaire hyperparathyroïdie met vermoedelijke lokalisatie van een parathyroïdadenoom in de linkeronderpool, reeds verwikkeld met nefrolithiasis en osteoporose. De patiënt wordt verwezen voor een halsexploratie, waarbij een parathyroïdadenoom (histologisch bevestigd) gereseceerd wordt in de linkeronderpool. De drie overige parathyroïden worden opgezocht en komen macroscopisch normaal voor en worden ter plaatse gelaten. Postoperatief ontwikkelde patiënt gedurende twee dagen een lichte asymptomatische hypocalcemie (minimaal 7,8 mg/dl), met spontane normalisatie (hernemen functie door de drie resterende parathyroïden). Gezien de osteoporose werd postoperatief gestart met calcium- en vitamine D-supplementen. Een controle botdensitometrie één jaar na de ingreep toont nu axiaal een verbeterde botdensiteit (T-score van −2.3), zodat calcium- en vitamine D-supplementen volstaan als verdere behandeling.

Primaire hyperparathyreoïdie heeft een incidentie van 1 per 1.000 per jaar en gaat gepaard met een verhoogde parathormoon (PTH)-secretie, verhoogd serumcalcium en laag serumfosfor. Meestal is de oorzaak een bijschildklieradenoom (90 % van de gevallen) dat ontstaat zonder aanwijsbare oorzaak. In 10 % van de gevallen wordt een hyperplasie van de vier bijschildklieren gevonden. Symptomen kunnen afwezig zijn (toevallige diagnose door bepaling van serumcalcium bij routinescreening). Als gevolg van de hypercalcemie kunnen symptomen die het gevolg zijn van niersteenvorming op de voorgrond staan. Verhoogde alkalische fosfatasewaarden als gevolg van verhoogde botresorptie worden waargenomen. Zware cystische botontkalkingen (osteïtis fibrosa cystica van Von Recklinghausen) zijn zeldzaam. Verschillende niet-invasieve testen (echografie, CT en MRI, scintigrafie met technetium-99 sestamibi) werden ontwikkeld om abnormaal bijschildklierweefsel te lokaliseren. Deze lokalisatietesten worden gewoonlijk voorbehouden voor patiënten die reeds vroeger een heelkundige exploratie van de bijschildklieren ondergingen (recidieven, niet-succesvolle exploratie).

Bij *secundaire hyperparathyreoïdie* vertonen de vier bijschildklieren een hyperplasie met overproductie van PTH als gevolg van chronische hypocalcemie (vitamine D-gebrek, nierinsufficiëntie).

Van *tertiaire hyperparathyreoïdie* wordt gesproken wanneer na het opheffen van de hypocalcemie (vitamine D-supplementen, niertransplantatie) de overproductie van PTH autonoom blijft bestaan.

De behandeling van hyperparathyreoïdie bestaat uit een heelkundige verwijdering van het hyperfunctionerende weefsel. Halsexploratie met wegname van het adenoom is geïndiceerd bij een primaire hyperparathyreoïdie. Wegname van de vier vergrote bijschildklieren is geïndiceerd bij hyperplasie. Meestal wordt bij hyperplasie van de vier bijschildklieren een klein gedeelte van één bijschildklier bewaard om hypoparathyreoïdie te voorkomen (◘fig. 16.7). PTH verdwijnt vlug uit de circulatie (halfwaardetijd van vijf tot tien minuten) en bepaling van de spiegel van PTH in het bloed kan dan ook reeds tijdens de operatie gebeuren om zekerheid te verkrijgen dat bijvoorbeeld het oorzakelijke adenoom werd weggenomen.

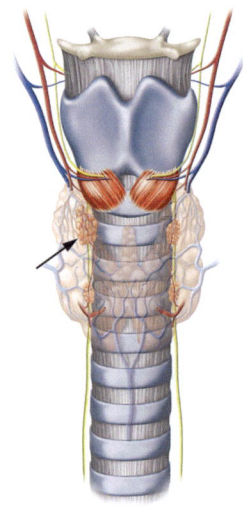 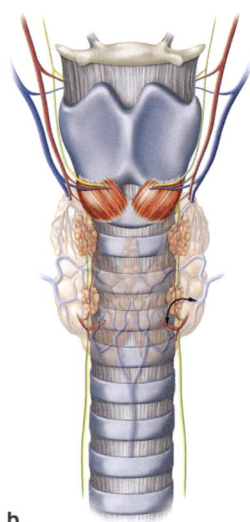

Figuur 16.7 Hyperparathyreoïdie. **a** Een bijschildklieradenoom (pijl) is meestal de oorzaak van primaire hyperparathyreoïdie. Behandeling bestaat uit wegname van het adenoom. Hyperplasie van de vier bijschildklieren wordt meestal gezien bij secundaire en tertiaire hyperparathyreoïdie. Behandeling bestaat uit wegname van de vier bijschildklieren. **b** Een klein stukje (dubbele pijl) van één bijschildklier wordt bewaard om hypoparathyreoïdie zo veel mogelijk te vermijden

Hypoparathyroïdie

Als gevolg van een deficiënte secretie van parathormoon ontstaat een hypocalcemie. Dit wordt gezien na schildklieroperaties met accidentele wegname van de bijschildklieren. Een tijdelijke hypoparathyreoïdie wordt gezien na totale thyroïdectomie door een tijdelijk verminderde bloedvoorziening van de bewaarde bijschildklieren. Als gevolg van de hypocalcemie ontstaat een verhoogde neuromusculaire excitabiliteit (paresthesieën, spasme, convulsies).

Behandeling bestaat uit toedienen van calciumsupplementen bij tijdelijke hypoparathyreoïdie. Bij blijvende hypoparathyreoïdie is een levenslange toediening van vitamine D-metabolieten noodzakelijk.

Hals

R.P. Takes en P.W. Dielissen

17.1 Inleiding – 240

17.2 Ontstekingen en infecties – 242
Tuberculose – 243
Niet-tuberculeuze mycobacteriële lymfadenitis – 243
Kattenkrabziekte – 243
Toxoplasmose – 244
Sarcoïdose – 244
Halsabces – 244

17.3 Congenitale afwijkingen – 245
Ductus thyroglossus – 245
Branchiogene cysten en fistels – 245
Laryngokèle – 245
Lymfangiomen – 246

17.4 Goedaardige tumoren – 246
Ranula – 246
Paragangliomen – 246
Schwannoom – 246
Lipoom – 247
Speekselkliertumor – 247
Schildkliertumor – 247

17.5 Kwaadaardige tumoren – 247

© Bohn Stafleu van Loghum is een imprint van Springer Media B.V., onderdeel van Springer Nature 2019
A. De Sutter, I. Dhooge en J. W. van Ree (Red.), *Keel-neus-ooraandoeningen*, Praktische huisartsgeneeskunde,
https://doi.org/10.1007/978-90-368-2005-9_17

17.1 Inleiding

Pathologie in de hals uit zich in de regel door een zwelling in de hals. Meestal gaat het om een vergrote lymfeklier en minder vaak betreft het speekselklier- of schildklierpathologie, een cyste, een lipoom, een vasculaire aandoening of zeldzame pathologie. De incidentie van een vergrote lymfeklier in de hals in de huisartspraktijk is ongeveer 6–7 per 1.000 patiënten per jaar. In ongeveer 75 % van de gevallen is er sprake van een lokale lymfeklierzwelling en in 25 % is er een gegeneraliseerde lymfadenopathie. Voor de differentiaaldiagnose zijn verschillende factoren van belang, waaronder de leeftijd, duur van de zwelling, locatie in de hals en levensstijl. Voor zowel kinderen als volwassenen is het van groot belang onderscheid te maken tussen een lymfadenopathie op basis van een infectie en een lymfadenopathie op basis van een maligniteit.

Een zwelling in de hals roept bij menig patiënt of diens omgeving de vraag op of er sprake kan zijn van kanker. Een belangrijk doel voor de huisarts bij de aanpak van zwellingen in de hals is dan ook het onderscheid te maken tussen een onschuldige aandoening en een ernstige onderliggende ziekte. De diagnostiek naar zwellingen in de hals is hierop gericht, maar ook in de communicatie met de patiënt is het van wezenlijk belang de mogelijke ongerustheid en zorgen te bespreken. In veel situaties is diagnostiek in de eerste lijn met duidelijke informatie over de aandoening van de hals voldoende om de patiënt gerust te stellen.

Zwellingen in de hals komen bij kinderen veel voor. (Een) kortdurende vergrote lymfeklier(en) bij kinderen heeft meestal een infectieuze oorzaak in het kno-gebied. De zwelling is meestal hoog in de hals (hoog of midden jugulair, submandibulair) of in de achterste halsdriehoek gelokaliseerd (◯fig. 17.1). De kans op een maligniteit is groter als de zwelling langer dan vier weken bestaat en als de vergrote lymfeklieren laag in de hals gelokaliseerd zijn (laag jugulair, supra- of subclaviculair). Daarnaast worden in dat geval specifieke infecties waarschijnlijker, zoals een mycobacteriële lymfadenitis of een kattenkrablymfadenitis.

Bij volwassenen is een solitaire lymfeklier in de hals zonder duidelijke oorzaak verdacht, maar zonder oorzaak of ziekteverschijnselen kan vier weken worden afgewacht. Meestal zal het gaan om een reactieve lymfadenopathie op basis van een banale ontstekingshaard. De lymfadenopathie moet dan wel corresponderen met het drainagegebied van de infectie. Zwellingen in de hals kunnen acuut, subacuut of chronisch voorkomen en dit kan de huisarts helpen in de diagnose (◯tab. 17.1). Voorbeelden van acute zwellingen zijn reactief vergrote lymfklieren op basis van een infectie of een verstopte of ontstoken speekselklier. Bij subacute zwellingen moeten maligniteiten of reumatische ziektebeelden als sarcoïdose worden overwogen. Chronische zwellingen in de hals zijn meestal uitingen van schildklierpathologie (struma) of cysten.

Naast pathologische structuren kunnen ook fysiologische structuren worden gepalpeerd in de hals, zoals de musculus masseter, de glandula submandibularis, de carotis bifurcatie en de processus transversus van de cervicale wervelkolom. Deze structuren kunnen soms de indruk wekken van een pathologische palpabele afwijking. Bij twijfel over de aard en oorzaak van een zwelling in hals is een diagnostische evaluatie geïndiceerd. Het middel van eerste keuze voor diagnostiek is echo al dan niet met een cytologische punctie.

17.1 · Inleiding

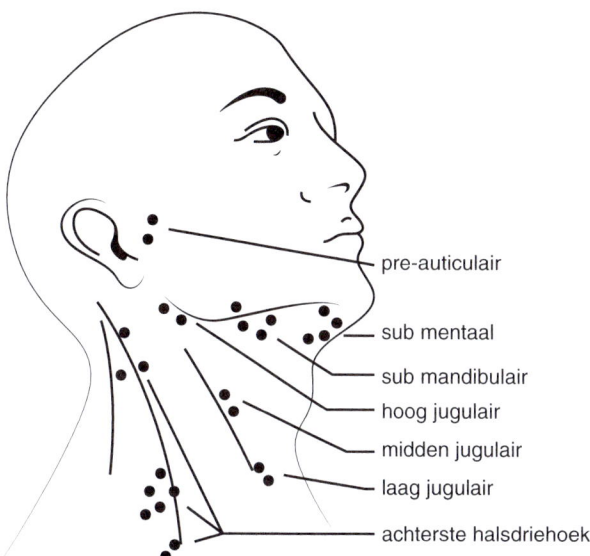

Figuur 17.1 Lymfeklieren in hals en nek

Casus

Aan het eind van het spreekuur ziet de huisarts de heer De Groot. Hij is 46 jaar en al geruime tijd aan het sukkelen wat betreft zijn werk. Hij is 20 jaar getrouwd en het echtpaar is kinderloos. De laatste jaren zag de huisarts hem vooral op het spreekuur met spanningsklachten als het weer eens misliep op het werk. Hij komt nu op het spreekuur omdat hij sinds een week of vier een zwelling voelt in zijn hals. Hij vertelt dat het hem behoorlijk bezighoudt, want je hoort toch zoveel over kanker? Hij zag daardoor ook op tegen het bezoek. Hij voegt er nog aan toe dat het nooit goed kan zijn zo'n knobbel of bultje in de hals.
Bij navragen is de zwelling niet pijnlijk en heeft hij geen roodheid gezien. Hij is de afgelopen weken een beetje verkouden geweest, maar dat ging al weer beter. Andere klachten van keel, neus of oren heeft hij niet. Hij rookt ongeveer tien sigaretten per dag en 's avonds bij het eten af en toe een glas wijn. Bij onderzoek vindt de huisarts rechts submandibulair een zachte, scherp begrensde zwelling met een doorsnede van ongeveer 1,5 cm. Behoudens deze zwelling worden in de hals geen afwijkingen gepalpeerd. Intraoraal onderzoek levert geen bijzonderheden op. Om diagnostische zekerheid te krijgen over de oorzaak van de zwelling acht de huisarts het zinvol een echo van de hals aan te vragen in het nabije ziekenhuis. Op de aanvraag vraagt de huisarts bij echografische verdenking op pathologie ook een cytologische punctie te verrichten.
Een week later komt de heer De Groot op het spreekuur terug. De zwelling is wat kleiner geworden. In het verslag van de radioloog leest de huisarts dat het echografisch ging om een solitair vergrote lymfeklier zonder aanwijzingen voor een maligniteit. Een cytologische punctie toonde een beeld passend bij een reactieve lymfeklier.

Tabel 17.1 Oorzaken van lymfeklierzwellingen of andere zwellingen in de hals. (Bron: Haynes et al. Evaluation of Neck Masses in Adults, 2015)

type	vaak voorkomend	minder vaak voorkomend of zeldzaam
acuut; < 2–4 weken	cytomegalovirusinfectie	acute speekselklierinfectie of lymfadenitis
	Epstein-Barrvirusinfectie	arterioveneuze en lymfatische malformaties
	stafylokokken- of streptokokkeninfectie	hiv-infectie of tuberculose
	toxoplasmosis	kattenkrabziekte
	virale infecties bovenste luchtwegen	
subacuut; weken tot maanden	metastasen van carcinoom (bovenste) luchtwegen of voedselweg	amyloïdose of sarcoïdose
	lymfoom	speekselkliertumor
		sarcoom, bijschildkliercarcinoom
chronisch; maanden tot jaren	schildklierpathologie/struma	cysten (ranula), laryngocèle
		lipoom
		glomus caroticum, glomus jugulare of glomus vagale (paragangliomen)
		arterioveneuze en lymfatische malformaties

17.2 Ontstekingen en infecties

Infecties en ontstekingen in mondholte, orofarynx, hoofd- of halshuid kunnen leiden tot een reactieve lymfeklierzwelling en -ontsteking (lymfadenitis) in de hals. Een lymfadenitis kan optreden zonder duidelijke haard in het hoofd-halsgebied, maar meestal zal er een primaire haard identificeerbaar zijn. De primaire infectiehaard bevindt zich vaak in tonsillen, adenoïd of rond de tanden. De vergrote lymfeklieren zullen zich meestal hoog in de hals (vanuit mondholte en orofarynx) of in de achterste halsdriehoek (vanuit adenoïd) bevinden. De lymfeklieren zullen acuut pijnlijk en gezwollen zijn en de overliggende huid is eventueel rood. Bekende verwekkers zijn, indien bacterieel, vaak groep A-streptokokken, stafylokokken of *H.influenzae*. Daarnaast kan de verwekker viraal zijn zoals het Epstein-Barrvirus, het cytomegalovirus of een adenovirus. Een lymfadenitis colli is in de huisartspraktijk een zeldzame bacteriële ontsteking van lymfeklieren als gevolg van een keelontsteking bij kinderen tussen 1 en 4 jaar. In ongeveer 7 % van de gevallen wordt bij patiënten met een vergrote lymfeklier in de huisartspraktijk de diagnose mononucleosis infectiosa gesteld, bij nog eens 7 % een andere virusinfectie. Aanvullende diagnostiek zal bij een ongecompliceerd beloop zelden nodig zijn.

Een indicatie voor een antibioticum is het vermoeden van een peritonsillair infiltraat, een lymfadenitis colli of een faryngotonsillitis bij een ernstig zieke patiënt of een verhoogd risico op complicaties. Denk daarbij aan immuun gecompromitteerde patiënten of patiënten waarbij eerder complicaties optraden (abces).

Indien er aanwijzingen zijn voor abcedering zal in principe drainage moeten plaatsvinden. Bij beperkte abcedering van een lymfeklier kan overwogen worden om te volstaan met aspiratie en aanvullende antibiotische behandeling. Indien er een verdenking is op abcesuitbreiding buiten de lymfeklieren dient verwijzing plaats te vinden naar een hoofd-halschirurgisch centrum (zie ▶Halsabces).

Tuberculose

Tuberculose, veroorzaakt door de humane *Mycobacterium tuberculosis,* komt meestal als postprimaire infectie via hematogene of lymfogene weg vanuit de longen in de lymfeklieren terecht. Bij mensen die uit de tropen komen of uit andere landen waar tuberculose vaak voorkomt, moet hieraan gedacht worden. De lymfeklierzwelling is relatief weinig pijnlijk bij palpatie. Bij progressie van de lymfadenitis kan fistelvorming door de huid plaatsvinden. Aanvullend onderzoek bestaat uit longonderzoek en testen op tuberculose. Materiaal verkregen door een punctie kan worden onderzocht op *Mycobacterium tuberculosis* (kweek, PCR). De behandeling is medicamenteus en bestaat uit tuberculostatica. Excisie kan eventueel plaatsvinden bij persisterende vergrote klieren en fistels of een drainage in geval van abcederende infecties.

Niet-tuberculeuze mycobacteriële lymfadenitis

Lymfadenitis veroorzaakt door niet-tuberculeuze of atypische mycobacteriën komt meestal voor op jonge leeftijd bij verder gezonde kinderen. Overdracht vindt plaats via aarde, water of voedsel. Meestal is er sprake van een solitair vergrote lymfeklier. Vaak ligt deze vlak onder de huid, die verkleurd kan zijn. Bij volwassenen worden infecties met atypische mycobacteriën met name pulmonaal bij pre-existente longziekten gezien. De diagnostiek vindt plaats door kweek of PCR. De behandeling is primair medicamenteus (clarithromycine, ethambutol en rifampicine). Chirurgische behandeling kan een optie zijn bij een gecompliceerd beloop met abcessen of fistels, maar niet als primaire behandeling, gezien de kans op het veroorzaken van fistels en ontsierende littekens.

Kattenkrabziekte

De kattenkrabziekte wordt veroorzaakt door *Bartonella henselae* en ontstaat in 90 % van de gevallen via kattencontact. Drie tot tien dagen na een krab ontstaat een papel of pustel en na één à twee weken lymfadenopathie. De ernst van de lymfadenitis is zeer variabel en verloopt ernstiger bij immunogecompromitteerden. De diagnose kan worden gesteld door een kweek, PCR, serologie of histologisch onderzoek. Meestal treedt spontaan herstel op na twee tot vier maanden. Behandeling met azitromycine, erytromycine of doxycyline zou het beloop kunnen bekorten en is geïndiceerd bij mensen met een verminderde weerstand.

Toxoplasmose

Toxoplasmose wordt veroorzaakt door *Toxoplasma gondii* en kan op elke leeftijd ontstaan. De parasiet kan worden overgedragen door het eten van rauw vlees of contact met kattenfeces. De aandoening is meestal asymptomatisch en *selflimiting*, maar de weinig voorkomende lymfatische vorm geeft vergrote cervicale en retro-auriculaire lymfeklieren. De lymfadenopathie is in 80 % van de gevallen gelokaliseerd in de hals. Bij immuungecompromiteerde patiënten of bij zwangere vrouwen kan de ziekte ernstiger verlopen (congenitale afwijkingen bij de foetus). De diagnose kan door serologie of eventueel PCR worden gesteld. De behandeling is meestal conservatief of medicamenteus bij ernstige symptomen (pyrimethamine, sulfonamiden).

Sarcoïdose

De verwekker van deze granulomateuze ontsteking met soms lymfeklierzwellingen in de hals is onbekend. In het merendeel van de gevallen is de lymfeklierzwelling gelokaliseerd in mediastinum of supraclaviculair. De diagnose wordt meestal gesteld op het radiologisch beeld van de longen en eventueel histologisch onderzoek van de lymfeklieren. Serologisch onderzoek (Kveim-test) wordt beschouwd als bewijzend voor de diagnose. Het ziektebeeld is doorgaans mild van karakter en de behandeling is dan ook meestal conservatief.

Halsabces

Indien de ontsteking en abcedering zich, buiten de lymfeklieren, in de weke delen van de hals bevindt, is er sprake van een (diep) halsabces. De oorzaak van dergelijke infecties kan gelegen zijn in een primaire faryngitis, het kan dentogeen zijn of er kan sprake zijn van een trauma door een corpus alienum. Vaak blijft de oorzaak overigens onbekend. Verwekkers zijn veelal streptokokken of anaerobe bacteriën. Signalen die kunnen wijzen op een diepe halsinfectie zijn algemene malaise, beperking van het openen van de mond (trismus), dwangstand van het hoofd (beide veroorzaakt door prikkeling van musculatuur) en diffuse pijn, roodheid en zwelling van de hals. Abcedering kan vermoed worden op klinische gronden en eventueel bevestigd worden door CT-onderzoek en een echogeleide punctie. Dit laatste heeft als voordeel dat door de punctie materiaal kan worden verkregen voor bacteriologisch onderzoek.

Deze abcederende infecties verspreiden zich meestal via de verschillende ruimten in de hals, die gevormd worden door de halsfascies. Zo kan via de parafaryngeale en retrofaryngeale ruimte uitbreiding naar het mediastinum optreden. Dit is een potentieel levensbedreigende situatie. Daarnaast kan door de zwelling soms in korte tijd een obstructie ontstaan van de bovenste luchtwegen. De behandeling bestaat uit intraveneuze antibiotische behandeling en chirurgische drainage. Daarnaast moet men de luchtweg waarborgen en in geval van een bovensteluchtwegobstructie zal een intubatie of een tracheotomie moeten worden verricht.

Sialoadenitis

Ontstekingen in de speekselklieren ontstaan meestal door speekselstenen. Dit treedt vaker op bij patiënten met een verminderde speekselproductie ten gevolge van een onderliggende aandoening (syndroom van Sjögren) of medicijngebruik (anticholinergica). De klachten bestaan uit zwelling en pijn van de aangedane speekselklier tijdens de maaltijd. Bij echografisch onderzoek zijn concrementen zichtbaar in de afvoergang van de speekselklier. De behandeling is in principe conservatief met antibiotica en adviezen om de speekselproductie te verhogen, zoals het drinken van zure dranken. In geval van speekselstenen kan chirurgische verwijdering van een steen worden verricht als deze vlak bij de uitmonding in de mondholte ligt. Een meer definitieve oplossing is chirurgische verwijdering van de gehele speekselklier. Aandoeningen van de speekselklieren worden meer uitgebreid besproken in ▶ H. 13.

17.3 Congenitale afwijkingen

Congenitale afwijkingen in de hals zijn niet zeldzaam en bestaan uit een cyste, sinus of fistel. De afwijkingen zitten meestal mediaan in de hals ('mediane halscyste' of ductus thyroglossuscyste) of lateraal in het verloop van de m.sternocleidomastoideus ('laterale halscyste' of branchiogene cyste).

Ductus thyroglossus

Resten van de ductus thyroglossus kunnen aanleiding geven tot het ontstaan van cysten, fistels of ectopisch schildklierweefsel. Deze bevinden zich mediaan in de hals in het traject van het foramen coecum in de tongbasis, via het tongbeen of os hyoideum naar de schildklier. Een cyste kan zich uiten als een symptoomloze zwelling mediaan in de hals die meebeweegt met het slikken door de nauwe relatie met het tongbeen. Soms kunnen ontstekingen optreden in de cyste, die gepaard gaan met roodheid, pijn en soms ontlasting van pus via de overliggende huid. Beeldvormend onderzoek zoals echografie (met een cytologische punctie) en/of MRI kan de diagnose bevestigen. De behandeling bestaat uit chirurgische verwijdering van de mediane halscyste en het mediale deel van het tongbeen, waarin niet zelden resten van de ductus thyroglossus zitten.

Branchiogene cysten en fistels

Deze afwijkingen ontstaan door incomplete obliteratie van kieuwbogen of spleten. Er kan sprake zijn van een cyste, een sinus of een fistel. Typisch is de ligging van de zwelling aan de voorrand van de m.sternocleidomastoideus. De uitmonding van de fistel of sinus is zichtbaar als een klein rood puntje in de huid. Beeldvormende diagnostiek kan bijdragen aan de diagnose. Echografisch onderzoek gecombineerd met een echogeleide cytologische punctie levert meestal de diagnose. Cytologisch onderzoek laat het typische beeld zien van cholesterolkristallen. De cyste is meestal symptoomloos maar kan ontsteken. De behandeling bestaat uit excisie van de cyste, fistel of sinus.

Laryngokèle

Een laryngokèle is een zwelling die ontstaat door een uitstulping van de mucosa van de ruimte net boven de ware stembanden (sinus van Morgagni). Laryngokèles kunnen lange tijd symptoomloos blijven en ontstaan onder invloed van drukverhoging in de larynx, bijvoorbeeld bij spelers van blaasinstrumenten. Stemklachten vormen de belangrijkste klachten. Afhankelijk van de grootte kan de zwelling in de hals zichtbaar en voelbaar zijn. De behandeling is chirurgische excisie.

Lymfangiomen

Lymfangiomen zijn zeldzame aangeboren lymfatische malformaties en een uiting van een stoornis in de embryonale ontwikkeling van de halslymfeklieren. Meestal zijn ze diffuus en vaag begrensd en breiden ze zich uit rond de spieren en in de weke delen van de hals. Beeldvormend onderzoek zoals echografie (met een cytologische punctie) en/of MRI kan helpen de diagnose te stellen en de uitbreiding te bepalen. De afwijking recidiveert vaak na chirurgie en percutane sclerosering is een goede keus indien behandeling gewenst is.

17.4 Goedaardige tumoren

Ranula

Een ranula is een slijmcyste in de mondbodem (kikkergezwel) en ontstaat door obstructie van de afvoergang van de glandula sublingualis. Door de dilatatie ontstaat een cyste. De afwijking kan vanuit de mondbodem zich tussen de mondbodemspieren door uitbreiden en een submentale zwelling geven (*plunging ranula*). De behandeling bestaat uit volledige excisie.

Paragangliomen

Paragangliomen of glomustumoren zijn tumoren die ontstaan uit paraganglionweefsel dat deel uitmaakt van het neuro-endocriene systeem. Het zijn zeldzame, vaak familiair voorkomende tumoren. Ze zijn meestal gelokaliseerd ter hoogte van de glomus caroticum van de carotisbifurcatie, de parafaryngeale ruimte (glomus vagale) en ter plaatse van de schedelbasis (glomus jugulare). Door hun groei en druk op omliggende structuren ontstaan klachten, maar de eerste presentatie is meestal een symptoomloze zwelling. Hoewel goedaardig kan de progressieve groei tot botdestructie en uitval van hersenzenuwen leiden. De behandeling was in principe chirurgisch, maar dit moet worden afgewogen tegen de morbiditeit van de ingreep aangezien de tumoren benigne zijn en in het algemeen langzaam groeien. Derhalve wordt ook vaker stereotactische bestraling of een afwachtend beleid toegepast.

Schwannoom

Schwannomen ontstaan in autonome of perifere zenuwen. Meestal zijn ze symptoomloos, maar ze kunnen een zwelling in de hals veroorzaken. Deze zwellingen liggen in het verloop van de zenuw waar ze van uitgaan (bijvoorbeeld nervus vagus, cervicale plexustakken, sympatische grensstreng) en kunnen derhalve soms vrij diep in de hals gelegen zijn. Een cytologische punctie is in geval van een schwannoom vaak niet diagnostisch en derhalve is beeldvorming (MRI) meer behulpzaam. Bij chirurgische verwijdering kunnen complicaties optreden afhankelijk van de zenuw waar het schwannoom van uitgaat (syndroom van Horner bij de sympatische grensstreng, sensibiliteitsverlies bij de sensibele plexus cervicalis).

Lipoom

Lipomen geven weinig klachten en komen in het halsgebied weinig voor. Klinisch kan een lipoom zich overal in de hals presenteren. De consistentie is typisch week. Verwijdering kan worden overwogen, meestal op cosmetische gronden.

Speekselkliertumor

De grote meerderheid van de speekselkliertumoren bevindt zich in de glandula parotis. De zwelling bevindt zich dan meestal vóór of onder het oor ter plaatse van de kaakhoek. Speekselkliertumoren zijn zeldzaam en het merendeel (70 %) is benigne. Echter, hoe kleiner de speekselklier waarin een tumor zich bevindt, des te groter de kans dat deze maligne is. De gemiddelde leeftijd van patiënten met een goedaardige tumor is 45 jaar met een gelijke verdeling voor mannen en vrouwen. Patiënten met een maligne tumor zijn gemiddeld 55–60 jaar. Met name tumoren van de glandula submandibularis geven een zwelling in het halsgebied. Een belangrijk signaal voor een maligniteit in de glandula parotis is progressieve uitval van de nervus facialis. Echogeleide cytologische punctie is het belangrijkste diagnosticerende onderzoek maar de beoordeling van de cytologie is vaak lastig. Mede om die reden wordt geadviseerd speekselkliertumoren chirurgisch te verwijderen.

Schildkliertumor

Schildkliertumoren kunnen in principe op alle leeftijden voorkomen (zie ►H. 16). Op kinderleeftijd is de tumor vaker maligne. De kans op maligniteit is tevens hoger bij het mannelijke geslacht, radiotherapie in de voorgeschiedenis, snelle groei, bijkomende lymfeklierzwelling en stemklachten door stembandstilstand. Echogeleide cytologische punctie leidt meestal tot de diagnose.

17.5 Kwaadaardige tumoren

Casus

Mevrouw Van Oosterom, 58 jaar, komt met haar man op het spreekuur en vertelt dat het haar man in het weekend was opgevallen dat er halverwege haar hals een zwelling zit. Ze had het zelf nog niet opgemerkt, maar nu voelt ze de zwelling aan de linkerkant zelf ook. Hoewel ze er geen klachten van heeft, geeft het haar toch een vervelend gevoel. Ze maakt ook een wat moedeloze indruk. Mevrouw Van Oosterom werkt al jarenlang als hoofdverpleegkundige op een verpleegafdeling. Ze heeft alleen medicatie voor hoge bloeddruk. Ze is zes jaar geleden gestopt met roken. In een aantal perioden in haar leven heeft ze veelvuldig alcohol gebruikt, maar vijf jaar geleden is ze gestopt met drinken.

> Bij navragen is ze meer moe de laatste tijd en heeft ze een paar keer gemerkt dat na een dag met veel vergaderingen ze last had van heesheid. Bij onderzoek wordt een ongeveer 2 cm grote, wat hard aanvoelende zwelling gepalpeerd halverwege kaakhoek links en de clavicula, langs de voorrand van de m.sternocleidomastoideus. Verder vindt de huisarts in de halsregio en de mondbodem geen afwijkingen. De huisarts verwijst mevrouw Van Oosterom voor nadere diagnostiek naar de kno-arts.
> Twee weken later belt de kno-arts de huisarts met het bericht dat een cytologische punctie van de halsklierzwelling maligne cellen liet zien, passend bij een plaveiselcelcarcinoom. Bij endoscopisch onderzoek van de larynx werd een verdachte laesie gezien op en boven de ware stembanden. Histologisch onderzoek van het gebiopteerde weefsel bevestigde dat het om een maligniteit ging met een voorlopige diagnose T2N1M0-larynxcarcinoom. Ze zal worden behandeld met radiotherapie.

Tumoren in het hoofd-halsgebied zijn relatief zeldzaam. In een huisartspraktijk wordt bijvoorbeeld slechts eenmaal per 10-15 jaar de diagnose larynxtumor gesteld. Van de patiënten die met een vergrote lymfeklier bij de huisarts komen, blijkt ongeveer 1 % uiteindelijk een maligniteit te hebben; in de categorie patiënten jonger dan 40 jaar is dit 0,4 % en in de categorie ouder dan 40 jaar 4 %. De lage incidentie en de afwezigheid van specifieke symptomen maken de vroege diagnostiek voor de huisarts moeilijk. De incidentie is ook afhankelijk van het type maligniteit: de ziekte van Hodgkin heeft een piekincidentie bij pubers en jongvolwassenen; chronische lymfatische leukemie wordt vooral gezien bij ouderen. Een plaveiselcelcarcinoom van het hoofd-halsgebied heeft een piekincidentie rond de 60 jaar.

Verder spelen anamnestische gegevens en risicofactoren een rol, zoals leeftijd, levensstijl en etniciteit. Langdurig en veelvuldig gebruik van alcohol en nicotine zijn risicofactoren voor het ontstaan van maligne tumoren (plaveiselcelcarcinoom) in het hoofd-halsgebied. Radiotherapie in het verleden is een risicofactor voor het ontstaan van een schildkliercarcinoom. Er kunnen symptomen zijn die wijzen op het bestaan van een primaire tumor in de mondholte, de farynx of larynx, zoals slikklachten, uitstralende pijn naar de oren of heesheid. B-symptomen als nachtzweten kunnen wijzen in de richting van een lymforeticulaire maligniteit. Indien de zwelling langdurig bestaat zonder progressie is een maligniteit minder waarschijnlijk, maar het sluit een maligniteit ook niet uit (bijvoorbeeld een laaggradig maligne lymfoom). Verder spelen factoren als de lokalisatie en het aspect van de zwelling een rol bij de kans op een maligniteit. Afwezigheid van pijn, een vaste consistentie van de lymfeklier, grootte en fixatie wijzen in de richting van een maligniteit. Ook een lokalisatie laag in de hals (supraclaviculair) is verdacht. Lymfekliervergroting door een metastase in het bovenste twee derde deel van de hals wijst meestal op een primaire tumor in de mondholte, larynx of farynx en moet tot verwijzing naar een kno-arts leiden (fig. 17.2). Lymfeklieren in het onderste deel van de hals (supraclaviculair) wijzen meestal op pathologie buiten het hoofd-halsgebied (longen of slokdarm) en zou onderzoek door een internist rechtvaardigen.

Het belangrijkste diagnostische middel voor aantoning of uitsluiting van een lymfadenopathie op basis van een maligniteit is de cytologische punctie, al dan niet op geleide van echografie. Het advies is bij lymfeklieren met een grootte van meer dan 1 cm op basis van echografie ook een cytologische punctie te doen. Een cytologische punctie is zelden foutpositief. In 10-15 % is de uitslag foutnegatief en moet de punctie bij een klinische verdenking op een maligniteit herhaald worden.

17.5 · Kwaadaardige tumoren

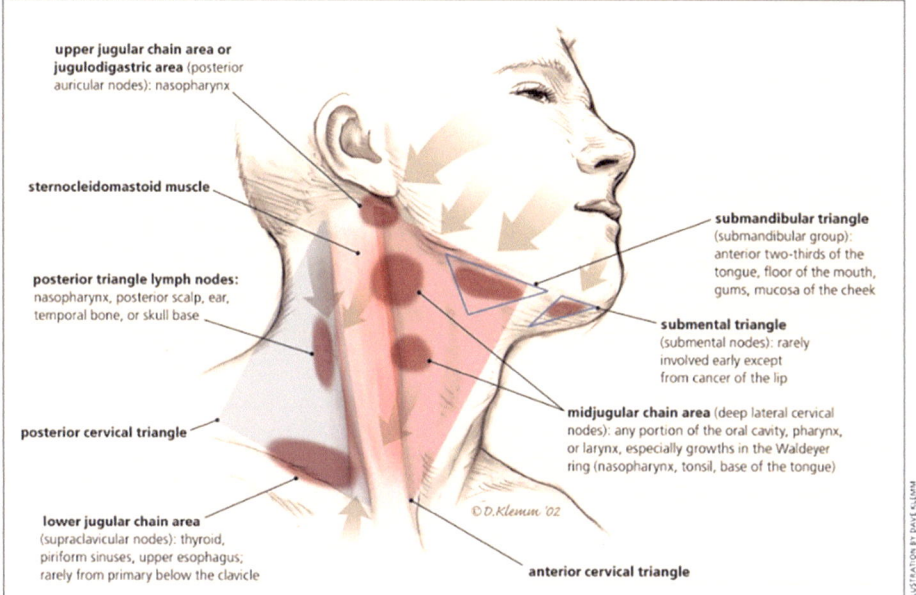

▫ **Figuur 17.2** Vergrote lymfeklierlocatie en hun drainagegebieden

Een biopt van een lymfeklier moet overwogen worden bij aanhoudende negatieve diagnostiek en een diagnostische onzekerheid over de oorzaak van de lymfadenopathie (▫ fig. 17.1). Daarnaast zal bij verdenking op een maligne lymfoom op basis van cytologie, het histologische onderzoek uitsluitsel moeten geven over de typering. In geval van een metastase van een plaveiselcelcarcinoom moet onderzoek plaatsvinden van het hele hoofd-halsgebied om de primaire tumor aan te tonen dan wel uit te sluiten.

Snurken en slaapapneu

A. Boudewyns en S. Claeys

18.1 Definities – 252

18.2 Pathofysiologie – 252

18.3 Epidemiologie – 253

18.4 Klinische presentatie/diagnostisch onderzoek – 253
Klachtenpatroon – 254
Klinisch onderzoek – 255
Polysomnografisch onderzoek – 256

18.5 Behandelingsopties – 256
Behandelingsprincipe – 256
Behandeling van snurken zonder SAHS – 257
Behandeling van SAHS – 259

18.6 SAHS en verkeersdeelname – 261

18.7 Snurken en slaapapneu bij kinderen – 262
Inleiding – 262
Diagnostisch beleid – 262
Behandeling – 264
OSAS bij jonge kinderen (6–23 maanden) – 266
Toekomstperspectieven – 266

Leesadvies – 266

18.1 Definities

Snurken en slaapapneu zijn de belangrijkste aandoeningen binnen het spectrum van de 'slaapgebonden ademhalingsstoornissen': afwijkingen van het ademhalingspatroon die zich alleen tijdens de slaap voordoen. Deze aandoeningen gaan gepaard met een gedeeltelijke of volledige collaps van de bovenste luchtweg (BLW) tijdens de slaap.

Snurkgeluiden ontstaan wanneer de ingeademde lucht turbulenties veroorzaakt die de slijmvliezen van de keelholte doen trillen. De term 'primair snurken' verwijst naar snurken zonder slaapfragmentatie of klachten overdag. De term 'habitueel snurken' wordt gehanteerd als het snurken meer dan vijf nachten per week voorkomt. Indien het snurken aanleiding geeft tot apart slapen van de bedpartners of gebruik van bijvoorbeeld oordopjes, spreekt men van 'sociaal storend snurken'.

Men spreekt van een apneu wanneer de keelholte zich afsluit zodat er geen passage van ingeademde lucht meer mogelijk is. Per definitie duurt een apneu minstens tien seconden. Bij een hypopneu is er gedurende minstens tien seconden een vermindering van de ingeademde lucht van minstens 50 % gepaard met een ontwaakreactie (arousal) en/of een vermindering van het zuurstofgehalte in het bloed $\geq$ 3 %.

De apneu/hypopneu-index (AHI) is het aantal apneus/hypopneus per uur slaap. Bij een AHI > 5 spreekt men van slaapapneu. Als de AHI groter is dan 5 en de patiënt heeft ook symptomen overdag, dan spreekt men van slaapapneu/hypopneusyndroom (SAHS).

Tot voor enkele jaren maakte men een onderscheid tussen obstructieve, gemengde en centrale apneus, doch de laatste jaren blijkt dat deze subtypen berusten op een gemeenschappelijk onderliggend mechanisme. Ook het onderscheid tussen apneu en hypopneu is vervaagd omdat beide een zelfde impact hebben op het slaappatroon en het cardiovasculaire systeem.

18.2 Pathofysiologie

De overgang van waak naar slaap gaat ook bij gezonde personen gepaard met een risico op instabiele ademhaling en het optreden van ademhalingsstoornissen. De verklaring hiervoor ligt in het feit dat deze overgang gepaard gaat met een toename van de weerstand in de BLW en een wijziging in de ademhalingscontrole vanuit de hersenen (de zogenoemde 'ademhalingsstimulus'). De collaps van de BLW vindt plaats tijdens de expiratoire fase (voorafgaand aan een hypopneu of apneu) en is dus onafhankelijk van de inspiratoire (negatieve) intraluminale druk. Of de BLW effectief afsluit, hangt af van een individuele voorbeschikking die wordt bepaald door zowel anatomische (structurele) als neuromusculaire factoren.

SAHS-patiënten hebben een structureel nauwere BLW die een grotere neiging heeft tot collaberen in vergelijking met controlepersonen. Verschillende elementen die hier in min of meerdere mate toe bijdragen zijn reeds genoemd: genetische predispositie, vetopstapeling rond de BLW, veranderingen in de doorbloeding en oppervlaktespanning van de mucosa en veranderingen in longvolume. Tijdens waak is het neuromusculaire compensatiemechanisme actief, waarbij mechanische en chemische stimuli (veranderingen in het O_2- en CO_2-gehalte van het bloed) ervoor zorgen dat de BLW-dilatatoren worden geactiveerd zodat de luchtweg openblijft. Tijdens de slaap valt dit mechanisme weg waardoor een partiële of volledige collaps van de BLW kan ontstaan. Het gebruik van alcohol of spierverslappende medicatie kan bijdragen tot het falen van dit compensatiemechanisme.

Een apneu of hypopneu wordt beëindigd door een arousal, getriggerd door mechanische of chemische stimuli. Op het elektro-encefalogram (eeg) is een ontwaakreactie herkenbaar als een verandering in het golfpatroon. De ontwaakreactie wordt niet zelden gevolgd door een episode van hyperventilatie die op haar beurt aanleiding geeft tot een instabiliteit van het ademhalingspatroon. Bij de meerderheid van de SAHS-patiënten vindt de BLW-obstructie plaats op meerdere niveaus (naso-, oro- en hypofarynx). Bovendien kan het niveau van obstructie variëren, afhankelijk van het slaapstadium en de slaaphouding.

18.3 Epidemiologie

Snurken is een vaak voorkomend probleem. Ongeveer 40 tot 60 % van de mannelijke bevolking op middelbare leeftijd snurkt. In de westerse, mannelijke populatie lijdt 1 op 5 aan slaapapneu en heeft 1 op 20 een SAHS. Bij vrouwen is de prevalentie van slaapapneusyndroom op middelbare leeftijd ongeveer 2 %. In de algemene bevolking is de man-vrouwratio voor SAHS 2–3:1. De prevalentie van SAHS neemt toe met de leeftijd en bereikt een piekwaarde rond 50–60 jaar.

18.4 Klinische presentatie/diagnostisch onderzoek

Casus

Op uw avondspreekuur meldt zich Patrick, 37 jaar, gehuwd met Annick, vader van twee kinderen en werkzaam als financieel verantwoordelijke in een groot bedrijf aan de rand van Brussel. Geëmotioneerd brengt hij het volgende verhaal: 's ochtends op weg naar het werk is hij in slaap gevallen achter het stuur. Hij is wakker geworden in de berm en vermoedt dat hij vanaf de uiterst linkse rijstrook met hoge snelheid onbewust de autosnelweg over is gezigzagd. Na het opmeten van de aanwezige schade is hij maar naar het werk doorgereden, alwaar hij, nog met de schrik in de benen, zijn werkdag heeft doorgemaakt. Uiteindelijk is het zijn vrouw die hem vanavond met dit verhaal én met de achterliggende klacht van moeheid naar de huisarts verwijst.
Bij verder navragen blijkt Patrick reeds langer last te hebben van moeheid, vooral van moe opstaan. De druk op het werk is zeer hoog en ook thuis valt de opvoeding van de kinderen niet altijd mee. De depressieanamnese is negatief. Bij verder exploreren blijkt Patrick een drietal maanden geleden ook al eens de controle over het stuur verloren te hebben. Daarbij is hij over de vangrails gegaan en in de berm tot stilstand gekomen.
Enigszins onder de indruk vervolgt u het consult met een oriënterend fysisch onderzoek. Patrick weegt 92 kg en is 1,80 m lang. Het klinisch onderzoek is verder normaal. U besluit gezien de ernst van het gebeuren een uitgebreidere anamnese voort te zetten met onder andere aandacht voor het slapen. Bij navragen blijkt Patrick weinig te slapen, gemiddeld vijf à zes uur. Hij gaat nooit voor middernacht naar bed en valt dan als een blok in slaap. Om 6 uur wordt hij door de wekker wakker gemaakt. Zeker 's ochtends voelt hij zich slaapdronken. Volgens zijn vrouw snurkt hij luid. Hij heeft daarvoor al eens een tennisbal in de pyjama laten naaien om aldus rugligging te vermijden, maar dat zette volgens zijn vrouw weinig zoden aan de dijk. Op de vraag of zich ook apneus voordoen tijdens het slapen, kan hij geen antwoord geven.
Er volgt verwijzing naar het slaapcentrum en de diagnose – gesteld door een longarts in een regionaal ziekenhuis – matig obstructief-slaapapneusyndroom (OSAS) wordt gesteld.

Instructie: wij vragen u zich een aantal dagdagelijkse situaties voor te stellen en daarbij aan te willen geven wat de kans is dat u zou indutten. Zet een kruisje in de kolom die volgens u de laatste tijd het meest van toepassing is.

Situaties	De kans dat ik zou indutten is			
	Onbestaand	Klein	Redelijk	Groot
Iets zitten te lezen Tv-kijken Passief zitten in een publieke plaats (theater, vergadering, voordracht) Als passagier meerijden in een rit van een uur zonder onderbreking Gaan liggen om uit te rusten in de namiddag wanneer de omstandigheden het toelaten Gaan zitten en met iemand spreken Rustig zitten na een middagmaal zonder alcohol te hebben gedronken In een wagen wanneer u enkele minuten moet wachten in de file				

Figuur 18.1 Epworth sleepiness scale

Klachtenpatroon

Habitueel snurken en hypersomnolentie zijn de belangrijkste kenmerken van SAHS. Er is echter geen eenduidige relatie tussen de ernst van deze symptomen en de objectieve bevindingen (ernst van het SAHS zoals gedocumenteerd tijdens het slaaponderzoek – zie verderop). Het is daarom onmogelijk om op basis van het klachtenpatroon alleen een onderscheid te maken tussen 'snurken' en 'SAHS'.

Snurken kan zo luid zijn dat het de nachtrust van de bedpartner of wijdere omgeving stoort. Onderzoek heeft aangetoond dat nachtelijke omgevingsgeluiden van 45 dB al aanleiding geven tot een gestoord slaappatroon. Als men dan bedenkt dat een luide snurker intensiteiten kan halen van 60 tot 95 dB dan zijn de gevolgen gemakkelijk te begrijpen. Maar snurken gaat ook gepaard met een toename van de ademhalingsinspanning en vaak een gestoorde slaaparchitectuur van de snurker met frequente korte ontwakingen, de zogenoemde 'microarousals'. Dit kan bij de snurker aanleiding geven tot niet-recuperatieve slaap en slaperigheid overdag. In de anamnese is het daarom belangrijk om na te gaan wanneer het snurken voorkomt: occasioneel, bijvoorbeeld na alcoholgebruik, of bij vermoeidheid, alleen in rugligging, elke nacht enzovoort; door wie het als storend wordt ervaren; en of de patiënt er ook zelf hinder van ondervindt.

Bij patiënten met SAHS staat, naast het luide snurken, vaak ook de overmatige slaperigheid op de voorgrond. Deze patiënten zijn 's morgens niet uitgerust en hebben overdag een neiging om in te dutten, vooral in passieve situaties. Een vrij eenvoudig instrument om dit te beoordelen is de Epworth Sleepiness Scale (fig. 18.1).

Bij een score ≥ 10/24 spreekt men van pathologische somnolentie. Vaak zijn er ook concentratie- en geheugenproblemen, nycturie, humeurigheid en depressie waarvan niet zelden de partner mede het slachtoffer is.

SAHS gaat gepaard met een verhoogde morbiditeit en mortaliteit die kan worden toegeschreven aan de gevolgen van de nachtelijke ademhalingsevents: slaapfragmentatie, intermittente hypoxemie en hypercapnie, toename van de intrathoracale druk, hartritmestoornissen, polycythemie, verminderde cerebrale perfusie, pulmonale hypertensie en endocriene/metabole stoornissen. De best gedocumenteerde gevolgen van SAHS zijn overmatige slaperigheid tijdens de dag en een verminderde levenskwaliteit.

Klinisch onderzoek

Naast een grondige anamnese inclusief het navragen van de risicofactoren zoals alcoholgebruik 's avonds, roken, gewichtstoename of overgewicht en gebruik van spierrelaxerende medicatie (bijvoorbeeld benzodiazepinen), is een algemeen klinisch onderzoek (lengte/gewicht/bloeddruk) en een gedetailleerd onderzoek van het kno-gebied geïndiceerd. Op het niveau van de neuskeelholte kan men soms verschillende afwijkingen vaststellen die aan de basis liggen van snurken en SAHS, omdat ze de collapsibiliteit van de BLW doen toenemen of de weerstand van de ingeademde lucht verhogen.

Ter hoogte van de neus dient gelet te worden op abnormale congestie van het neusslijmvlies, septumdeviatie, nasale polypose. In de keelholte treft men vaak een lange en/of oedemateuze uvula, overtollige mucosaplooien en webbing van de faryngeale pijlers of een forse tongbasis aan. Recent hecht men meer belang aan de rol van de zijwanden van de keelholte in het optreden van bovenste luchtwegvernauwing. Bij sommige patiënten heeft men gemerkt dat de keelholte vooral vernauwt in laterolaterale dimensie door een verhoogde collapsibiliteit van de zijwand. Bij de meeste patiënten is er een combinatie van verschillende min of meer uitgesproken anatomische afwijkingen die predisponeren tot SAHS. Men spreekt daarom vaak over *disproportionate anatomy*. Verder dient gelet te worden op abnormale verhoudingen van het aangezichtsskelet, zoals micro- of retrognathie, en occlusale afwijkingen. Ook het meten van de halsomtrek is klinisch relevant. Immers, bij mannen is een halsomtrek > 42 cm geassocieerd met een verhoogde kans op SAHS.

Een longfunctieonderzoek en bepaling van arteriële bloedgassen zijn nuttig om stoornissen in het longfunctiepatroon en eventuele weerslag op het O_2- en CO_2-gehalte in het bloed te beoordelen (hypoxemie, hypercapnie). Hierdoor kunnen eventuele bijkomende longfunctie-en/of gasuitwisselingsstoornissen aangetoond worden die de ernst van de nachtelijke ademhalingsproblematiek mede zullen bepalen. Het laat ook toe de diagnose van 'overlapsyndroom' te stellen: de combinatie van SAHS en chronisch obstructief longlijden, of kan van nut zijn voor de therapiekeuze, bijvoorbeeld *Bilevel positive airway pressure* (Bipap) bij patiënten met restrictief longlijden.

In individuele gevallen kan ook een cardiologische of metabole screening nuttig zijn. SAHS gaat immers gepaard met een verhoogd risico op cardiovasculaire morbiditeit. Vooral bij patiënten met meerdere cardiale risicofactoren kan een aanvullend onderzoek zinvol zijn. Ook indien er veel centrale apneus voorkomen, is een cardiologische controle geïndiceerd om onderliggend hartfalen uit te sluiten. Er zijn de laatste jaren ook meer en meer aanwijzingen dat SAHS een rol kan spelen in het ontstaan of verergeren van het metabool syndroom. Het metabool syndroom wordt gekenmerkt door hyperinsulinemie (ten gevolge van insulineresistentie), dyslipidemie, centrale obesitas en arteriële hypertensie. SAHS kan hiertoe bijdragen door toegenomen sympatische activiteit, hogere waarden voor serumcortisol, vorming van reactieve zuurstofradicalen, toegenomen inflammatie, gestoorde glucosetolerantie en gestoorde regulatie van de eetlust door slaaptekort.

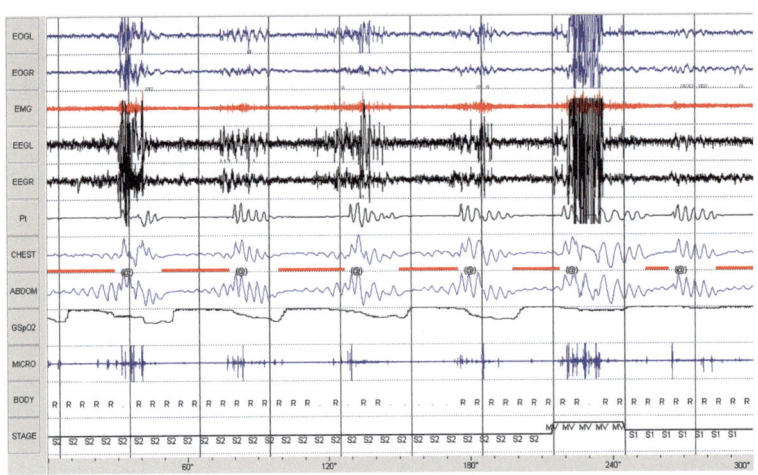

Figuur 18.2 Polysomnografische registratie met weergave van volgende signalen (boven/onder): elektro-oculogram (linker-/rechteroog); elektromyogram van de kinspieren, elektro-encefalogram; nasale flow gemeten met pneumotachograaf; thoracoabdominale bewegingen; zuurstofsaturatie; snurkgeluiden, slaaphouding en slaapstadium. Deze figuur illustreert het repetitief voorkomen van gemengde en obstructieve apneus die telkens resulteren in een ontwaakreactie (arousal) en zuurstofdesaturatie

Polysomnografisch onderzoek

De gouden standaard om de diagnose te stellen van SAHS is het polysomnografisch onderzoek (PSO). Tijdens dit onderzoek worden afwijkingen in het nachtelijke ademhalingspatroon in relatie gebracht met veranderingen in de slaaparchitectuur, het hartritme en het zuurstofgehalte tijdens de slaap (◘fig. 18.2).

Het onderzoek geeft het antwoord op een aantal essentiële vragen: is er sprake van SAHS en zo ja, wat is de ernst hiervan? Zijn er andere geassocieerde aandoeningen aangetoond tijdens het PSO die bijdragen tot het klachtenpatroon van de patiënt, zoals periodische beenbewegingen? Is er alleen sprake van snurken en zo ja, gaat dit dan gepaard met een gestoorde slaaparchitectuur?

18.5 Behandelingsopties

Behandelingsprincipe

Bij het bepalen van de meest geschikte behandeling voor een individuele patiënt dient men rekening te houden met de gegevens uit de anamnese, het klinisch onderzoek en kno-onderzoek, de pulmonale evaluatie en het polysomnografisch onderzoek.

Voor elke patiënt met snurken of SAHS geldt een aantal algemene maatregelen, gericht op het vermijden of corrigeren van predisponerende factoren: gewichtscontrole, vermijden van alcoholgebruik tijdens de avonduren, vermijden van medicatie met spierrelaxerend effect.

De lokale behandelmogelijkheden voor snurken en SAHS beogen een correctie van de anatomische afwijkingen waarvan men meent dat ze bijdragen tot collaps van de BLW tijdens de slaap. Om deze reden is een grondig kno-onderzoek, inclusief een fiberendoscopie van de bovenste luchtweg, geïndiceerd. Bij patiënten met SAHS blijkt dat er meestal meerdere plaatsen van collaps voorkomen tijdens de slaap en is het noodzakelijk om dit voorafgaand te documenteren. De laatste jaren maakt men hiervoor vaak gebruik van een slaapendoscopie. Bij dit onderzoek zal de kno-arts een fiberendoscopie van de BLW uitvoeren terwijl de patient onder sedatie wordt gebracht in de operatiezaal. Op deze manier kan men de structuren die bijdragen tot het ontstaan van snurkgeluiden en BLW-collaps, rechtsreeks visualiseren tijdens het gebeuren.

Behandeling van snurken zonder SAHS

Occasionele snurkers (bijvoorbeeld na alcoholgebruik, bij verkoudheid of vermoeidheid) kunnen meestal voldoende geholpen worden met algemene, niet-heelkundige maatregelen. Zo blijkt voor patiënten die alleen snurken bij verkoudheid of in het kader van een allergische rinitis, het gebruik van neuspleisters (type Breath Rigth^R) vaak een goed hulpmiddel te zijn. Ook het vermijden van rugligging is bij een aantal snurkers voldoende efficiënt.

Wanneer het snurken sociaal storend is en noopt tot apart slapen, of gepaard gaat met overmatige slaperigheid tijdens de dag, kan een aanvullende lokale behandeling overwogen worden.

Neuschirurgie

De correctie van afwijkingen ter hoogte van de neus beoogt in eerste instantie de normalisatie van de neusdoorgankelijkheid. Gemiddeld zal de snurkintensiteit door een dergelijke ingreep slechts met een 10 dB verminderen. Desondanks is het optimaliseren van de neusademhaling vaak noodzakelijk, omdat een verhoogde neusweerstand predisponeert tot openmondademhaling en op die manier een collaps van de tongbasis in de hand werkt. Daarnaast heeft de passage van lucht door de neus, door stimulatie van neusreceptoren, een gunstig effect op de BLW-dilatatoren. Correctie van het neustussenschot, partiële resectie van de onderste neusschelp en neusklepchirurgie zijn de meest gebruikte technieken.

Palatale chirurgie

Bij de meeste snurkers situeert het hoofdprobleem zich ter hoogte van de keelholte en vooral op niveau van de uvula, het palatum en de tonsillen. De klassieke 'antisnurkoperatie' of uvulopalatofaryngoplastie (UPPP) werd geïntroduceerd in de jaren tachtig van de vorige eeuw en is nog steeds een succesvolle ingreep die meestal niet alleen resulteert in een eliminatie van snurken, maar ook de slaaparchitectuur verbetert. Hierbij verwijdert men een deel van het zachte verhemelte (inclusief de huig) zodat de keelholte ruimer wordt. Doorgaans worden bij deze ingreep ook de keelamandelen weggenomen indien dit nog niet eerder is gebeurd (fig. 18.3). Deze ingreep gebeurt onder algemene narcose. Het belangrijkste nadeel van deze ingreep is de uitgesproken postoperatieve pijn die gemiddeld zeven tot tien dagen kan aanhouden en hierdoor gepaard gaat met een tijdelijke arbeidsongeschiktheid. Andere neveneffecten, zoals nasale regurgitatie, speekselvloed en nasofaryngeale stenose met blijvende slikhinder, kunnen optreden als laattijdige verwikkeling.

Vaak zal men opteren voor een partiële resectie van de uvula (uvulotomie) en/of een niet-invasieve techniek die een verstijving van het palatum tot gevolg heeft (RFITT: radiofrequency induced thermotherapy) of een Pilar®-procedure (fig. 18.4). Bij RFITT zal men door coagulatie het submucosaal weefsel verstijven en (beperkt) doen inslinken met minder trillen – en dus minder snurken – tot gevolg.

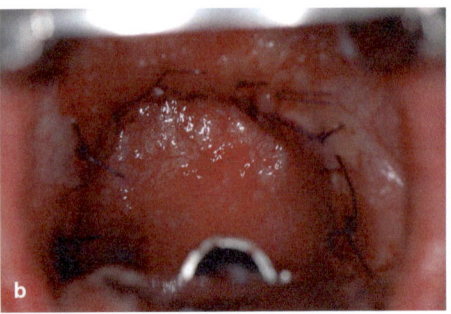

Figuur 18.3 a beeld van de keelholte bij een geïntubeerde SAHS-patiënt voor de aanvang van een UPPP. Merk op de aanwezigheid van een slappe uvula met matig prominente tonsillen, b beeld van de keelholte bij dezelfde patiënt op het einde van de ingreep na resectie van de uvula en tonsillectomie; de spanning in de laterale farynxwanden wordt verhoogd door het aan elkaar hechten van de voorste en achterste amandelpijler

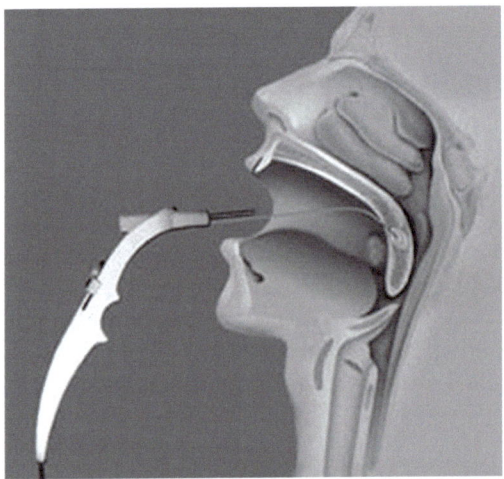

Figuur 18.4 RFITT van het palatum; positionering van de sonde ter hoogte van het zachte verhemelte met vorming van een submucosaal coagulatieletsel (met toestemming overgenomen van Celon AG)

Het belangrijkste voordeel van deze technieken is dat ze worden toegepast onder lokale anesthesie, op ambulante poliklinische basis en gepaard gaan met een minimale morbiditeit. Meerdere behandelsessies zijn soms noodzakelijk. Lasertechnieken bieden geen bijkomend voordeel bij deze indicatie.

De keuze voor een bepaalde techniek wordt in belangrijke mate bepaald door de bevindingen bij het kno-onderzoek. Zo is bijvoorbeeld een patiënt met een erg oedemateuze uvula en forse tonsillen doorgaans geen geschikte kandidaat voor een RFITT van het palatum.

Tongbasischirurgie

Patiënten kunnen ook een collaps op het niveau van de tongbasis en/of de laterale farynxwanden vertonen. Alvorens chirurgie van de tongbasis te overwegen zal een slaapendoscopie uitgevoerd worden. Bij primair snurken zal men zelden hypofaryngeale heelkunde overwegen.

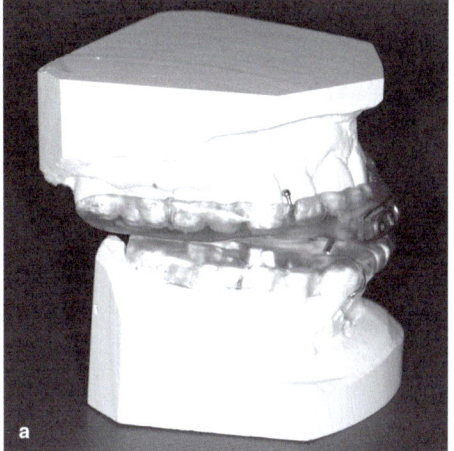 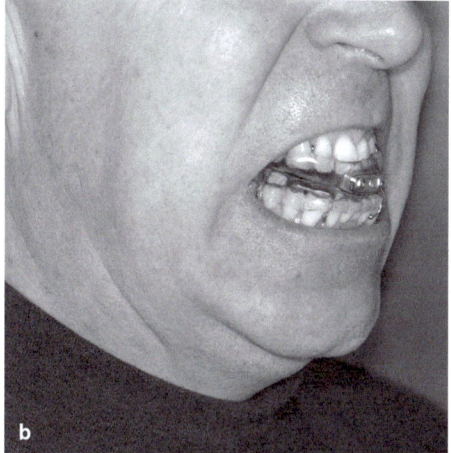

Figuur 18.5 Mandibulair repositieapparaat. **a** Het apparaat zoals dit door het tandtechnisch laboratorium naar aanleiding van gebitsafdrukken wordt geleverd, **b** het intraoraal gedragen mandibulaire repositieapparaat, dat de onderkaak in een ventrale stand fixeert. (Uit: Nederlands Tijdschrift voor Geneeskunde 2003;147(49):2407–2412.)

Mondprothese

Snurkers en patiënten met mild tot matig ernstig SAHS (AHI $\leq$ 40) kan men ook behandelen met een mondprothese. Het meest gebruikte type is het zogenoemde 'mandibular advancement device (MAD)'. Zo'n prothese wordt tijdens de nacht gedragen en resulteert in een protrusie van de onderkaak (fig. 18.5). Fiberendoscopie bij patiënten met een MAD in situ, toont een verruiming van de gehele farynx. De aanpassing van dergelijke prothesen gebeurt bij voorkeur in overleg met een tandarts of orthodontist die ervaring heeft met deze behandelmethode. Bij ongeveer 1 op 3 patiënten bestaat een louter tandheelkundige contra-indicatie voor deze therapie.

Behandeling van SAHS

Continuous positive airway pressure (CPAP)

Behandeling met *continuous positieve airway pressure* (CPAP) is de eerste keuze voor patiënten met matig tot ernstig SAHS. De specifieke terugbetalingscriteria zijn verschillend in België en Nederland en kunnen worden geraadpleegd via de volgende links:
- ▶ www.riziv.fgov.be;
- ▶ www.cbo.nl.

Het onmiddellijke effect van CPAP is het gevolg van het 'openspalken' van de BLW door het opleggen, via een neusmasker, van een positieve druk in de neus-keelholte (fig. 18.6). Op lange termijn resulteert CPAP in een vermindering van het BLW-oedeem en een verbetering van de longfunctie.

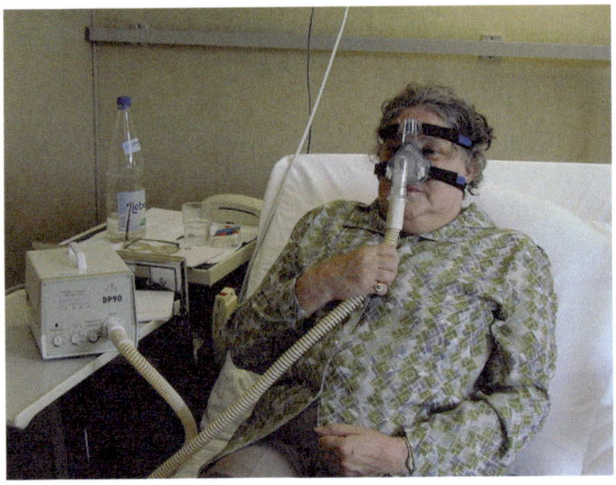

Figuur 18.6 SAHS-patiënte die vertrouwd wordt gemaakt met een CPAP-toestel in het slaapcentrum, voordat tijdens het slaaponderzoek de efficiënte druk wordt bepaald

CPAP-therapie heeft een gunstig effect op de negatieve gevolgen van SAHS; in het bijzonder de overmatige slaperigheid overdag en verminderde levenskwaliteit. Daarnaast zijn er ook aanwijzingen dat CPAP-therapie het risico op verkeersongevallen verkleint en mogelijk is er ook een gunstig effect op de cardiovasculaire gevolgen van SAHS, onder andere arteriële hypertensie.

De bepaling van de efficiënte CPAP-druk, met name de druk die resulteert in een normalisatie van het nachtelijke ademhalings- en slaappatroon, wordt meestal bepaald tijdens een aanvullend PSO. Om baat te ondervinden van deze therapie moet de patiënt het toestel minstens vier uur per nacht gebruiken gedurende minimaal vijf nachten per week. De therapietrouw varieert en ligt gemiddeld rond de 70 %. Vaak voorkomende klachten zijn neusirritatie, druk van het masker, lawaai van het toestel, verminderde intimiteit.

Ongeveer een kwart van de patiënten die theoretisch in aanmerking komen voor CPAP, wijst deze behandeling a priori af. Vooral jongere patiënten zien op tegen het levenslange gebruik van CPAP en zullen niet zelden vragen naar therapeutische alternatieven.

Mondprothese

Bij patiënten met AHI tussen 20–40 kan een MAD overwogen worden in geval van CPAP-intolerantie of als een tijdelijk alternatief zoals bij patiënten die beroepshalve vaak in het buitenland verblijven. Bij ernstig SAHS (AHI > 40) is een MAD vaak onvoldoende efficiënt. Het is belangrijk om bij SAHS-patiënten die worden behandeld met een MAD een controle-PSO met de prothese uit te voeren om de efficiëntie van deze therapie te documenteren.

Heelkunde bij SAHS

Bij patiënten met SAHS die niet voldoen aan de (terugbetalings)criteria of bij wie CPAP-therapie faalt in verband met intolerantie of onvoldoende therapietrouw, kan een heelkundige behandeling overwogen worden. Het succes van een BLW-chirurgie voor SAHS wordt in belangrijke mate bepaald door de plaats(en) van BLW-obstructie tijdens de slaap en het is daarom noodzakelijk om deze voorafgaand goed te documenteren. Dit kan onder andere aan de hand van een slaapendoscopie zoals eerder in dit hoofdstuk besproken.

Neuschirurgie bij SAHS kan nuttig zijn indien CPAP-intolerantie het gevolg is van chronische neusobstructie die onvoldoende reageert op medicamenteuze therapie. In dit geval is de ingreep ook weer bedoeld om de neusademhaling te verbeteren en hierdoor het correct toepassen van CPAP via een neusmasker te vergemakkelijken. Slechts bij 20 % van de SAHS-patiënten ziet men een volledige genezing na neuschirurgie als enige behandeling.

Wanneer bij slaapendoscopie een palatale/uvulaire flutter of collaps wordt vastgesteld, komt de patiënt in aanmerking voor palatale chirurgietype UPPP, maar men dient agressieve resecties te vermijden om latere palatale insufficiëntie of stenose te voorkomen. Men dient er ook rekening mee te houden dat bij persisterend of recidief SAHS na UPPP, het gebruik van CPAP vaak bemoeilijkt is door onvoldoende afsluiting van de neusholte ter hoogte van het palatum.

De laatste jaren wordt meer nadruk gelegd op de noodzaak tot tongbasis- of hypofarynxchirurgie in de behandeling van SAHS en dit is momenteel een belangrijk onderdeel van wetenschappelijk onderzoek. Technieken die met redelijk succes worden toegepast zijn onder andere RFITT van de tongbasis en hyoïdsuspensie.

Bij manifeste afwijkingen ter hoogte van de onder- en/of bovenkaak, kan men trachten door middel van osteotomieën de relatie tussen deze structuren aan te passen. Dit impliceert een ingreep op het aangezichtsskelet, wat soms gepaard gaat met belangrijke esthetische verschillen na de ingreep of met problemen ter hoogte van het kaakgewricht. Deze ingreep kan ook gecombineerd worden met het optrekken van het tongbeen.

Patiënten met SAHS hebben een verhoogd risico op problemen bij een heelkundige ingreep onder algemene narcose. Door de typische anatomische afwijkingen in de BLW wordt de anesthesist vaker geconfronteerd met een 'moeilijke intubatie'; deze patiënten zijn ook gevoeliger voor het ademhalingsonderdrukkende effect van anesthetica. Een preoperatief anesthesieconsult is hier zeker op zijn plaats.

Tot slot dient benadrukt te worden dat het effect van een heelkundige ingreep bij SAHS steeds dient geobjectiveerd te worden door een controle-PSO, bij voorkeur 3 tot 6 maanden na de ingreep. Er blijkt immers vaak een discrepantie te bestaan tussen de subjectieve bevindingen van de patiënt en zijn partner (minder snurken, beter uitgerust) en de objectieve resultaten (persisterend slaapapneu). De resultaten van elke heelkundige ingreep worden negatief beïnvloed door postoperatieve gewichtstoename, zodat ook blijvende gewichtscontrole geïndiceerd is.

18.6 SAHS en verkeersdeelname

Patiënten met SAHS en hypersomnolentie hebben een verhoogd risico op werk- en verkeersongevallen. Bovendien gaat het vaker om ongevallen met fatale afloop. Op basis van literatuurgegevens blijkt er geen eenduidig verband te bestaan tussen de ernst van het SAHS (uitgedrukt als AHI) en het risico op verkeersongevallen. In een grote casecontrolstudie vond men pas een verhoogd risico vanaf een AHI > 40.

Sinds 1998 is in België een koninklijk besluit van kracht waarin wordt gesteld dat patiënten met slaapapneu en pathologische somnolentie, niet rijgeschikt zijn. Zij kunnen weer rijgeschikt verklaard worden na één maand efficiënte behandeling. Deze regel geldt zowel voor het rijbewijs van categorie als voor dat van 2 en heeft belangrijke gevolgen voor de patiënten, vooral voor beroepschauffeurs.

In Nederland werden de wettelijke bepalingen hieromtrent onlangs aangepast (*Staatscourant* 2008 nr. 520, 10 november) en stelt men dat patiënten met obstructief-slaapapneusyndroom rijgeschikt zijn als op basis van een specialistisch rapport blijkt dat ze gedurende minstens twee maanden adequaat behandeld werden. Onder adequate behandeling wordt hier verstaan: AHI lager dan 15 per uur. In Nederland is deze regel van toepassing op rijbewijzen van groep 1 en 2.

Het is de taak van de behandelend arts om de patiënt hierover te informeren en eventueel verder te begeleiden (bijvoorbeeld beroepschauffeurs). Deze wetgeving heeft echter, door het penaliserend karakter, ook een paradoxaal effect, waarbij bepaalde categorieën van patiënten (bijvoorbeeld beroepschauffeurs) die zich ervan bewust zijn te lijden aan slaapapneu, de diagnostiek uitstellen of de symptomen gaan minimaliseren of verzwijgen.

18.7 Snurken en slaapapneu bij kinderen

Inleiding

De prevalentie van habitueel snurken (≥ 3 nachten per week) bij kinderen bedraagt 7,5 %. Het obstructief-slaapapneusyndroom (OSAS) komt voor bij 1 tot 4 %, maar dit cijfer ligt veel hoger in specifieke subgroepen. Bij kinderen met overgewicht loopt de prevalentie op tot 26 % en bij kinderen met Down-syndrom wordt in 50–60 % van de gevallen een polysomnografische diagnose van OSAS gesteld.

In tegenstelling tot bij volwassenen, ziet men bij kinderen geen verschil in prevalentie volgens het geslacht. De piekincidentie van OSAS bij kinderen situeert zich tussen de leeftijd van 2 en 8 jaar, de periode waarin ook adenotonsillaire hypertrofie het meest uitgesproken is.

Verwikkelingen van OSAS bij kinderen situeren zich op cardiovasculair vlak met verhoogd risico op arteriële hypertensie en pulmonale hypertensie, groeiretardatie en neurocognitieve problemen. Gezien de diagnose van OSAS bij kinderen de afgelopen jaren meestal in een vroeger stadium wordt gesteld, zijn belangrijke cardiovasculaire verwikkelingen zoals cor pulmonale en hartfalen zeldzaam geworden. Recentelijk wordt vooral meer aandacht besteed aan de neurocognitieve functiestoornissen en de relatie met ontwikkelingsstoornissen zoals ADHD (*attention deficit hyperactivity disorder*). Enuresis nocturna kan bij oudere kinderen (> 4 jaar) een uiting zijn van OSAS. OSAS kan bij kinderen ook een negatieve impact hebben op de levenskwaliteit.

Vooral in het herkennen van een kind dat *at risk* is voor OSAS en eventueel moet worden doorverwezen voor verder (slaap)onderzoek, kan de huisarts een belangrijke rol spelen. Wanneer een diagnose van OSAS wordt bevestigd, kan de huisarts samen met de kno-arts, kinder(long)arts en eventuele andere betrokken disciplines, het behandelingsplan opvolgen en het resultaat van de toegepaste behandeling beoordelen (◘ fig. 18.7).

Diagnostisch beleid

De huisarts moet aan OSAS denken bij kinderen met symptomen van bovensteluchtwegobstructie, zoals frequent (> 3–4 nachten per week) luid snurken, apneus opgemerkt door de ouders, onrustig slapen en openmondademhaling. Een verstoorde slaaparchitectuur met inslaap-doorslaapproblemen, frequent ontwaken, nachtmerries en zogenoemde *confusional arousal* komt op alle leeftijden voor en is een vaak miskende manifestatie van OSAS.

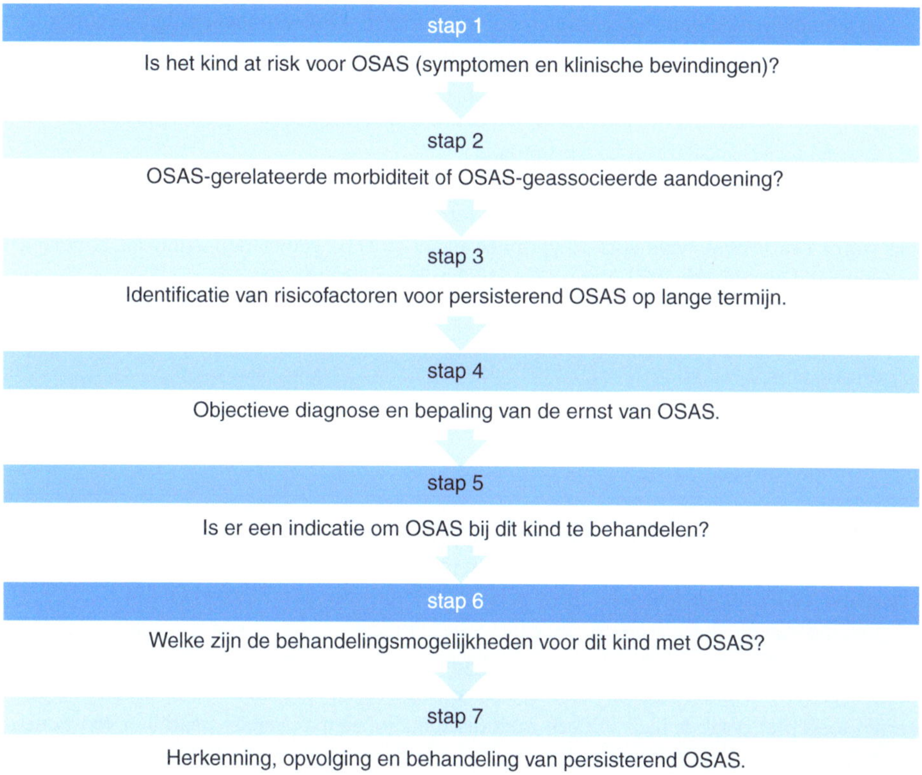

stap 1
Is het kind at risk voor OSAS (symptomen en klinische bevindingen)?

⬇

stap 2
OSAS-gerelateerde morbiditeit of OSAS-geassocieerde aandoening?

⬇

stap 3
Identificatie van risicofactoren voor persisterend OSAS op lange termijn.

⬇

stap 4
Objectieve diagnose en bepaling van de ernst van OSAS.

⬇

stap 5
Is er een indicatie om OSAS bij dit kind te behandelen?

⬇

stap 6
Welke zijn de behandelingsmogelijkheden voor dit kind met OSAS?

⬇

stap 7
Herkenning, opvolging en behandeling van persisterend OSAS.

Figuur 18.7 Stappenplan pediatrisch OSAS

Daarnaast zijn bepaalde klinische bevindingen in verband gebracht met OSAS, zoals tonsillaire hypertrofie, overgewicht en obesitas. Allergische rinitis verhoogt de kans op mild OSAS. Ook zijn een voorgeschiedenis van prematuriteit en familiaal voorkomen van OSAS risicofactoren. Kinderen met bepaalde craniofaciale afwijkingen, maxillo-mandibulaire hypoplasie (meestal in het kader van een syndroom), neuromusculaire aandoeningen en bepaalde syndromen zoals Down-syndroom, Prader-Willy-syndroom, kennen een hoge prevalentie van OSAS.

Een aantal aandoeningen wordt vaak geassocieerd met OSAS omwille van een gedeelde pathofysiologie, zoals recurrente otitis media en plaatsen van ventilatiebuisjes; *recurrent wheezing* of astma; metabool syndroom en gestoorde mondmotoriek.

De gouden standaard voor de objectieve diagnose van OSAS is de polysomnografie (PSG). Dit onderzoek dient uitgevoerd te worden in een pediatrisch slaapcentrum met specifieke aandacht voor kindgerelateerde factoren. Tijdens dit onderzoek worden niet alleen slaap- en ademhalingsparameters gemeten, maar kunnen ook abnormale gedragingen van het kind of parasomnieën geobserveerd worden met behulp van infraroodcameraregistratie.

Indicaties voor polysomnografie bij kinderen in het kader van OSAS (Kaditis et al. 2015):
- kinderen met symptomen van OSAS, voorafgaand aan adentonsillectomie, voornamelijk in aanwezigheid van een van volgende: obesitas, craniofaciale afwijkingen, neuromusculaire aandoeningen, complexe aandoeningen zoals Down-syndroom, Chiari-malformatie, Prader-Willy-syndroom;
- kinderen met symptomen van OSAS wanneer de nood tot behandeling niet duidelijk is;

- na adenotonsillectomie bij: persisterende symptomen, kinderen met matig tot ernstig OSAS preoperatief, kinderen met obesitas, craniofaciale afwijkingen, neuromusculaire aandoeningen of complexe aandoeningen;
- vóór en na het starten van een orthodontistische behandeling zoals *rapid maxillary expansion*;
- vóór en na het starten van CPAP-therapie.

De scoringscriteria voor PSG bij kinderen verschillen van die bij volwassenen, Bij kinderen wordt een obstructieve apnea/hypopnea index (oAHI) groter dan 2/uur als abnormaal beschouwd. De volgende definities worden bij kinderen gehanteerd:
mild OSAS: (oAHI > 2 en < 5/u);
matig ernstig OSAS: (oAHI $\geq$ 5 en < 10/u);
ernstig OSAS: (oAHI $\geq$ 10/u).

Behandeling

Bij mild OSAS is behandeling aangewezen, vooral indien er ook geassocieerde cardiovasculaire of neurocognitieve morbiditeit bestaat of in aanwezigheid van enuresis nocturna, groeiretardatie, verminderde levenskwaliteit of risicofactoren voor persisterend OSAS.

Bij kinderen heeft een stapsgewijze aanpak de voorkeur en dient de behandeling gecontinueerd tot een volledige resolutie van de symptomen is gerealiseerd. Afhankelijk van de ernst en onderliggende oorzaken kunnen meerdere behandelingsopties gecombineerd worden of tegelijkertijd toegepast. Vaak is hier ook een multidisciplinaire aanpak vereist waarbij er een samenwerking is tussen neus-keel-oorarts, kinderarts en kinderlongarts. In geselecteerde gevallen dient ook advies gevraagd te worden aan de kinderneuroloog, maxillofaciaal chirurg of orthodontist.

Gewichtsverlies

Hoewel er geen studies zijn die het effect van gewichtscontrole bij kinderen met OSAS en overgewicht/obesitas aantonen, dient gewichtscontrole deel uit te maken van het behandelingsplan.

Medicamenteuze behandeling

Medicamenteuze behandeling (nasale corticoïden en montelukast) gedurende 6–12 weken is vooral aangewezen bij mild/matig ernstig OSAS bij niet-obese kinderen < 6 jaar. Er zijn geen gegevens over het langdurig (> 12 weken) gebruik van nasale corticoïden of montelukast in deze context. Nasale corticoïden in combinatie met montelukast (12 weken behandeling) kunnen overwogen worden bij kinderen met persisterend OSAS na adenotonsillectomie.

Adenotonsillectomie

Gezien adenotonsillaire hypertrofie de meest voorkomende oorzaak is van OSAS bij kinderen, is adenotonsillectomie (ATE) de meest toegepaste therapie. ATE is de voorkeursbehandeling bij kinderen met adenotonsillaire hypertrofie en oAHI $\geq$ 5/u. Het slaagpercentage is ongeveer 75 % bij overigens gezonde, niet-obese kinderen met OSAS. Deze cijfers impliceren wel dat ongeveer een kwart van de verder gezonde kinderen met OSAS onvoldoende geholpen is met enkel ATE.

Rapid maxillary expansion en orthodontistische behandeling

Orthodontische behandeling door middel van een mondbeugel of *rapid maxillary expansion* kan overwogen worden bij kinderen met OSAS en malocclusie of een smalle bovenkaak. De indicatiestelling en opvolging van deze behandelingen dient te gebeuren door een orthodontist die specifieke ervaring heeft met OSAS bij kinderen.

Continuous positive airway pressure en non-invasieve ventilatie

Het gebruik van continuous positive airway pressure (CPAP) of bilevel-ventilatie kan aangewezen zijn bij kinderen met ernstig OSAS waarbij er onvoldoende verbetering is na adenotonsillectomie of waarbij deze ingreep niet geïndiceerd is. Vaak betreft het kinderen met bijkomende neurologische problematiek of craniofaciale afwijkingen, wat de haalbaarheid van deze behandeling in belangrijke mate beperkt. Therapietrouw bij kinderen is dan ook zeer variabel en het opstarten van de therapie vraagt vaak een belangrijke inspanning van de ouders en artsen/paramedici. Nochtans kan men mits goede instructie en motivatie van de ouders en adequate begeleiding gunstige resultaten bekomen. Zelfs wanneer CPAP gemiddeld drie uur per nacht wordt gebruikt, werd een positief effect gemeten op het vlak van aandacht, hypersomnolentie, gedrag en levenskwaliteit na 3 maanden therapie.

Andere heelkundige technieken

Andere heelkundige behandelingsmogelijkheden, zoals craniofaciale/maxillofaciale heelkunde en tracheotomie, worden enkel toegepast bij kinderen met zeer ernstig en therapieresistent OSAS of bij specifieke craniofaciale of syndromale afwijkingen.

Opvolging van de behandeling

Opvolging van de behandeling is aangewezen met een klinische herevaluatie op de raadpleging 6 weken tot 12 maanden na het instellen van de therapie. Polysomnografie is de voorkeursmethode om persisterend OSAS uit te sluiten. Bij kinderen die behandeld worden met CPAP of non-invasieve ventilatie is een jaarlijkse objectieve herevaluatie met PSG aangewezen.

Bij persisterend OSAS (subjectief) en geobjectiveerd door PSG is een herevaluatie nodig waarbij niet enkel rekening wordt gehouden met de ernst van de problematiek (oAHI, nachtelijke saturatie, aan/afwezigheid van hypercapnie, slaaparchitectuur), maar ook met de geassocieerde morbiditeit en plaats van bovensteluchtwegobstructie. De laatste jaren is er een sterke opgang van methoden om de bovenste luchtweg in kaart te brengen bij kinderen met persisterend OSAS, om na te gaan waar zich nog een residuele of recidief obstructie bevindt. De meest gebruikte technieken hiervoor zijn de slaapendoscopie (*drug induced sedation endoscopy*, DISE) en beeldvormingstechnieken op basis van cine-NMR (nucleaire magnetische resonantie) en CT-scan met toepassing van *computational fluid dynamics*.

Bij een DISE wordt het kind onder sedatie gebracht op de operatiekamer en zal een fiberendoscopie van de bovenste luchtweg gebeuren tijdens spontane ademhaling. Tijdens dit onderzoek kan de neus-keel-oorarts dan de bovenste luchtweg evalueren en kijken of er nog sprake is van obstructie, op welk niveau deze zich situeert en wat de dynamiek ervan is. Dergelijk onderzoek gebeurt onder continue cardiorespiratoire monitoring met permanente aanwezigheid van een anesthesist met ervaring op het vlak van pediatrische luchtwegproblemen. De bevindingen tijdens een dergelijk onderzoek kunnen nuttige informatie opleveren om het verdere beleid te bepalen.

OSAS bij jonge kinderen (6–23 maanden)

De diagnose en behandeling van OSAS bij jonge kinderen komt zelden uitgebreid aan bod in de literatuur. Bij jonge kinderen met OSAS zijn er vaak ook respiratoire problemen overdag (stridor, stertor), voedingsproblemen en *failure to thrive*. OSAS op deze leeftijd maakt vaker deel uit van een onderliggende erfelijke aandoening/syndroom en vergt meestal een multidisciplinaire aanpak voor zowel de diagnose als behandeling.

Toekomstperspectieven

De notie dat ongeveer een kwart van de overigens gezonde en niet-obese kinderen onvoldoende geholpen is met adenotonsillectomie, het toenemend aantal kinderen met overgewicht/obesitas en de evoluties in de zorg voor kinderen met complexe aandoeningen/syndromen zoals het Down-syndroom, cerebral palsy, neuromusculaire aandoeningen enzovoort, is een belangrijke uitdaging op het vlak van de evaluatie en behandeling van OSAS bij kinderen. De behandeling van OSAS bij het kind vergt in vele gevallen een multidisciplinaire aanpak waarbij de huisarts een belangrijke coördinerende rol kan spelen. De ontwikkeling van nieuwe technieken om de plaats van bovensteluchtwegobstructie bij persisterend OSAS in kaart te brengen, zal meer en meer een rol gaan spelen in het verfijnen van de diagnostiek. Daarnaast moeten ook de waarde van en de indicatie voor niet-invasieve behandelingsmethoden zoals medicatie, mondprothesen en rapid maxillary expansion, en verschillende methoden voor NIV/respiratoire ondersteuning, nog verder onderzocht worden. Op basis hiervan kan men meer specifieke subgroepen van kinderen met OSAS definiëren die in aanmerking komen voor een bepaalde behandeling of combinatie van behandelingen. Bij dit alles dienen uiteraard het kind en zijn ouders centraal te staan met aandacht voor de impact van de behandeling op het functioneren en de levenskwaliteit.

Leesadvies

Beninati W, Sanders MH. Optimal continuous positive airway pressure for the treatment of obstructive sleep apnea/hypopnea. Sleep Med Rev. 2001;5:7–23.

Berry RB, Budhiraja R, Gottlieb DJ, Gozal D, Iber C, Kapur VK, et al. Rules for scoring respiratory events in sleep: update of the 2007 AASM manual for the scoring of sleep and associated events. J Clin Sleep Med. 2012;8:597–619.

Boudewyns A, Verhulst S, Maris M, Saldien V, Heyning P van de. Drug-induced sedation endoscopy in pediatric obstructive sleep apnea syndrome. Sleep Med. 2014;15:1526–31.

Buyse B, Heuvel M van den, Demedts M. Is een patiënt met slaapapneusyndroom rij(on)geschikt? Tijdschr voor Geneeskd. 2001;57:23–31.

Hoffstein V. Review of oral appliances for treatment of sleep-disordered breathing. Sleep Breath. 2007;11:1–22.

Kaditis AG, Alonso Alvarez ML, Boudewyns A, Alexopoulos EI, Ersu R, Joosten K, et al. Obstructive sleep disordered breathing in 2–18 year-old children: diagnosis and management. Eur Respir J. 2016;47(1):69–94.

Sher EA. Upper airway surgery for obstructive sleep apnea. Sleep Med Rev. 2002;6:195–212.

Slaats MA, Hoorenbeeck K van, Eyck A van, Vos WG, Backer JW de, Boudewyns A, et al. Upper airway imaging in pediatric obstructive sleep apnea syndrome. Sleep Med Rev. 2015;21:59–71.

Verbraecken J, Boudewyns A, Hamans E, Vanderveken O, Devolder A, Heyning P van de, Backer W de. Het slaapapneusyndroom: van symptoom tot diagnose. Tijdschr voor Geneeskd. 2006;62:1455–62.

Relevante websites

► http://www.belsleep.org.
► http://www.nswo.nl/.
► http://www.cbr.nl.

Spraak- en taalstoornissen en logopedie

K. van Lierde en H. van den Abbeele

19.1 Inleiding – 268

19.2 Stemstoornissen – 268
Stemstoornissen bij kinderen en adolescenten – 268
Stemstoornissen bij volwassenen – 270
Prothetische spraak en slokdarmspraak – 271

19.3 Resonantiestoornissen – 271
Resonantiestoornissen bij kinderen – 271
Resonantiestoornissen bij volwassenen – 273

19.4 Articulatiestoornissen – 274
Articulatiestoornissen bij kinderen – 274
Articulatiestoornissen bij volwassenen – 276

19.5 Taalstoornissen – 277
Taalstoornissen bij kinderen – 277
Meertaligheid – 279
Taalstoornissen bij volwassenen – 279

19.6 Vloeiendheidsstoornissen – 281
Stotteren bij kinderen – 281
Stotteren bij volwassenen – 283

19.7 Afwijkende mondgewoonten – 284

© Bohn Stafleu van Loghum is een imprint van Springer Media B.V., onderdeel van Springer Nature 2019
A. De Sutter, I. Dhooge en J. W. van Ree (Red.), *Keel-neus-ooraandoeningen*, Praktische huisartsgeneeskunde,
https://doi.org/10.1007/978-90-368-2005-9_19

19.1 Inleiding

In dit hoofdstuk worden de meest voorkomende logopedische stoornissen op het vlak van stem, resonantie, articulatie, taal, vloeiendheid en mondgewoonten toegelicht. Een specifieke opsplitsing tussen kinderen en volwassenen wordt gebruikt. Naast de symptomatologie worden de etiologische factoren, de logopedisch-diagnostische fase en het logopedische behandelbeleid – al dan niet in multidisciplinair verband – in kaart gebracht. Verwijzing naar een logopedist is in elk geval noodzakelijk wanneer de algemene spraakverstaanbaarheid van de patiënt gestoord is en/of wanneer de communicatie met de onmiddellijke omgeving faalt.

19.2 Stemstoornissen

De term 'stemstoornissen' wordt gebruikt wanneer de stem van een persoon afwijkend klinkt en niet voldoet aan het sociale en/of professionele functioneren van die persoon. Vanuit klinisch perspectief kunnen de stemstoornissen opgesplitst worden in organische en niet-organische (soms ook wel functionele genoemd) stemstoornissen. Bij de organische stemstoornis is een laryngoscopisch observeerbaar laryngeaal letsel (inflammatoir, traumatisch, neurologisch, neoplastisch, iatrogeen, postradiotherapeutisch) aanwezig. Bij de niet-organische stemstoornis is er een afwijkende stemkwaliteit en/of andere stemklachten zonder dat er een laryngoscopisch observeerbaar letsel is. Gedragsmatige aspecten (functionele en/of psychologische), leeftijdsgebonden veranderingen (zoals stemmutatie, menopauze) of situatiegebonden aspecten (zoals beroepsdysfonie, transgenderstem) kunnen een niet-organische stemstoornis veroorzaken. De gedragsmatige stemaspecten kunnen globaal in twee typen stemstoornissen onderscheiden worden: de hypofunctionele/hypotone stemstoornissen (te weinig spanning tijdens de fonatie) en de hyperfunctionele/hypertone stemstoornissen of de *muscle tension dysphonia* (te veel spanning tijdens de fonatie). In een aantal gevallen zullen oorzaak en gevolg moeilijk te scheiden zijn. Organische letsels dwingen sommige patiënten tot functionele compensaties (bijvoorbeeld bij een unilaterale stembandverlamming kan de patiënt compensatoir de valse stembanden gaan gebruiken). Ook langdurig stemmisbruik of verkeerd stemgebruik kan organische afwijkingen veroorzaken; door bijvoorbeeld veel te roepen of te gespannen fonatie ontstaan stembandknobbels.

De meest voorkomende stemklacht bij organische of niet-organische stemstoornissen is een afwijking van de stemkwaliteit (heesheid/schorheid of ruwheid). Ook *vocal fatique*, het optreden van stemvermoeidheid na een bepaalde tijd van stemgeven, de onmogelijkheid om luid of zacht te foneren, het verlies van toonbereik, pijn en globus faryngeus kunnen voorkomen.

Stemstoornissen bij kinderen en adolescenten

Voor kinderen worden prevalentiecijfers geciteerd van 6 tot 9 %. Uit onderzoek blijkt dat kinderheesheid meer voorkomt bij jongens dan bij meisjes. Heesheid bij kinderen is een frequent probleem dat van voorbijgaande aard kan zijn, maar soms ook persisterend is. Kortdurende perioden van heesheid na een acute bovensteluchtweginfectie verdwijnen relatief snel na herstel van de primaire pathologie en vereisen geen bijkomend onderzoek. Chronische stemproblemen vragen een medisch en logopedisch advies.

Bij kinderen kan een onderscheid gemaakt worden tussen de congenitale/neonatale condities en de verworven stemstoornissen. De meeste aangeboren aandoeningen betreffen een obstructie of een vernauwing van de luchtweg, bijvoorbeeld een synechie van de stemplooien, een laryngeaal web, een stemplooiparalyse of een subglottische stenose die een stridor kan veroorzaken met een snelle ademhaling en aspiratie.

De frequentste en bekendste verworven pathologie bij kinderen zijn stemplooinoduli of stemplooiknobbels. Een diagnose wordt gesteld na flexibele laryngoscopie. Noduli zijn bilateraal symmetrische laesies ter hoogte van anterieure een derde van de ware stemplooien (de plaats waar de maximale amplitude van vibratie optreedt). Deze laesies zijn inflammatoir, goedaardig en zijn het resultaat van stemmisbruik, mogelijk in combinatie met verkeerd stemgebruik (bijvoorbeeld te hoog, te luid of te gespannen foneren). Stemplooinoduli kunnen vaak een hardnekkig chronisch karakter hebben. Het correct opvolgen van het toepassen van stemhygiënische maatregelen (niet roepen, niet fluisteren, geen stemimitaties doen) binnen een positief motiverende setting, luisteroefeningen, globale en lokale ontspanningsoefeningen, ademhalingsoefeningen en specifieke stemoefeningen voor het maximaliseren van de glottissluiting, zijn aspecten die binnen de stemtherapie aan bod komen.

Andere stemstoornissen die opvallend zijn bij jongens tijdens de puberteit zijn mutatiestoornissen. Onder invloed van onder andere geslachtshormonen vindt de stemmutatie plaats en groeit de kinderlarynx uit tot een volwassen larynx. De gemiddelde beginleeftijd van de mutatie bij jongens is 13,4 jaar is en duurt gemiddeld 7 maanden. Stoornissen die kunnen optreden tijdens deze mutatie zijn een verlengde mutatie en een mutatiefalsetstem. De term verlengde mutatie verwijst naar een abnormaal lang duren (langer dan één jaar) van de periode van stemmutatie. De term mutatiefalsetstem duidt op een persisterend habitueel gebruik van een falsetstem; dit is een hoge stem met een gebrek aan kracht, volheid en resonantie. Bij een mutatiestoornis of puberphonia is stemtherapie de geïndiceerde behandeling, al dan niet vergezeld van psychologische begeleiding.

Criteria voor doorverwijzing bij kinderen met stemstoornissen zijn de aanwezigheid van een lichte, matige of ernstige stemstoornis, de impact op de algemene spraakverstaanbaarheid, de duur van de stemklachten en de eventueel bijkomende nevensymptomen (pijn, pestgedrag, belangrijke hobby's zoals dictie, zang, belang van de stem binnen het gezin enzovoort).

Casus

Laura, een meisje van 8 jaar, kwam op het spreekuur in verband met een twee weken durende heesheid. Deze was begonnen als gevolg van een acute bovensteluchtweginfectie die gepaard ging met twee dagen koorts, blafhoest en een matige inspiratoire stridor. Voor dit restsymptoom van een acute laryngitis werd stemrust geadviseerd, samen met regelmatig drinken en stomen, waarna de klacht verdween.
Twee maanden later komt Laura met haar vader op verzoek van de leesjuf opnieuw naar het spreekuur. Er is een onlangs ontstane persisterende matige heesheid, ditmaal zonder voorafgaande luchtweginfectie. Het klinisch onderzoek toont bij de indirecte laryngoscopie alleen wat rode vaatinjectie op de stembanden. De vader vertelt dat de heesheid beter is na het weekend, maar tegen de maandagavond helemaal terug is. Er is ook wat meer rumoer in de klas nu het schooljaar ten einde loopt en Laura wil zich manifesteren met haar stem door luid te praten. Ook thuis praat Laura veel en luid.
Stemrust bracht tot heden geen soelaas. Omdat de zomervakantie voor de deur staat werd afwachten geadviseerd. Er was een spontane recuperatie van de kwaliteit van de stem na twee weken vakantie.

Stemstoornissen bij volwassenen

Het voorkomen van stemstoornissen wordt geschat op bij 3 tot 9 % van de bevolking. De consequentie van een stemstoornis hangt uiteraard samen met de professionele/economische afhankelijkheid van de stem. Zo zal de impact van een stemstoornis ernstiger zijn bij een 'elite vocal performer' (zanger) en een 'professioneel stemgebruiker' (leerkracht/receptionist) dan bij een 'niet-professioneel stemgebruiker' (bijvoorbeeld tuinarchitect).

Het is in dit hoofdstuk niet de bedoeling alle organische en functionele stemstoornissen te beschrijven die kunnen voorkomen bij volwassenen. Voor specifieke stemdiagnostiek wordt een klinisch kno-onderzoek (evaluatie van het anatomisch en fysiologisch gebeuren van de stemplooien) en logopedisch stemonderzoek (evaluatie van het functionele gebeuren) geadviseerd. Het logopedisch onderzoek heeft als belangrijkste doelstelling, het bepalen van de perceptuele en objectieve stemkwaliteit en het in kaart brengen van de beïnvloedende variabelen op de stemkwaliteit. Bij het perceptueel onderzoek wordt gebruikgemaakt van een perceptuele beoordelingsschaal, bijvoorbeeld de GRBASI-schaal waarbij G staat voor de ernst van de stoornis, R voor ruwheid van de stem, B staat voor *breathiness*, A voor asthenie of zwakte van de stem, S voor *strainedness* of gespannenheid van de stem en I voor instabiliteit. Een score van 0–3 duidt de ernst van de stoornis op ieder specifieke aspect, waarbij 0 staat voor afwezigheid van de stemstoornis, (1) lichte, (2) matige en (3) ernstige stoornis. Voor het bepalen van de objectieve stemkwaliteit kan gebruikgemaakt worden van de Dysphonia Severity Index (DSI) of de Acoustic Vocal Quality Index (AVQI). Door het bepalen van deze objectieve stemkwaliteit kan het effect van relatieve stemrust, een chirurgische ingreep, een logopedische therapie of een combinatie ervan bepaald worden. De klassieke stemtherapie bestaat uit een combinatie van counseling en het formuleren van stemhygiënische maatregelen, en het aanleren van geïndividualiseerde evidence-based stemtechnieken. Deze aspecten worden kort toegelicht.

De stemtherapie zal starten met het identificeren en elimineren van stemmisbruik (roepen, keelschrapen, spreken in lawaai, stemimitaties) en verkeerd stemgebruik (te hoog of te laag foneren, hypertoon/hypotoon of te luid of te stil foneren). Vervolgens kan een aantal stemhygiënische maatregelen aangereikt worden, zoals tips voor lichaamshouding, het inlassen van een periode van relatieve stemrust na langdurige fonatie, het inlassen van stoominhalatie, een rookstop, beperkt cafeïne- en alcoholgebruik, eet- en slaapgewoonten veranderen enzovoort.

De symptomatische stemtherapie focust op afwijkende stemsymptomen zoals onaangepaste toonhoogte en luidheid, de aanwezigheid van een glottisinsufficiëntie met wilde lucht, glottisslagen, zwakke fonatie enzovoort. Binnen de psychogene invalshoek worden de emotionele en psychosociale aspecten van de stemstoornis besproken. Zo kan de psychogene impact van een stemstoornis bij een acteur bijvoorbeeld leiden tot plankenkoorts, negatieve recensies, weigering tot deelname aan bepaalde acts en depressie. Het inlassen van psychotherapie is hier zeker noodzakelijk.

Een gespecialiseerde logopedische revalidatie wordt gestart na totale laryngectomie. Dit is een operatie waarbij het volledige strottenhoofd wordt verwijderd. De slokdarmspraak is gedurende vele tientallen jaren de belangrijkste vorm van spraakrevalidatie geweest, met daarnaast de ontwikkeling van mechanische of elektrische geluidproducerende hulpmiddelen (de zogenoemde 'elektrolarynx'). Pas na de introductie van de eerste bruikbare stemprothese door Singer en Blom in 1980, later de Provox, is de prothetische spraakrevalidatie in een stroomversnelling gekomen. Dit heeft ertoe geleid dat deze vorm van communicatieherstel nu als eerste wordt aangeleerd na totale laryngectomie. Als tweede methode of bij afwezigheid van een stemprothese wordt nog steeds de klassieke slokdarmspraak aangeleerd als vervangende methode in geval van problemen met de prothetische methode. Als derde methode kan het gebruik van een elektrolarynx aangeleerd worden.

Prothetische spraak en slokdarmspraak

Een stemprothese is een siliconen ventiel dat in een chirurgisch gecreëerde fistel tussen de luchtpijp en de slokdarm geplaatst wordt. Door de prothese heen kan uitademingslucht in de slokdarm komen (na afsluiting van de stoma met de duim) en deze lucht wordt dan door de bovensteslokdarmmond (de pseudoglottis) in trilling gebracht worden. Via grote articulatiebewegingen worden deze basistrillingen omgezet in verstaanbare spraak. Anderzijds verhindert het ventiel dat voedsel of drank vanuit de slokdarm de luchtpijp zou binnendringen.

Stemprothesespraak wordt dus zoals normale laryngeale spraak door de longen aangedreven, waarbij het gehele longvolume ter beschikking staat voor het spreken. In het algemeen kan de stemprothetische revalidatie tien dagen na de operatie aanvangen. Als alles vlot verloopt, verlaat de patiënt sprekend het ziekenhuis. Zoals bij de normale stemtherapie zijn de houding van hoofd en lichaam, buikademhaling en een goede adem-stemkoppeling belangrijk. Daarnaast is het bij laryngectomiepatiënten belangrijk dat enerzijds de stoma luchtdicht wordt afgesloten, bij voorkeur door de duim van de niet-dominante hand, en dat er anderzijds een goede timing is tussen stoma-afsluiting en stemgeving. Aanvankelijk kan de stoma door de logopedist worden afgesloten. Wanneer het stemgeven vlot verloopt, leert de patiënt de stoma met een goede timing af te sluiten. Vervolgens worden klinkers voorafgegaan door een 'h', korte woorden, korte en lange zinnen, teksten met pauzes leggen en vraagzinnen geproduceerd, om ten slotte een spontaan gesprek te voeren.

Bij de klassieke *slokdarmspraak* of oesofagusstem wordt geen beroep gedaan op de uitademingslucht zoals bij de stemprothesespraak. Bij de slokdarmspraak wordt de lucht via een injectiemethode, slik- of inhalatiemethode in het bovenste deel van de oesofagus gebracht, waarna de lucht gedoseerd terugkomt en via de bovenste slokdarmmond (de pseudoglottis) in trilling wordt gebracht. Via grote articulatiebewegingen worden deze trillingen omgezet in verstaanbare spraak. Het aanleren van deze slokdarmspraak is voor de patiënt niet gemakkelijk en wordt beïnvloed door bijvoorbeeld de vorm van de pseudoglottis, radiotherapie, motivatie en ondersteuning door de familie.

Criteria voor doorverwijzing bij volwassenen met stemstoornissen zijn de graad en de duur van de stemstoornis, etiologische componenten (roken, alcohol), het belang van de stem voor het beroep en eventuele nevensymptomen (pijn, emotionele gevolgen).

19.3 Resonantiestoornissen

Resonantiestoornissen bij kinderen

De keel- mond- en neusholten (de resonantieholten) dienen als klankkast voor het geluid dat de stemplooien voortbrengen. Het stemgeluid dat door de stemplooien wordt geproduceerd, wordt namelijk versterkt door het meetrillen van de lucht in deze resonantieholten.

De meest opvallende resonantiestoornis bij kinderen is het gevolg van een schisis. Een schisis is een congenitale spleet van de lip, kaak of het gehemelte of een combinatie hiervan. Door een spleet in het gehemelte kan er geen organische scheiding worden aangebracht tussen mond, orofarynx en neus en nasofarynx, wat aanleiding geeft tot het ontstaan van resonantiestoornissen. De spleet wordt chirurgisch gesloten op een leeftijd van ongeveer één jaar oud. Na deze chirurgische sluiting kunnen nog resonantiestoornissen aanwezig zijn omdat het velofaryngaal mechanisme onvoldoende functioneert. Bij het onvoldoende sluiten van het velofaryngaal mechanisme treedt hypernasaliteit op, al dan niet geassocieerd met nasale emissie. Hypernasaliteit is een vorm van excessieve nasaliteit die gekarakteriseerd wordt door een abnormaal nasaal luchtverlies bij de productie van vocalen en stemhebbende consonanten. Nasale emissie is ook een vorm van excessieve nasaliteit als gevolg van een niet of onvolledige velofaryngale sluiting tussen orofarynx en nasofarynx. Het wordt gekarakteriseerd door een abnormaal nasaal luchtverlies bij de productie van explosieven (plofklanken zoals 'p', 'b' ...) en/of fricatieven (schuurklanken bijvoorbeeld 'f', 's'), resulterend in een nasale ruis, waardoor de doelklank verstoord kan worden. Terwijl hypernasaliteit de productie van elke vocaal en consonant kan verstoren, is er bij nasale emissie alleen een storing van bepaalde explosieven of fricatieven.

Bij kinderen met een schisis kunnen naast resonantiestoornissen ook articulatie-, stem- en taalstoornissen voorkomen. Binnen de logopedische therapie voor kinderen met een schisis wordt op jonge leeftijd (vanaf ongeveer 2,5–3 jaar) gewerkt aan de articulatie en de taal. Vanaf ongeveer 5 jaar kan bewust gewerkt worden aan resonantie. Door nasometrisch onderzoek (het bepalen van nasometrische waarden met als doel de objectieve aanwezigheid van resonantiestoornissen te duiden) kan het effect van een spraakverbeterende ingreep (bijvoorbeeld een velofaryngoplastiek) of het effect van een logopedische behandeling geobjectiveerd worden. Ook het gebruik van een multiparametrische index, zoals de Nasality Severity Index (NSI), vindt zijn ingang in de diagnostiek van resonantiestoornissen. De logopedische behandeling van resonantiestoornissen kent een grote traditie maar is ook vaak onderwerp van discussie. In de logopedische behandeling van resonantiestoornissen zijn evidence-based studies gepubliceerd die het belang van articulatorische training van het bewust sturen van de orale luchtstroom onderstrepen. Indien de effectiviteit van de frequente logopedische therapie nihil of erg gering is, kan afhankelijk van de leeftijd een spraakverbeterende chirurgische ingreep (palatale re-repair, velofaryngoplastiek) door een ervaren chirurg verbonden aan een craniofaciaal team of schisisteam overwogen worden.

Een andere verworven vorm van hypernasaliteit kan optreden na adenoïdectomie en/of tonsillectomie. Adenoïdectomie/tonsillectomie veroorzaakt enerzijds een plots vergroten van de nasofaryngale ruimte; anderzijds resulteert de heffing en de strekking van het palatum molle niet onmiddellijk in een adequate sluiting met de posterieure farynxwand. Voor de adenoïdectomie was er immers een sluiting van het velofaryngaal mechanisme door contact van het palatum molle tegen de adenoïdale hypertrofie en was er sprake van een hyponasaliteit (een abnormaal tekort aan nasale resonantie tijdens de productie van de nasalen 'm' en 'n'; 'ng' en 'nj'). Een persisterende hypernasaliteit (> 3 weken) na adenoïdectomie en/of tonsillectomie vraagt nader onderzoek van het velofaryngaal mechanisme (te kort palatum molle, submucosale spleet). Logopedische therapie wordt zo vlug mogelijk opgestart indien hypernasaliteit blijft persisteren na adenoïdectomie en/of tonsillectomie. Doelstellingen binnen de therapie zijn het elimineren van articulatorische compensaties en het verbeteren van het velofaryngaal sluitingspatroon. Criteria voor doorverwijzing bij kinderen met resonantiestoornissen zijn de graad van de resonantiestoornis, de impact op de algemene spraakverstaanbaarheid, de invloed op de articulatie en opmerkingen vanuit de omgeving.

> **Casus**
>
> Ine is een normaal begaafd meisje van 10 jaar dat een lichte hypernasaliteit vertoont op woordniveau en een matige hypernasaliteit tijdens spontaan spreken. Zij vertoont geen articulatorische afwijkingen. Een adenoïdectomie op de leeftijd van 5 jaar wordt door de ouders als oorzaak gezien van de hypernasaliteit. Objectieve gegevens over deze periode zijn niet beschikbaar. Zij volgde reeds twee jaren logopedische therapie, echter zonder blijvende verbetering van de resonantiestoornis. Videofluorografie toonde een normale lengte van het palatum molle, maar een inconsistente stoornis tijdens de sluitingsfase, hoewel een goede afsluiting mogelijk was. De nasometrische waarde voor de orale tekst (tekst met uitsluitend mondklanken) was 45 % (normatieve waarde: 12 %, range: 3–20). Het patiëntje en de ouders bleken voldoende gemotiveerd voor het starten van een logopedische therapie met behulp van een visueel feedbacksysteem. Een beperkte revalidatieperiode (drie maanden) met een intensieve therapiefrequentie (2 tot 3 maal/week) en een goede motivatie van moeder en kind werden als voorwaarde gesteld voor het starten van de therapie. De logopedische therapie startte met een oefenfase, waarbij de oorzaak van het nasaliteitsprobleem uitgelegd werd met een didactische afbeelding en door het vergelijken van de eigen velofaryngale functie met die van de therapeut. Vervolgens werd het visueel feedbacksysteem ingeschakeld en werd visueel duidelijk gemaakt aan Ine wat een normale en wat een pathologische nasaliteit is. Deze visuele feedback werd gekoppeld aan de auditieve feedback op verschillende niveaus van complexiteit. Na de voorbereidingsfase kwam de eigenlijke oefenfase, eerst op klankniveau daarna op woord- en zinsniveau, om vervolgens over te gaan op combinaties van orale en nasale klanken op zinsniveau. Tijdens de eigenlijke oefenfase werd voortdurend gebruikgemaakt van het visuele feedbacksysteem.
>
> Na deze logopedische therapie werd opnieuw een nasometrisch onderzoek afgenomen. De nasometrische waarde van de orale tekst bedroeg 25 %. Een objectieve vermindering van de nasaliteitswaarde (met 20 %) kon worden aangetoond. Perceptueel werd de nasaliteit tijdens de oefeningen door de therapeut als normaal beoordeeld. Bij spontaan spreken echter bleef nog steeds een discrete hypernasaliteit hoorbaar, vooral op ogenblikken van vermoeidheid of verminderde aandacht. Het patiëntje en haar omgeving waren tevreden met deze resultaten. Dergelijke therapie vraagt een voortdurend bijsturen door de logopedist.

Resonantiestoornissen bij volwassenen

Functionele resonantiestoornissen op volwassen leeftijd komen zelden voor. Resonantiestoornissen op basis van een organisch bepaalde oorzaak, zoals oncologische processen ter hoogte van het velofaryngaal mechanisme of neurogene stoornissen, kunnen hypernasaliteit veroorzaken. Vergrote tonsillen/adenoïden, een scheef neustussenschot en dergelijke kunnen hyponasaliteit veroorzaken.

Het logopedisch behandelen van de resonantie op volwassen leeftijd biedt een geringe effectiviteit op de algemene spraakverstaanbaarheid. De reeds jarenlang gebruikte compensatietechnieken zijn immers zo verankerd (zeker in het geval van schisis) dat logopedische technieken een erg beperkt effect geven.

19.4 Articulatiestoornissen

Articulatiestoornissen bij kinderen

Het Nederlands kent ongeveer 35 verschillende klanken. Bij de verwerving van de moedertaal leert een kind elk van die klanken correct produceren. Bovendien leert het deze klanken ook combineren tot betekenisvolle syllaben en woorden. Sommige kinderen blijken echter problemen te ondervinden bij het correct leren produceren en/of gebruiken van de moedertaalklanken. Dergelijke problemen bij de verwerving van de spraakklanken worden articulatiestoornissen genoemd. Bij kinderen bestaan twee typen van articulatiestoornissen:
1. Fonetische stoornissen; stoornissen tijdens de motorische vorming van de individuele klanken. Bijvoorbeeld problemen met het motorisch laten trillen van de tong tegen de bovenste alveole voor de productie van de 'r'.
2. Fonologische stoornissen; stoornissen met het gebruiken van klanken bij de opbouw van woorden. Voorbeeld: ondanks dat het kind motorisch de consonant 'k' kan vormen, wordt deze klank systematisch weggelaten op het einde van een woord ('boek' wordt dan 'boe').

■ **Fonetische stoornissen**
Bij het benaderen van de articulatie vanuit fonetisch standpunt worden de motorische bewegingen van de articulatoren (de onderkaak, lippen, tong en gehemelte) tijdens de productie van klinkers, tweeklanken en medeklinkers nauwkeurig geobserveerd. Er zijn vier typen van stoornissen binnen de fonetische invalshoek:
1. een weglating of omissie van een spraakklank (bijvoorbeeld 'oep' in plaats van 'soep');
2. een vervanging of een substitutie van een spraakklank (bijvoorbeeld 'toep' in plaats van 'soep');
3. een verstoring of een distorsie van een spraakklank (bijvoorbeeld 'soep' waarbij de 's' fluitend of met de tong tussen de tanden gearticuleerd wordt);
4. een toevoeging of additie van een spraakklank (bijvoorbeeld 'stoep' in plaats van 'soep').

Het is normaal dat heel jonge kinderen deze vier typen van fonetische stoornissen maken. Rond de leeftijd van 1–3 jaar worden voornamelijk omissies gemaakt, rond de leeftijd van 3–4 jaar worden voornamelijk substituties gemaakt en bij 4 jaar voornamelijk distorsies. Een bepaald patroon, zoals het interdentaal articuleren (tussentands of het articuleren van bepaalde klanken met de tong tussen de tanden in plaats van achter de tanden), kan dus op de leeftijd van 4 jaar als een ontwikkelingsbepaalde 'normale' distorsie beschouwd worden. Op een leeftijd van 7 jaar is deze interdentaliteit echter een articulatiestoornis. Bij het onderzoeken van de articulatie is de leeftijd van het kind dus erg belangrijk. Logopedische therapie wordt opgestart waarbij de correcte productie van de spraakklank geïdentificeerd en aangeleerd wordt. De correcte stand van de articulatieorganen wordt specifiek uitgelegd en geoefend voor de spiegel (fonetische plaatsing). De auditieve en tactiele feedback wordt hierbij extra gestimuleerd. Het inschakelen van de ouders is heel belangrijk om de effectiviteit van de logopedische therapie te verhogen. Korte motiverende articulatie-oefeningen, gekoppeld aan een dagelijkse activiteit (bijvoorbeeld oefeningen net voor het tandenpoetsen), worden geadviseerd.

- **Fonologische stoornissen**

Elk kind past fonologische processen of vereenvoudigingsprocessen toe; deze zijn aangeboren en universeel. De eerste woorden van een kind reflecteren dus toepassingen van alle vereenvoudigingsprocessen samen. Het woord televisie bijvoorbeeld zal door sommige kinderen van twee jaar uitgesproken worden als 'visie'. Bij deze productie treedt een weglating op van meerdere syllaben, wat een normaal fonologisch vereenvoudigingsproces is op de leeftijd van 2 jaar. Geleidelijk aan echter zal de articulatorische vaardigheid van het kind toenemen en zal het meer en meer in staat zijn de volwassen uitspraak te benaderen. In de loop van de spraak- en taalontwikkeling zal de set van fonologische processen dan ook aanzienlijke wijzigingen ondergaan. De fonologische ontwikkeling verloopt gradueel en tussen kinderen bestaat er veel interindividuele variatie.

Fonologische stoornissen zullen de algemene spraakverstaanbaarheid van het kind ernstig aantasten. Vaak zullen de ouders het kind verstaan, maar voor derden is het kind totaal onverstaanbaar. Voor het diagnosticeren van deze fonologische processen wordt eerst een spraakstaal van het kind genomen en dan wordt een fonetische transcriptie (omzetten in fonetisch schrift) en een fonologische procesanalyse uitgevoerd. Deze analyse geeft een beeld van welke processen voorkomen en hoe vaak ze voorkomen. De resultaten van deze analyse vormen een aanknopingspunt voor de therapie. De processen die de spraakverstaanbaarheid het ergst aantasten en/of het frequentst voorkomen, worden eerst behandeld met een fonologische therapie. Deze fonologische therapie werkt aan de betekenisverschillen tussen de woorden (bijvoorbeeld als het kind een plaatje van een 'koe' benoemd als 'moe', wordt gewerkt aan het betekenisverschil tussen 'koe' en 'moe'). Een fonologische stoornis wordt als een taalprobleem beschouwd. In dit hoofdstuk wordt dit voor alle duidelijkheid beschreven bij de spraakproductieproblemen van kinderen.

- **Andere articulatiestoornissen**

Het articulatiepatroon wordt uiteraard ook beïnvloed door de aanwezigheid van bijkomende stoornissen (secundaire articulatiestoornissen) zoals een cognitieve beperking, een gehoorsprobleem, een autismespectrumstoornis, een visueel probleem enzovoort. Vaak is er bij deze kinderen dan ook sprake van een uitgebreidere logopedische problematiek.

Andere articulatiestoornissen zijn de neurogeen bepaalde articulatiestoornissen. Op basis van een neurologische beschadiging is er een stoornis op één of meerdere niveaus van de spraak (ademhaling, stemgeving, resonantie, articulatie en prosodie). Men spreekt dan van een dysartrie. Het onderzoek van het dysartrisch beeld bij kinderen is vrij complex omdat er met verschillende aspecten uit de ontwikkeling (fonetische, fonologische en taalontwikkeling) rekening moet worden gehouden. De logopedische therapie voor kinderen met een dysartrie zal altijd een combinatie zijn van de behandeling van primaire mondfuncties (eten en drinken, orale en faciale stimulatie) en in een later stadium de spraak.

Criteria voor doorverwijzing bij kinderen met articulatiestoornissen zijn: de ernst van de articulatiestoornis, de leeftijd van het kind, de invloed op de algemene spraakverstaanbaarheid samen met de opmerkingen van de omgeving (onderwijzer, leerlingbegeleider, (groot) ouders of eventueel optreden van spreekangst of vermijdingsgedrag).

> **Casus**
>
> Lena is 12 jaar. In de laatste kleuterklas werden al de interdentaal uitgesproken 's' en 'z' opgemerkt. De huisarts vroeg advies aan de logopediste. Zij adviseerde nog te wachten tot de tandenwisseling na het eerste leerjaar. Door problemen met een oudere zus werd minder aandacht besteed aan deze fonetische articulatiestoornis. Met de naderende overgang naar de middelbare school wordt opnieuw advies gevraagd aan de huisarts over de aanpak ervan. Lena wordt doorverwezen voor logopedische behandeling.
> Lena is uitermate gemotiveerd om haar interdentaliteit weg te werken. Ze heeft zich ook aangesloten bij een jeugdtoneelvereniging. Zij gaat wekelijks naar de logopedist en ervaart in haar dagdagelijkse communicatie een positief effect van deze therapie.

Articulatiestoornissen bij volwassenen

Volwassenen kunnen voor de vervolmaking van de eigen spraak ook bij een logopediste terecht. Zeker mensen met een sprekersberoep of studenten van de lerarenopleiding, vertaler-, tolk- of logopedische opleiding zijn voldoende gemotiveerd voor het volgen van logopedische therapie in het kader van het wegwerken van een perifere articulatiestoornis, zoals een rotacisme (afwijkende 'r'-productie), een sigmatisme (afwijkende 's'-productie), een geringe orale expressie, een slordige articulatie of een te sterke dialectinvloed (waaronder 'g'-'h'-verwarring, te vette 'e', te doffe 'a' of 'o' enzovoort). Doelstellingen binnen de logopedische therapie zijn het identificeren van de probleemklank, het fonetisch wijzigen van het articulatiepatroon en het integreren van het correcte articulatiepatroon binnen de spontane spraak. De effectiviteit van dergelijke fonetische therapie bij deze perifere articulatiestoornissen is bij gemotiveerde volwassenen hoog.

Criteria voor doorverwijzing bij volwassenen met articulatiestoornissen zijn de ernst van de articulatiestoornis, de invloed op de algemene spraakverstaanbaarheid, de invloed van de articulatie op de werkomgeving (bijvoorbeeld dialect bij een kleuterleidster, vertaler/tolk), de communicatie met de levenspartner, kinderen of directe omgeving en de wensen van de omgeving en de patiënt zelf. Bij elke neurogeen bepaalde articulatiestoornis wordt logopedische therapie geadviseerd, zo vlug mogelijk na het ontstaan ervan en onafhankelijk van de etiologische factor.

> **Casus**
>
> Sofie zit in het eerste jaar van de opleiding tot kleuterleidster. Tijdens haar stage krijgt ze opmerkingen over haar articulatie. Ze komt nu met het verslag van de logopediste bij de huisarts. Sterke dialectinvloed met 'g'-'h'-verwarringen, posterieure articulatie van de vocalen en deletie van finale consonanten worden opgemerkt. Logopedische therapie wordt voorgeschreven.

19.5 Taalstoornissen

Taalstoornissen bij kinderen

De mens heeft een aangeboren vermogen om taal te begrijpen (taalreceptie) en te produceren (taalexpressie). Algemeen kan de taal opgesplitst worden in verschillende facetten op receptief en op expressief vlak:
- Taalvorm:
    - de fonologie (kennis van spraakklanken);
    - de morfologie (woordsamenstellingen en afleidingen);
    - de syntaxis (zinssamenstelling en zinsstructuren);
- Taalinhoud:
    - de semantiek en de semantische relaties (betekenis);
- Taalgebruik of de pragmatiek.

Het kind leert taal vanaf de geboorte door oogcontact, beurtrol nemen, imitatie, luisterspelletjes enzovoort. De ouder-kindinteractie is van groot belang voor een goede start van de communicatieve ontwikkeling. Op de leeftijd van 0-5 maanden zal een kind reageren op omgevingslawaai en vertrouwde stemmen, zal het huilen en klinker-/medeklinkerachtige geluiden produceren. Vanaf 6 maanden zal het reageren op vreemde stemmen en zal het hoofdje gedraaid worden naar de geluidsbron toe. Productief zal het op de leeftijd van ongeveer 6 maanden beginnen te brabbelen, klanken nabootsen, spelen met klanken, korte brabbeldialogen onderhouden en plezier beleven bij het brabbelen. Tussen de leeftijd van 9-12 maanden reageert het kindje op de eigen naam en leert het dat alles benoemd kan worden. Het brabbelen neemt toe en het kind probeert via wijzen (al dan niet in combinatie met brabbelen) doelbewust dingen te krijgen.

Tot de leeftijd van 1 jaar spreekt men van de prelinguale fase (huilen, vocaliseren, brabbelen), van ongeveer 1-2,6 jaar gebruikt men de term vroeglinguale fase (met de een-, twee- en meerwoordfase en de fonologische ontwikkeling) en vanaf 2,6-5 jaar spreekt men van de differentiatiefase (ontwikkeling van fonologie, zinsbouw, verbuigingen, vervoegingen, taalgebruik).

Vanaf de leeftijd van 1 jaar kunnen de volgende minimumspreeknormen gehanteerd worden:
- 1 jaar: veel en gevarieerd brabbelen;
- 1,6 jaar: ten minste 5 woorden (mama, papa en nog drie andere); de woordopbouw is nog onvolledig;
- 2 jaar: zinnen van 2 woorden, waarbij de woordvorm nog onvolledig is en waarbij ongeveer 50 % verstaanbaar is;
- 3 jaar: zinnen van 3 tot 5 woorden, waarbij de zinsopbouw nog niet correct is en waarbij ongeveer 75 % verstaanbaar is;
- 4 jaar: de vorming van eenvoudige, korte zinnen waarbij problemen met meervoudsvormen en werkwoordvervoegingen optreden; ruim 75 % van wat het kind produceert is verstaanbaar;
- 5 jaar: er zijn goed gevormde en ook langere zinnen; het concrete taalgebruik is voor 90 % of meer verstaanbaar.

De normen voor een gemiddeld-normaal verlopende taalontwikkeling vertonen grote variaties.

Als de taalverwerving problemen vertoont, kan er sprake zijn van een taalontwikkelingsstoornis. Een kind heeft een taalontwikkelingsstoornis als de taalontwikkeling beduidend achterblijft (taalontwikkelingsachterstand/-vertraging) of negatief afwijkt (taalstoornis) van het normale verloop van het taalverwervingsproces met inbegrip van de normale interindividuele variaties. Bij een primaire, op zichzelf staande taalontwikkelingsstoornis of *specific language impairment* (SLI) of dysfasie wordt geen duidelijke oorzaak gevonden voor het taalprobleem. Bij een niet-specifieke of secundaire taalontwikkelingsstoornis zijn de taalstoornissen te verklaren door de aanwezigheid van een andere stoornis zoals een gehoorprobleem, mentale retardatie, autismespectrumstoornis enzovoort. De aanwezigheid van de aard en de graad van de taalontwikkelingsstoornis zal vastgesteld worden aan de hand van de analyse van de resultaten van gestandaardiseerde taaltests.

Het belang van het vroegtijdig detecteren van spraak- en/of taalstoornissen is heel belangrijk. De taal die in de eerste zeven jaren van het leven geleerd kan worden, vormt immers de basis voor de verdere uitbouw van het spraak-taalsysteem, maar ook voor veel andere ontwikkelingsaspecten zoals lezen, schrijven, rekenen en de ontwikkeling van de sociaal-emotionele beleving. Multipele factoren kunnen de spraak- en taalontwikkeling beïnvloeden.

Naast de taalontwikkelingsstoornissen kan er ook een taalstoornis optreden van neurogene aard. De term 'verworven afasie' wordt dan gebruikt. Verworven kinderafasie is een taalstoornis die het gevolg is van een cerebrale laesie die het kind oploopt op het ogenblik dat de ontwikkeling van het taalvermogen al begonnen is. Bij kinderen heeft de hersenbeschadiging echter een andere uitwerking op het taalsysteem dan bij volwassenen. Wanneer bij volwassenen in het opgebouwde taalsysteem een stoornis optreedt, zijn de fouten vaak goed taalsystematisch te analyseren. Bij kinderen ligt dit geheel anders. Het taalsysteem bij kinderen is nog in volle ontwikkeling en daardoor onvolledig op het moment van de hersenbeschadiging. Ook de interacties tussen de verschillende functionele systemen verlopen anders.

Criteria voor doorverwijzing bij taalstoornissen bij kinderen zijn de leeftijd van het kind, de spraakverstaanbaarheid voor de omgeving, de alarmsignalen vanuit de omgeving (kinderopvang, onderwijzer, leerlingbegeleider, ouders), sociale omgeving (taaldeprivatie) en als het kind zich begint te uiten met gebaren of vermijdingsgedrag of frustratie vertoont. Een logopedisch onderzoek naar de taalvaardigheden van het kind gebeurt per definitie multidisciplinair. Er vondt een medisch en een audiologisch onderzoek plaats waarbij het gehoor van het kind wordt nagegaan. Psychologisch-pedagogisch onderzoek brengt de cognitieve ontwikkeling van het kind in kaart en bestudeert de aandacht, concentratie en de emotionele ontwikkeling van het kind.

Daarnaast vertonen heel wat kinderen ook problemen op het vlak van (psycho)motoriek. Een correcte doorverwijzing is hierbij dan ook van belang. Bij het logopedisch onderzoek worden de taalvaardigheden van het kind onderzocht. Aan de hand van een gestandaardiseerde taalbatterij, spontane taalanalyses en observatie worden de taalvorm (fonologie, morfologie, syntaxis), taalinhoud (semantiek) en het taalgebruik (communicatie) van het kind bestudeerd, en dit voor zowel taalbegrip als taalproductie.

> **Casus**
>
> Eva is nu 5 jaar. Er was een prematuriteit van dertig weken na een spontane vaginale bevalling met PROM en anhydramnion. Er was een normale mentale ontwikkeling en aanvankelijk wat posturale zwakte. Als ze 11 maanden oud is heeft ze de eerste van haar talrijk recidiverende middenoorontstekingen waarvoor vijf maal drainagebuisjes worden geplaatst. Zij is een vlot en verstaanbaar meisje maar zij maakt opvallend veel fouten in de woordvolgorde van een zin, ze gebruikt verkeerde persoonlijke voornaamwoorden en vergeet of gebruikt verkeerde lidwoorden.
> De mama van Eva is onderwijzeres en hoeft niet overtuigd te worden om een taaltest te laten doen. Hierop behaalt Eva zwakke tot laagmiddelmatige scores voor het produceren en begrijpen van zinnen. Binnen de logopedische therapie wordt geoefend op deze syntaxis, maar ook op semantiek en de morfologie.

Meertaligheid

Een aspect dat maatschappelijke aandacht verdient, is meertaligheid. Het aantal meertaligen in onze maatschappij is de laatste decennia gestaag gegroeid. In Vlaanderen spreekt vandaag 19 % van de kinderen op de lagere school thuis een andere taal dan het Nederlands. Logopedisten worden dan ook vaker geconfronteerd met meertalige patiënten. Het onderzoek van meertalige kinderen met een vermoeden van een taalstoornis vraagt een andere aanpak dan het onderzoek van hun eentalige leeftijdsgenoten. Idealiter worden meertalige kinderen onderworpen aan meertalige diagnostiek. De taalproblemen waarmee een meertalig kind wordt aangemeld, kunnen immers te wijten zijn aan een zuivere taalstoornis en zich bijgevolg manifesteren in alle gesproken talen, of aan een tekort aan blootstelling aan de tweede taal. In dit laatste geval zullen de taalproblemen zich enkel manifesteren in de tweede taal en niet in de moedertaal. Naast een onderzoek van het Nederlands zal de logopedist dus ook de moedertaal en eventuele andere talen die het kind spreekt moeten onderzoeken. Door de grote variëteit aan gesproken talen in de Belgische meertalige populatie, is een doorgedreven meertalig onderzoek in de praktijk niet evident. Ook de normen die er bestaan voor gestandaardiseerd onderzoek van het Nederlands kunnen niet zomaar gebruikt worden voor meertalige kinderen en dienen met de nodige voorzichtigheid te worden geïnterpreteerd.

Taalstoornissen bij volwassenen

De taalstoornissen die bij volwassenen kunnen optreden, betreffen voornamelijk neurogeen bepaalde taalstoornissen of afasie. Afasie bij volwassenen kan gedefinieerd worden als een stoornis in het produceren en/of begrijpen van gesproken en/of geschreven taal als gevolg van een hersenlaesie bij mensen die een normale taalontwikkeling gehad hebben. De afasie kan zich op verschillende manieren manifesteren, zoals we kort zullen beschrijven.

- **Afasie van Broca**

Moeizame articulatie, gereduceerd vocabularium (bij een ernstige vorm gebruikt de patiënt alleen losse woorden), beperking van de grammatica (eenvoudige en stereotiepe constructies), hardop lezen, nazeggen en schrijven minstens even ernstig gestoord als het spreken. Relatief goed auditief taalbegrip en benoemen van objecten en begrijpend lezen zijn nauwelijks gestoord.

- **Afasie van Wernicke**

Ernstig gestoord auditief begrip, vloeiende goed gearticuleerde taalproductie met veel parafasieën. Het benoemen, herhalen, begrijpend lezen en schrijven zijn bijna altijd ernstig gestoord. Het hardop lezen kan intact zijn. Bij een ernstige vorm is het begrijpen van gesproken taal niet mogelijk en produceert de patiënt neologismen (zelfgemaakte woorden) en parafasieën, zodat hij totaal onbegrijpbaar is. Men spreekt dan van een jargonafasie.

- **Amnestische/anomische afasie**

Grote woordvindingsproblemen, overwegend vloeiende en grammaticaal correcte taalproductie met een relatief intact taalbegrip. Het benoemen is ernstig gestoord, het herhalen is goed terwijl lezen en schrijven kan variëren van intact tot onmogelijk. Bij een ernstige vorm wordt het spreken van deze patiënt gekenmerkt door een opvallend gebrek aan expliciete informatie, men gebruikt dan de term *empty speech*.

- **Globale afasie**

Erg beperkte taalproductie met ernstig gestoord taalbegrip. Deze vorm van afasie is in de meeste gevallen het gevolg van een zeer uitgebreide laesie.

De diagnostiek gericht op de afasierevalidatie is omvangrijk en gedetailleerd. Behalve de mate van herstel (prognostisch belangrijke variabele gedurende de eerste maand) zijn de ernst en de aard van de afasie van groot belang, niet alleen voor prognostische uitspraken, maar ook voor de keuze van de therapievorm. Verschillende effectstudies tonen aan dat bij afasie het herstel met intensieve therapie gunstiger verloopt in vergelijking met alleen spontaan herstel. Uit een meta-analyse is gebleken dat het effect van een logopedische behandeling die gestart is in de acute fase, veel groter is dan het effect van therapie die gestart is na de acute periode (de eerste maanden na het ontstaan van de afasie). De therapie is gericht op reactivatie (herstel van de oorspronkelijke taalfunctie), reorganisatie (aanleren van een andere strategie waarbij herstel van een functie wordt bewerkstelligd), en compensatie (oorspronkelijke taalfunctie compenseren door gebruik van andere meer intacte taalfuncties). Individuele therapie en groepstherapie wisselen elkaar af.

Criteria voor doorverwijzing bij taalstoornissen bij volwassenen zijn de spraakverstaanbaarheid voor de omgeving en vooral met de partner, de eisen van de omgeving en de patiënt. Bij elke neurogeen bepaalde taalstoornis wordt logopedische therapie geadviseerd, zo vlug mogelijk na het ontstaan ervan en onafhankelijk van de etiologie. Sommige patiënten met een gering ziekte-inzicht twijfelen aan het nut van een logopedische interventie. De motivatie vanuit de omgeving is dan absoluut noodzakelijk.

> **Casus**
>
> Willy is net 70 geworden als hij getroffen wordt door een CVA. Hij is reeds 30 jaar gestopt met roken maar neemt wel antihypertensiva. Hij woont alleen en staat erg op zijn zelfstandigheid. Hij wordt door zijn zoon thuis aangetroffen met een afasie en een rechter-facialisparese. Deze letsels herstellen vrij goed en na tien dagen wordt hij uit het ziekenhuis naar huis ontslagen. Zes maanden later is hij onverstaanbaar aan de telefoon wanneer zijn zoon hem opbelt. Hij heeft belangrijke woordvindingsproblemen en maakt zijn zinnen niet af waardoor hij geen begrijpelijke informatie geeft. Schijnbaar begrijpt hij echter wel wat zijn zoon hem zegt. Daarnaast heeft hij nu ook een rechter-hemiparese. Het logopedisch onderzoek vermeldt een afasie van Broca. Hij wordt opgenomen en nadien behandeld in een revalidatiecentrum.

19.6 Vloeiendheidsstoornissen

Spreken is een activiteit die bij de meeste mensen vloeiend verloopt. Pauzes of herhalingen kunnen wel eens voorkomen, maar zijn normaal weinig frequent en niet opvallend. Bij sommige sprekers echter is de spraak niet zo vloeiend en wordt het spreekritme buiten hun wil om verstoord. Zij vertonen dan een stoornis in de vloeiendheid van de spraak.

Stotteren is een ritmestoornis van de spraak, waarbij de spreker precies weet wat hij/zij wil zeggen, maar dat op dat moment niet kan, door onwillekeurige herhalingen, verlengingen en blokkades van spraakklanken (kernsymptomen van stotteren). Stotteren kan zowel optreden bij kinderen als bij volwassenen.

Stotteren bij kinderen

In de meeste gevallen begint het stotteren geleidelijk tussen het tweede en het vijfde jaar, doorgaans vóór het zevende levensjaar. De term ontwikkelingsstotteren wordt dan gebruikt, ter onderscheiding van de verworven vorm (neurogeen stotteren), die als gevolg van een hersenletsel op elke leeftijd kan optreden. Er is geen eenduidige verklaring voor het ontstaan van stotteren. Verschillende auteurs rapporteren dat de reden waarom een kind gaat stotteren niet aan één oorzaak toe te schrijven is, maar dat verschillende factoren en condities zoals genetische, psychosociale, linguïstische en ontwikkelingsaspecten betrokken kunnen zijn. De pionier Van Riper (1982) onderscheidt vier ontwikkelingsvarianten van stotteren:

- Variant één (de grootste groep); het stotteren begint geleidelijk aan op jonge leeftijd en de symptomen bestaan aanvankelijk uit spanningsloze, rustige herhalingen van lettergrepen en woorden, gemarkeerd door extreme wisselingen en lange perioden zonder stotterverschijnselen.
- Variant twee; het stotteren begint wat later. Kenmerkend zijn een verlaat spreekbegin en zwakke articulatie. Onmiddellijk kent het stotteren snelle, onregelmatige lettergreep- en woordherhalingen. Later komen daar stille intervallen, revisies en interjecties bij. Er is geen uitgesproken angst.

- Variant drie; bij deze kleine groep begint het stotteren ook later en plotseling met een onvermogen om te kunnen spreken of met volledige blokkades. Dit wordt opgevolgd door persen en articulatorisch vechtgedrag, onregelmatige ademhaling, tekenen van frustraties en spanningen in het aangezicht met angst.
- Variant vier; het stotteren begint plotseling met herhalingen van zinsdelen en woorden. Deze stotteraars vertonen weinig vermijdingsgedrag en er is in de loop van de jaren weinig verandering in hun stotteren.

Het diagnostisch onderzoek zal bestaan uit een grondige anamnese, het observeren van het kind waarbij aan de ouders en aan derden gevraagd wordt om vragenlijsten in te vullen. Deze vragenlijsten peilen naar het ontstaan en de ontwikkeling van het stotteren en de symptomatologie in verschillende situaties. In de klinische praktijk wordt het stotteren bij jonge kinderen gevolgd en gecontroleerd via indirecte therapie (met duidelijke informatie en adviezen aan de ouders), alvorens met een echte logopedische behandeling te starten. Het stotteren kan bij kinderen immers spontaan verdwijnen.

Bij schoolgaande stotterende kinderen wordt meestal direct logopedische therapie opgestart. Bij schoolgaande stotterende kinderen is de spraak- en taalontwikkeling nagenoeg voltooid en zij hebben een verhoogd bewustzijn ten aanzien van het stotteren met een toename van negatieve spreekattituden. Het doel van de stotterbehandeling is de verdere ontwikkeling van stotteren en het ontstaan van secundaire verschijnselen te voorkomen. Cognitieve herstructurering, het wijzigen van het stottergedrag, het trainen van sociaal en probleemoplossend gedrag, gecombineerd met ouderbegeleiding en begeleiding van de omgeving (leerkracht, grootouders) zijn verschillende behandelvormen binnen de logopedische therapie.

Bij ieder kind met mogelijke vloeiendheidsstoornissen is een logopedisch diagnostisch gesprek met de ouders, gevolgd door een specifiek adviesgesprek, noodzakelijk om het vestigen van een echt stottergedrag met eventueel vermijdings- en vechtgedrag te voorkomen.

> **Casus**
>
> Jesse is een jonge kleuter uit de eerste kleuterklas, die graag praat en vlot contacten legt, maar vrij ernstig stottert waarbij hij in toenemende mate met de ogen knippert. De zwangerschap en de bevalling verliepen vlot. De psychomotorische ontwikkeling is adequaat. Het stotteren verhoogt zijn emotionele onzekerheid. Het multidisciplinair onderzoek besluit tot een ernstig onvloeiend spreken gekenmerkt door snelle herhalingen, verlengingen en blokkades. Er is vecht- en duwgedrag maar ook vermijdingsgedrag. Zijn beurt nemen, kijken en luisteren bij het uitvoeren van een gesprekje komen echter niet in het gedrang. Daarnaast is er ook nog een aantal verlate fonologische processen. Er wordt daarom revalidatie gestart bestaande uit één uur stottertherapie en een halfuur taaltherapie per week. Het eindverslag na twee jaar vermeldt een grote positieve ontwikkeling met duidelijke afname van de blokkades en het vecht- en vermijdingsgedrag. Het stotteren bestaat nog hoofdzakelijk uit verlengingen en herhalingen die gemakkelijk overgaan in vloeiendheid. Perioden van stotteren worden afgewisseld met perioden van vloeiendheid. De ouders kennen deze dynamiek en kunnen deze voldoende in de gaten houden en bijsturen. Tijdens het spreekuur merkt de huisarts dat Jesse nog altijd graag zijn zegje doet.

Stotteren bij volwassenen

Wanneer stotteren optreedt op latere leeftijd, dan kan het natuurlijk gaan om het heroptreden van ontwikkelingsstotteren. In de literatuur worden diverse vormen van verworven stotteren vermeld bij volwassenen: farmacogeen stotteren, psychogeen stotteren, gesimuleerd stotteren en neurogeen stotteren. In vergelijking met ontwikkelingsstotteren is verworven stotteren zeldzaam.

Het kan een neveneffect zijn van het gebruik van een geneesmiddel. We spreken dan van *farmocogeen stotteren*.

Psychogeen stotteren heeft een psychogene oorsprong. Vooral het onderscheid met neurogeen stotteren (stotteren ten gevolge van een hersenletsel) is niet eenvoudig. Psychogeen stotteren kan namelijk ook voorkomen bij patiënten met een neurologische aandoening.

Het meest voorkomende type van verworven stotteren is het *neurogeen stotteren*, waarbij er sprake is van een hersenletsel. Stotteren kan veroorzaakt worden door hersenbeschadiging op diverse plaatsen in de hersenen. Alleen bij een occipitaal letsel blijkt stotteren nooit voor te komen. Bij een groot aantal patiënten is neurogeen stotteren van voorbijgaande aard. Neurogeen stotteren als tijdelijke conditie blijkt vaak geassocieerd te zijn met multifocale letsels in de linker-hemisfeer.

Als neurogeen stotteren niet vanzelf afneemt, dan zijn er verschillende therapeutische mogelijkheden die tot een verbetering van de spraak kunnen leiden. Deze logopedische mogelijkheden zijn logopedische therapie met het gebruik van een *pacing board* (gescandeerd syllabe per syllabe leren spreken) en het gebruik van vertraagde auditieve feedback (patiënt hoort zich door middel van een feedbacksysteem vertraagd spreken waardoor het spreektempo en het aantal stotters zal dalen). Logopedische therapie wordt het best gecombineerd met psychotherapie, waarbij relaxatie en het reduceren van de stress belangrijke doelstellingen zijn.

Criteria voor doorverwijzing bij stotteren bij volwassenen zijn de motivatie van de patient, het optreden van schaamtegevoel, minderwaardigheidsgevoel, spreekvrees, de opmerkingen door de omgeving, de impact op het (latere) beroep en de relatievorming.

Casus

Paul is een man van 42 jaar. Hij woont nog thuis bij zijn ouders die een grote zaak hebben. Hij droomt van een relatie en van een eigen gezinsleven. Volgens hem is de mogelijkheid tot een relatie onmogelijk door zijn ernstige stottergedrag wanneer hij een vrouw aanspreekt. Bij het vertellen van dit probleem in de huisartspraktijk is Paul heel moeilijk verstaanbaar; hij praat heel snel, heeft voornamelijk blokkades waarbij hij de lippen krachtig op elkaar perst. Hij kleurt daarbij rood aan en vertoont een knikbeweging met het hoofd, samen met het dichtknijpen van de ogen. Paul vermeldt zelf dat hij het heel lastig vindt om over dit onderwerp te praten. Hij heeft dit stotteren al van kinds af. Hij volgde in de kindertijd enkele lessen logopedie en is gemotiveerd voor het opnieuw inwinnen van advies bij een logopediste.

De logopediste vermeldt in haar logopedische rapport een ernstige vorm van kernstottergedrag met vecht- en vermijdingsgedrag en een sterk verminderd zelfvertrouwen en erg beperkte sociale beleving. Na een halfjaar komt Paul terug op consultatie voor een huidprobleem. Het spreektempo is rustiger, de blokkades zijn significant verminderd en hij vertoont minder vechtgedrag. Hij durft tijdens het spreken ook oogcontact te maken. Hij is tevreden over de logopedische behandeling en op advies van de logopediste heeft hij zich ook aangesloten bij een vereniging van stotteraars. De ontmoeting van mensen met gelijksoortige problemen en het terechtkomen in een verenigingsleven heeft zijn sociale leven uitgebreid en zijn zelfvertrouwen verhoogd.

19.7 Afwijkende mondgewoonten

In deze paragraaf worden de afwijkende mondgewoonten besproken die berusten op een bepaalde gedragscomponent en dus niet op basis van neurologische afwijkingen (zoals bij cerebral palsy). De logopedische therapie is gedragstherapeutisch.

De meest voorkomende vormen van afwijkende mondgewoonten zijn afwijkend slikgedrag, persisterend duim- en vingerzuigen, open mondgedrag met al dan niet habitueel mondademen en een afwijkende tonghouding in rust.

Bij het afwijkend slikken is de tongpunt tegen (addentaal slikpatroon) of tussen de gebitselementen geplaatst (interdentaal slikpatroon of infantiele tongpersen) in plaats van tegen de alveolaire richel van de bovenkaak (ook wel *spot* genoemd). Het openmondgedrag, al dan niet gepaard gaand met habitueel mondademen, is de gewoonte om in rust de lippen niet te sluiten, waarbij een gedeelte van de ademlucht door de mond wordt ingeademd terwijl de neus doorgankelijk is.

Bij vergrote tonsillen en/of bij adenoïde vegetaties waarbij in bepaalde gevallen neusademhaling niet mogelijk is, spreekt men van obstructiemondademen. Dit wordt veroorzaakt door een organische belemmering van het neusademen en wordt dus niet als een afwijkende mondgewoonte beschouwd. Een kno-onderzoek is hier zeker aangewezen. Bij een afwijkende tonghouding in rust wijkt de tong af van zijn normale tongplaatsing. Bij een goede tongplaatsing is de tong licht aangezogen tegen het palatum en rust hij tegen de alveolaire rand. Bij een afwijkende tonghouding in rust ligt de tong tegen (addentale tonghouding in rust) of tussen de gebitselementen (interdentale tonghouding in rust, al dan niet in contact met het lipslijmvlies), op de mondbodem of unilateraal/bilateraal tussen de molaren. Een afwijkende tonghouding in rust gaat vrijwel altijd gepaard met een afwijkend slikpatroon en met een gestoorde articulatie (addentaal of interdentaal articulatiepatroon).

Duim- en vingerzuigen is op 2,5 jarige leeftijd bij 33 % van de kinderen aanwezig. De gewoonte tot duimzuigen verdwijnt gewoonlijk op een leeftijd van 4–5 jaar, maar blijft bij 2 % van de 12-jarigen bestaan. Bepaalde afwijkende mondgewoonten kunnen zowel bij kinderen als bij volwassenen optreden (zoals openmondgedrag, openmondademen, infantiel slikken). De tandarts/orthodontist, de kno-arts en de logopedist worden vooral na de leeftijd van 5 jaar geconfronteerd met het probleem van duimzuigen. Vaak is op deze leeftijd sprake van bewust, betekenisvol en chronisch duimzuigen met het bestaan van (al dan niet) organisch bepaalde neveneffecten. Stress is een van de belangrijkste componenten van duimzuigen. Deze afwijkende mondgewoonten storen de orale myologie (hypertonie of hypotonie van orofaciale musculatuur), geven aanleiding tot orthodontische afwijkingen (onder andere open beet, voorbeet), gestoorde kaakrelaties en/of esthetische afwijkingen (hypotoon gelaat, omgekrulde bovenlip/onderlip). Het is zeker dat er relaties bestaan tussen de verschillende oromyofunctionele stoornissen zoals openmondgedrag, mondademen, voorwaartse tonghouding in rust en tongpersen; de oorzaak-gevolgrelatie is nog onduidelijk.

Bij afwijkende mondgewoonten is multidisciplinaire diagnostiek noodzakelijk. De kno-arts bekijkt of er voldoende mogelijkheid is tot neusademhaling, de tandarts diagnosticeert of er eventueel sprake kan zijn van orthodontische afwijkingen waarvoor een orthodontische behandeling gestart kan worden en de logopediste onderzoekt de orale functies.

19.7 · Afwijkende mondgewoonten

Het logopedisch behandelen (oromyofunctionele therapie genoemd) van deze meestal hardnekkig ingewortelde gedragspatronen berust op gedragstherapeutische principes waarbij de ouders steeds ingeschakeld worden als co-therapeut (indirecte therapie). De functie van de logopedist en de ouders is instruerend, motiverend en superviserend. Het tijdstip waarop deze logopedische therapie gestart kan worden, is aanleiding tot veel discussie in de literatuur. Uit een grondige literatuurstudie blijkt dat oromyofunctionele therapie op een leeftijd jonger dan 3,6 jaar weinig effectief is. Bij doorverwijzingen door de huisarts spelen de leeftijd van het kind, de ernst en/of het persisterend karakter van deze mondgewoonten en de bijkomende neveneffecten (zoals afwijkende articulatie, afwijkende tand- en kaakrelaties, pestgedrag en emotionele conflicten) een belangrijke rol.

Casus

Wout komt met zijn moeder op het spreekuur wegens een hardnekkig zuigen op de tong. Hij doet dit eigenlijk al sinds zijn geboorte, vooral als hij moe is of televisie kijkt. Nu hij 12 jaar is, vindt zijn moeder dat dit gedrag eindelijk eens moet stoppen want het kan een storende factor zijn voor de stand van zijn tanden. Hij blijkt bij demonstratie van dit gedrag inderdaad op zijn tong te zuigen, waarbij hij zijn tong tussen de snijtanden door naar voor tegen de binnenzijde van de onderlip duwt. Er is een prognathie en een surnumeraire snijtand in de bovenkaak. Advies van de orthodontist en logopedist wordt gevraagd. De orthodontist adviseert een extractie van deze snijtand en een orthodontische behandeling om de onderste tanden net achter de bovenste tandenrij te laten komen. De logopedist stelt een addentaal slikpatroon vast. Er volgt een korte logopedische behandeling waarbij de ouders ook worden ingeschakeld. Vrij snel is zijn slikpatroon hierdoor gecorrigeerd en vermindert zijn tongzuigen.
Wout is nu 17 jaar. De orthodontische behandeling resulteerde uiteindelijk in een aanvaardbare beet, maar de orthodontist vreest dat de voorwaartse druk van de doorkomende verstandskiezen het resultaat zal ondermijnen. De kaakchirurg voert daarom een germectomie van de vier verstandskiezen uit. Bij navraag wordt zijn tongzuigen door de ouders niet meer opgemerkt.

Casus

Arne zit in het eerste leerjaar en vertoont obstructiemondademen ten gevolge van vergrote tonsillen en adenoïden. Hij wordt doorverwezen naar een kno-arts. Na de tonsillectomie en adenoïdectomie blijft hij een openmondgedrag (functioneel) met interdentale tonghouding vertonen. Arne wordt doorverwezen voor het opstarten van een logopedische behandeling. Tijdens de logopedische behandeling wordt bewust gewerkt aan het openmondgedrag, het stimuleren van de neusademhaling en een correcte tonghouding in rust. Arne en zijn ouders zijn heel gemotiveerd en erg therapietrouw. Ook de juf in het eerste leerjaar stimuleert Arne tot het sluiten van zijn mond.

Bijlage

Register – 288

© Bohn Stafleu van Loghum is een imprint van Springer Media B.V., onderdeel van Springer Nature 2019
A. De Sutter, I. Dhooge en J. W. van Ree (Red.), *Keel-neus-ooraandoeningen*, Praktische huisartsgeneeskunde,
https://doi.org/10.1007/978-90-368-2005-9

Register

A

aambeeld 5, 67
aangezichtstrauma 120
aangezichtsverlamming 112
– differentiaaldiagnose 113
ACE-remmer 179, 215
achter-het-oorhoortoestel (AHO) 73
acousticusneurinoom 62
actinische keratose 157
acute bacteriële sialoadenitis 192
acute laryngitis 222
acute otitis media (AOM) 57, 206
– medicatie 39
acute tonsillitis 208
ademhalingsstimulus 252
ademhalingsstoornis
– slaapgebonden 252
ademlucht
– reiniging 128
– verwarming 128
– vochtigheid 128
adenoïd
– hyperplasie 206
adenoïd cysteus carcinoom 196
adenoïdectomie 272
adenoïdgezicht 207
adenoïditis 206
adenotomie 207
adenotonsillectomie 210
aesthetische subunit (AS) 160
aesthetische unit (AU) 160
afasie
– amnestische/anomische 280
– globale 280
– kinder 278
– verworven 278
afasie van Broca 280
afasie van Wernicke 280
afonie 224
– psychogeen 224
afte 172
AHI, apneu/hypopneu-index 252
AHO (achter-het-oorhoortoestel) 73
akoestisch trauma 59
alcohol 173, 213
allergie 179, 215
allergietest 131, 141
allergische dermatitis 32
allergische rinitis 138
aminoglycosidenantibioticum 57
amnestische/anomische afasie 280

anaplastisch carcinoom 236
angio-oedeem 179
angioneurotisch oedeem 215
angulaire versnelling 86
anosmie 152
anoxie
– perinataal 56
antibioticum 138, 213
antihistaminicum 143
antisnurkoperatie 257
antrum 10
AOM, acute otitis media 38
apneu 252
apneu/hypopneu-index (AHI) 252
arcus senilis 62
articulatiestoornis 276
– kinderen 274
AS, aesthetische subunit 160
Aspergillus 30, 31
aspirineovergevoeligheid 151
asteatosis 34
astma 140, 148
atheroomcyste 197
AU, aesthetische unit 160
autofonie 12
automutilatie 176

B

bacteriële meningitis 56
Bartonella henselae 243
basaalcelcarcinoom (BCC) 157
basilaire membraan 13
BCC, basaalcelcarcinoom 157
Behçet, syndroom van 172
Bell's verlamming 66, 112, 118
beluchting 12
benigne paroxysmale positieduizeligheid (BPPD) 60, 99
bijschildklier
– functie 230
bijschildklieradenoom 237
bijschildklierhormoon 228
bijtfibroom 180
bilaterale labyrintuitval 109
binnenoor 12, 52
binnenoorprofiel 103
binnenoorprothese
– elektrisch 80
binnenoorslechthorendheid 19
blafhoest 221
blockers 139
BLW, bovenste luchtweg 252

bof 55, 193
Borrelia burgdorferi 66, 121
botulinetoxine 199
bovenste luchtweg (BLW) 252
– pathofysiologie 252
bovensteluchtweginfectie 37, 206, 222
bovensteluchtwegobstructie 244
BPPD, benigne paroxysmale positieafhankelijke duizeligheid 60
BPPD, benigne paroxysmale positioneringsduizeligheid 99
branchiogene cyste 245
Breslow-index 158
Broca, afasie van 280
brughoektumor 62
Buerger, ziekte van 66
buitenoor 6

C

C1-esteraseremmerdeficiëntie 179
calcitonine 228
calorisch onderzoek 96
canalolithiasis 100
Candida albicans 30, 31, 36, 177, 182
candidose 177, 182
carcinoom
– anaplastisch 236
– folliculair 236
– medullair 236
– papillair 235
Carina 79
cavum tympani 7
centraal auditief systeem 17
CEOAE, click-evoked otoacoustic emission 17
cerumen 7, 24
cerumenolyticum 27
cerumenprop 24
cholesteatoom 30, 44, 76
chorda tympani 11
chronische bacteriële sialoadenitis 192
chronische faryngitis 211
chronische laryngitis 222
chronische otitis media 57
chronische rinosinusitis (CRS) 147
Churg-Strauss-syndroom 152
CIC, completely in canal 74
click-evoked otoacoustic emission (CEOAE) 17

Register

A–H

cochlea 12
cochleair implantaat 70, 75, 80
Cogan, syndroom van 66
commandoresectie 173
commotio labyrinthi 60
comorbiditeit 104
composite graft 162
conchahypertrofie 139
congenitale rubella-syndroom 55
congenitale syfilis 55
contactallergie 30
continuous positieve airway pressure (CPAP) 259
contusio labyrinthi 60
COPD 148
corpus alienum
- gehoorgang 27
- inslikken 221
- neus 130
Corti, orgaan van 13
CPAP, continuous positieve airway pressure 259
cytomegalovirus 54, 194

D

decibel (dB) 16
DFNA 53
DFNB 53
distortion product otoacoustic emission (DPOAE) 17
Dix-Hallpike-manoeuvre 95, 100
doofheid
- genetisch 53
DPOAE, distortion product otoacoustic emission 17
draaiduizeligheid 63, 90, 99
droge mond 187
droog oor 34
ductus thyroglossuscyste 245
duimzuigen 284
duizeligheid 90
- bij ouderen 104
dwarsfractuur 60
dysartrie 275
dysfagie 216
dysfonie 225
- habitueel 225

E

EAS, electroakoestische stimulatie 81
EEM, erythema exsudativum multiforme 176
elektroakoestische stimulatie (EAS) 81
elektrolarynx 270
elektromyografisch onderzoek (EMG) 117
elektronystagmografie (ENG) 96
EMG, elektromyografisch onderzoek 117
endoscopie 207
ENG, elektronystagmografie 96
enterobacteriaceae 44
epiglottitis 221
epitympanum 8
Epstein-Barrvirus 212
epulis 170
Epworth Sleepiness Scale 254
erfelijk gehoorverlies 53
erysipelas 33
erythema exsudativum multiforme (EEM) 176
erythroplakie 179
Eustachius, buis van 10, 202
EVA-syndroom 65
evenwichtsonderzoek 95
evenwichtsorgaan 86
exoftalmus 231

F

facialisparalyse 114
farmacogeen stotteren 283
faryngitis
- chronisch 211
faryngokèle 216
farynx
- anatomie 202
farynxachterwand 204
fibreuze hyperplasie 180
fibromatose 170
fibroom 180
fijnenaaldaspiratie (FNA) 234
flebectasie 180
fluisterstem 224
FNA, fijnenaaldaspiratie 234
folliculair carcinoom 236
fonetische stoornis 274
fonologische stoornis 275
frenzelbril 92, 100, 107
frequentieselectiviteit 16
Frey, syndroom van 198
FTSG, full thickness skin graft 162
full thickness skin graft (FTSG) 162
furunkel
- gehoorgang 33
fysiologische tinnitus 68

G

gehoor
- dynamisch bereik 16
gehoorbeenprothese 78
gehoorbeentjesketen 9, 50
gehoorbescherming 59
gehoorgang
- innervatie 7
- uitwendig 7
gehoorgangontsteking 28
gehoorgangsatresie 37, 78
gehoorrevalidatie 62
gehoorscreening
- neonataal 52
gehoorsdaling 48
gehoortest 95
gehoorverlies
- erfelijk 53
- idiopathisch plotseling perceptief 66
- niet-erfelijk perceptief 54
- niet-syndromaal 53
- oudere leeftijd 61
- perceptief 52
- plotseling perceptief 65
- syndromaal 53
geleidingsslechthorendheid 11, 19
geleidingsverlies 21
gespleten verhemelte 208
geurflesje 132
gingivitis 170
glandula parotidea 186
- tumor 197
glandula sublingualis 186
glandula submandibularis 186
- tumor 198
globale afasie 280
globusgevoel 215
glomustumor 246
glossitis, mediane rhomboïde 182
glossodynie 183
gordelroos 120
granulatie per secundam 162
granulomateuze myringitis 36
Graves, ziekte van 231
gustatory sweating 198

H

haarcel 14, 86
habituele dysfonie 225
Haemophilus influenzae 206
Haemophilus influenzae type B (Hib) 56

halfcirkelvormig kanaal (HCK) 86
halsabces 244
halscyste
- lateraal 208, 245
- mediaan 245
halsfistel
- lateraal 208
halsklierdissectie 224
halszwelling 240
- beleid 248
hamersteel 8
handotoscoop 26
hemangioom 180, 196
herpes labialis 172
herpes simplex 55
herpes zoster oticus 34, 56, 120
herpessimplexvirus 172
Hitselberger, symptoom van 63
hiv 194
hoekversnelling 86
hooikoorts 138
hoortherapeut 80
hoortoestel 62
- achter-het-oor 73
- analoog 72
- digitaal 73
- in-het-oor 74
Horner, syndroom van 246
House-Brackmann-classificatie 114
huidschaaftechniek 159
huidtest 141
huidtransplantaat 162
huidtranspositieflap 162
- bilobaire flap 163
- gesteelde flap 163
- melolabiale lap 163
- paramediane voorhoofdsflap 163
- rhomboïdflap 163
- rotatieflap 163
- schuiflap 163
- voorhoofdsflap 163
huidtumor
- chirurgische excisie 159
huisdier 143
huisstofmijt 141
humaan papillomavirus 213
hyperbilirubinaemie 56
hypercalcemie 228
hyperkeratosis 157
hypernasaliteit 272
hyperparathyreoïdie 230, 237
- primair 237
- secundair 237
- tertiair 237
hyperthyreoïdie 231
hypofarynx 202
hypoparathyreoïdie 238
hyposmie 152

hypotympanum 8
hypoxie
- perinataal 56

I

idiopathisch plotseling perceptief gehoorverlies 66
idiopathische perifere aangezichtsverlamming (IPAV) 118
idiopathische rinitis 139
IHO, in-het-oorhoortoestel 74
immunofluorescentieonderzoek 176
immunotherapie 144
in-het-oorhoortoestel (IHO) 74
incus 9
inhalatieallergeen 138
IPAV, idiopathische perifere aangezichtsverlamming 118

J

jodiumgebrek 232

K

kakosmie 152
kanaaltoestel 74
kattenkrabziekte 243
keelamandel 202
keelontsteking 209
keelschrapen 211
keloïdvorming 166
keratoacanthoom 157
kernicterus 56
ketenreconstructie 50
kieuwbooganomalie 245
kikkergezwel 246
kinderafasie 278
kinocilium 86
kissing disease 212
kissing tonsils 209
koepelholte 8
Kveim-test 244

L

labyrintitis 54, 108
labyrintuitval
- bilateraal 109
labyrintvensterruptuur 60
laryngectomie 224, 270
laryngitis
- acuut 222
- chronisch 222

laryngitis subglottica 221
laryngokèle 245
laryngomalacie 220
laryngoscopie 223
larynx
- anatomie 220
larynxtumor 223
laterale halscyste 208, 245
laterale halsfistel 208
lawaaibeschadiging 59
lengtefractuur 60
leukoplakie 177
lichen planus 178
lichtreflectie 8
lineaire versnelling 86
lines of maximum extensibility (LME) 160
linguaalba 181
linguafissurata 182
linguageographica 182
linguanigra 181
linguavillosa 181
lipcarcinoom 175
liplezen 80
lipoom 247
littekencorrectie 166
LME, lines of maximum extensibility 160
logopedie 272, 276
loopoor 36
loudness recruitment 17, 21, 72
lues 66
Lyme, ziekte van 66, 121
lymfadenitis colli
- niet-specifiek 242
- niet-tuberculeuze mycobacteriële 243
- specifiek 243
lymfadenopathie 213, 240
lymfangioom 180, 196, 246

M

m.catarrhalis 206
m.stapedius 9
m.tensor tympani 10
MAD, mandibular advancement device 259, 260
malleus 9
MALT, mucosa-associated lymphoid tissue 203
mandibulair repositieapparaat 259
mandibular advancement device (MAD) 259
mastoïd 10
mastoïditis 39
mazelen 56

mechanisch trauma 60
Meckel, kraakbeentje van 5
mediane halscyste 245
mediane rhomboïde glossitis 182
medullair carcinoom 236
melaninepigmentatie 179
melanoom 158
– ABCD-criteria 158
membraanbasilair 13
MEN-syndroom 236
Ménière, ziekte van 69, 92, 103
meningitis 39
– bacterieel 56
meningokok 56
mesotympanum 7
metaalpigmentatie 179
metabool syndroom 255
metaplasie 44
middenoor 7
middenooroperatie
– reconstructief 49
middenoorpathologie 120
middenoorspiertje 9
middenoorsysteem
– transformatiefunctie 11
middle fossa approach 64
migraine 108
mimetherapie 121
Mohs' chirurgie 159
mondbranden 184
mondholtecarcinoom 176
mondlaesie 176
mondprothese 259
mondslijmvlies
– fibroom 180
– pigmentatie 179
– premaligne afwijking 178
– ulcus 176
mononucleosis infectiosa 212
motorische reflex 89
mucociliair transport 133
mucokèle 180, 195
mucosa-associated lymphoid tissue (MALT) 203
mucositis 176, 179
mucoviscidose 148
multipele sclerose 108
muscle tension dysphonia 225, 268
mutatiefalset 225
mutatiefalsetstem 269
Mycobacterium tuberculosis 243
myringitis
– granulomateus 36
myringitis bullosa 37
myringoplastiek 49, 77

N

n.facialis 112
– uitval 114
nasale emissie 272
nasofaryngoscopie 131
nasofarynx 202
– onderzoek 205
negatieve Rinne 20
Neisseria meningitidis 56
neonatale gehoorscreening 52
nervus facialis 11
neurofibromatose type 2 63
neuronitis vestibularis 101
neusamandel 202
neusbijholte 126
– CT-scan 135
– echografie 134
– NMR-onderzoek 136
neuschirurgie 257
neuscyclus 128
neusdoorgankelijkheid 131
– onderzoek 131
neusdruppel 143, 207
neusendoscopie 130
neuskraakbeen 126
neuskweek 133
neusmasker 259
neusobstructie 207
neusonderzoek 129
neuspleister 257
neuspoliep 147
neusschelp 126
neusslijmvlies 128
neusspoeling 143
neustussenschot 126
neusverstopping 138
niet-allergische rinitis 139
niet-syndromaal gehoorverlies 53
non-hodgkinlymfoom 214
nystagmus 90, 92, 99

O

OAE, otoakoestische emissie 17
objectieve tinnitus 68
obstructiemondademen 284
OME, otitis media met effusie 41
oncocytoom 190
oor
– droog 34
– jeuk 32
– toxische beschadiging 57
– uitspuiten 25

oorbeschadiging
– toxisch 57
oordruppels 31
oorlel 6
oormicroscoop 26
oorschelp 6
oorsmeer 24
oorsuizen. *Zie* tinnitus
oraal allergiesyndroom 140
orgaan van Corti 13
orofarynx 202
– carcinoom 213
– onderzoek 204
– tumor 213
ostiomeatale eenheid 126
otitis externa 28
– medicatie 31
otitis externa maligna 33
otitis media 28
– acuut 57
– chronisch 43, 57
otitis media acuta. *Zie* acute otitis media
otitis media catarrhalis 41
otitis media met effusie (OME) 41, 75, 206
otitis media serosa 41
otoakoestische emissie (OAE) 17
otolietorgaan 86
Otologics MET 79
otosclerose 48
otoscopisch onderzoek 29
ototoxische stof 58
ouderdomshemangioom 180
overlapsyndroom 255

P

palatale chirurgie 257
palatoschisis 208
palatum molle 204
papillair carcinoom 235
paracentese 75
parafaryngeale tumor 186
paraganglioom 246
parathyroïdhormoon (PTH) 228
parodontitis 170
parosmie 152
parotistumor 195
parotitis 186, 192
parotitis epidemica 193
pars flaccida 8
pars tensa 8
PCR-test 172

pemphigus vulgaris 176
perceptiedoofheid 54
perceptief gehoorverlies 52
perceptief verlies 21
perilymfefistel 60
perilymfelek 61
peritonsillair abces 211
Pfeiffer, ziekte van 212
pigmentatie mondslijmvlies 179
plaveiselcelcarcinoom (PCC) 157, 173, 223
pleomorf adenoom 196
plotseling perceptief gehoorverlies 65
pollenallergie 142
polysomnografisch onderzoek (PSO) 256
polysomnogram 206
positieve Rinne 19
positioneringstest 95
posturografie 96
prematuur 56
presbyacusis 17, 61
primair sluiten 162
proef van Rinne 60
proef van Romberg 94
proef van Unterberger 94
proef van Zwaardemaker 131
proefvan Weber 60
promontorium 7
proprioceptief systeem 87
Proteus mirabilis 36
pseudoglottis 271
pseudokroep 221
Pseudomonas aeruginosa 30, 33, 36, 43
PSO, polysomnografisch onderzoek 256
psychogene afonie 224
PTH, parathyroïdhormoon 228
puberphonia 269
push pull-principe 86

Q

Quincke-oedeem 215

R

radioactief isotooptest 133
Ramsay-Hunt, syndroom van 34, 56, 120
ranula 180, 195, 246
RAST 131, 141
reconstructie van aangezicht 156
referred pain 213
reflux 216

Reichert, kraakbeentje van 5
Reinke-oedeem 222
Reissnermembraan 12
relaxed skin tension lines (RSTL) 160
resonantiestoornis 273
– kinderen 271
retractiepocket 44
reukgroeve 126
reukstoornis 152
– leeftijdsgebonden 152
reuktest 132, 152
reukvermogen 129
reumatoïde artritis 194
RFITT 257
ring van Waldeyer 202, 214
rinitis
– acute virale 146
– allergisch 138
– diagnose 139
– idiopathisch 139
– medicamenteuze therapie 143
– niet-allergisch 139
– vasomotorisch 139
Rinne
– negatief 20
– positief 19
Rinne, proef van 60
rinomanometrie 132
rinometrie
– akoestisch 132
rinoscopie, posterieur 130
rinoscopie, voorste 130
rinosinusitis 146
– antibiotica 151
– chronisch 147
– CT-scan 149
– diagnose 147
– medicamenteuze therapie 149
roken 173, 178, 213, 222
Romberg, proef van 94
rotatietest 96
RSTL, relaxed skin tension lines 160
rubella 55
runners 140

S

s.viridans 193
saccadetest 93
SAHS
– chirurgie 260
– klachtenpatroon 254
– klinisch onderzoek 255
– verkeersdeelname 261
SAHS, slaapapneu/hypopneu-syndroom 252
sarcoïdose 244

scala media 12
scala tympani 12
scala vestibuli 12
schedelbasisfractuur 60, 120
schildklier
– anatomie 228
– carcinoom 234
– echografie 229
– onderzoek 228
– scintigrafie 229
– solitaire nodulus 234
schildklierhormoon 228
schildkliertumor 247
schildwachtersklierprocedure 158
schisis 271
Schwabach 20
schwannoom 108, 246
– vestibulair 108
schwannoom van de n.vestibularis 63
Schwartze-symptoom 49
septoplastie 257
septumdeviatie 139
sestamibi 230
shrapnellmembraan 8
sialoadenitis 244
– acute bacteriële 192
– chronisch 189
– chronische bacteriële 192
sialoadenose 194
sialografie 190, 193
sialolithiasis 192
sialopenie 187
sicca-syndroom 194
sinus ethmoidalis 126
sinus frontalis 126
sinus maxillaris 126
sinus sphenoidalis 126
Sjögren-syndroom 194
Sjögren, ziekte van 190
slaapapneu/hypopneu-syndroom (SAHS) 252
slaapapneusyndroom 207
slaapendoscopie 258
slaaponderzoek 256
slaapregistratie 206
slechthorendheid 42
slijmcyste 180
slijmvliespemfigoïd 176
slikactie 205, 216
slikfoto 216
slikpatroon
– afwijkend 284
slokdarmspraak 271
sluderen 210
smaaktest 133
smooth pursuit-test 93
sneezers 139

Sniffin' Sticks 133
snurken 207, 252
speekselfunctie 189
speekselklier 186
– CT-scan 191
– echografie 191
– MRI 191
– scintigrafie 190
– tumor 195
speekselklieraandoening 189
speekselkliertumor 180, 247
speekselproductie 187
speekselsteen 192
split thickness skin graft (STSG) 162
spraak- en taalontwikkeling 52
spraakaudiometrie 21
spraakprocessor 80
spruw 177
stafylokok 33, 138
stapediusreflexmeting 49
stapedotomie 76
stapes 9
Staphylococcus aureus 30, 33, 36, 44, 192
stemmutatie 225
stemplooiknobbel 223, 269
stemplooitumor 223
stemprothese 271
stemprothesespraak 271
stemstoornis 270
– kinderen 268
stemtherapie 223, 270
stemverlies 224
stemvorkproef 19, 60
stomatitis 179
stomatitis aphthosa 172
stomatitis prothetica 179
stomen 221
stotteren 283
– farmacogeen 283
– kinderen 281
– neurogeen 283
– psychogeen 283
– volwassenen 283
Streptococcus pneumoniae 56, 206
Streptococcus pyogenes 30
streptokok 33, 206, 208, 244
stress 216
struma 232
– multinodulair 232
STSG, split thickness skin graft 162
subjectieve tinnitus 68
supraglottische tumor 223
syfilis, congenitaal 55
syndromaal gehoorverlies 53
syndroom
– metabool 255
syndroom van Behçet 172

syndroom van Cogan 66
syndroom van Frey 198
syndroom van Horner 246
syndroom van Ramsay-Hunt 34, 56
syndroom van Sjögren 194
synkinese 118

T

T-tube 75
T3 schildklierhormoon 228
T4 schildklierhormoon 228
taalontwikkeling 277
taalstoornis 279
– kinderen 277
tekenbeet 121
temporary threshold shift (TTS) 59
thyroïdectomie 233
thyroïdstimulerend hormoon (TSH) 228
thyrotropin-releasing hormoon (TRH) 228
tinnitus 48, 59
– fysiologisch 68
– objectief 68
– subjectief 68
TNM-classificatie 173, 223
tong
– beslagen 181
– fissuur- 182
– haartong 181
– landkaart- 182
tongbasis 204
tongbasischirurgie 258
tongbranden 183
tongtonsil 202
tonotopie 16
tonsil
– onderzoek 204
tonsillectomie 202, 210, 272
tonsillitis
– acute 208
toonaudiometrie 20
toonhoogte-informatie 16
toxoplasmose 55, 244
tracheotomie 217
transformatorfunctie van het middenoor 11
trauma
– akoestisch 59
– mechanisch 60
traumatische trommelvliesperforatie 46
Treponema pallidum 55, 66
TRH, thyrotropin-releasing hormoon 228
trilhaar 86

trilhaaronderzoek 134
trismus 244
trommelholte 7
trommelvlies 8
trommelvliesbuisje 40, 75
trommelvliesontsteking 36
trommelvliesperforatie 26, 44, 77
– traumatisch 46
TSH, thyroïdstimulerend hormoon 228
TTS, temporary threshold shift 59
tuba auditiva 10
tuberculose 243
tubotympanitis 41
tympanometrie 21

U

uitspuiten 25
uitwendige gehoorgang 7
umbo 8
Unterberger, proef van 94
UPPP, uvulopalatofaryngoplastie 257
UPSIT-test 133
uvula bifida 204
uvulopalatofaryngoplastie (UPPP) 257

V

varicellazostervirus 56, 120
vasomotorische rinitis 139
verlamming van Bell 112, 118
verslikken 216
versnelling
– angulair 86
– hoek- 86
– lineair 86
vertigo 90
verworven afasie 278
verzekeringsgeneeskunde 106
vestibulitis 138
vestibulo-oculaire reflex 93
vestibulospinale reflex 94
Vibrant Soundbridge 79
videonystagmografie (VNG) 95
vinger-neusproef 102
vitamine D-gebrek 237
VNG
– videonystagmografie 95
voorhoofdlamp 130

W

W-plastiek 166
Waldeyer, ring van 202, 214
Weber 20

Weber, proef van 60
Wegener, ziekte van 66, 152
Wernicke, afasie van 280
Whartin, tumor van 190, 196
whiplash 105
whiplash-syndroom 106
Wickham, striae van 178
wigexcisie 162
wondroos 33

X

xeroftalmie 194
xerosis 34
xerostomie 187, 194

Z

Z-plastiek 166
Zenker-divertikel 216
ziekte van Buerger 66
ziekte van Graves 231
ziekte van Lyme 66, 121
ziekte van Ménière 69, 92, 103
ziekte van Pfeiffer 212
ziekte van Sjögren 190
ziekte van Wegener 66
zonlicht 173
Zwaardemaker, proef van 131
zwaartekracht 86
zwelling in de hals 240

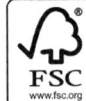

MIX
Papier aus verantwortungsvollen Quellen
Paper from responsible sources
FSC® C105338

If you have any concerns about our products,
you can contact us on
ProductSafety@springernature.com

In case Publisher is established outside the EU,
the EU authorized representative is:
**Springer Nature Customer Service Center GmbH
Europaplatz 3, 69115 Heidelberg, Germany**

Printed by Libri Plureos GmbH
in Hamburg, Germany